権威・前沿・原创

皮书系列为
"十二五""十三五"国家重点图书出版规划项目

U0259636

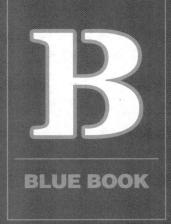

BLUE BOOK

智库成果出版与传播平台

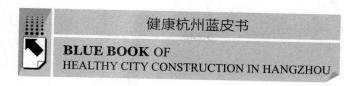

健康杭州蓝皮书

BLUE BOOK OF
HEALTHY CITY CONSTRUCTION IN HANGZHOU

健康杭州发展报告
（2020）

ANNUAL REPORT ON HEALTHY CITY CONSTRUCTION IN
HANGZHOU(2020)

主　编／王旭初　杨　磊
副主编／马海燕　许亮文　袁贞明

社会科学文献出版社
SOCIAL SCIENCES ACADEMIC PRESS（CHINA）

图书在版编目（CIP）数据

健康杭州发展报告.2020/王旭初，杨磊主编. ﹣﹣
北京：社会科学文献出版社，2021.3
（健康杭州蓝皮书）
ISBN 978 - 7 - 5201 - 8049 - 8

Ⅰ.①健… Ⅱ.①王… ②杨… Ⅲ.①医疗保健制度
- 研究报告 - 杭州 - 2020 Ⅳ.①R199.2

中国版本图书馆 CIP 数据核字（2021）第 040886 号

健康杭州蓝皮书
健康杭州发展报告（2020）

主　　编/王旭初　杨　磊
副 主 编/马海燕　许亮文　袁贞明

出 版 人/王利民
责任编辑/胡庆英
文稿编辑/李惠惠　李　璐　王　娇

出　　版/社会科学文献出版社·群学出版分社（010）59366453
　　　　　地址：北京市北三环中路甲 29 号院华龙大厦　邮编：100029
　　　　　网址：www.ssap.com.cn
发　　行/市场营销中心（010）59367081　59367083
印　　装/天津千鹤文化传播有限公司

规　　格/开 本：787mm × 1092mm　1/16
　　　　　印 张：17.75　字 数：265 千字
版　　次/2021 年 3 月第 1 版　2021 年 3 月第 1 次印刷
书　　号/ISBN 978 - 7 - 5201 - 8049 - 8
定　　价/158.00 元

本书如有印装质量问题，请与读者服务中心（010 - 59367028）联系

编辑委员会

主要编撰者简介

王旭初 主任医师，杭州市卫生健康委员会党委委员、副主任，浙江省预防医学会第六届理事会常务理事，《浙江预防医学》第八届编委会委员，杭州市预防医学会第四届理事会会长、常务理事、理事。主要研究方向为公共卫生与卫生事业管理。

杨　磊 博士，教授，博士生导师，杭州师范大学原副校长。《健康研究》杂志主编，享受国务院政府特殊津贴专家，国家首批新世纪"百千万人才工程"国家级人选，教育部高校教学指导委员会公共卫生与预防医学分委员会委员，浙江省高校公共卫生与预防医学教学指导分委员会副主任委员，浙江省科技发展咨询委员会专家，浙江省预防医学学会副会长、浙江省预防医学会企业健康促进专业委员会主任委员、劳动卫生与职业病专业专委会副主任委员。教育部服务国家特殊需求"治未病与健康管理"博士培养项目负责人。浙江省重点科技创新团队"公共卫生监测与突发事件处置关键技术"负责人，浙江省高等学校"钱江高级人才"（特聘教授）。先后主持完成了国家科技部、国家自然科学基金委、教育部、浙江省等国家和省部级重大课题十余项，获省部级教学科研成果奖 5 项。主要研究方向为预防医学、社会医学和卫生事业管理、健康管理。在国内外学术刊物上发表论文 180 多篇，其中 SCI 收录论文 60 余篇。主编和参编《健康杭州发展报告 2018》《职业健康服务与管理》《初级卫生保健学》等十余部著作。承担国家卫健委健共体全民健康管理制度研究、杭州市健康服务业发展对策研究及昆明市健康城市建设发展规划等多项决策应用类课题，主持完成的"省级卫生资源配置标准研究"被新疆维吾尔自治区政府采纳应用并获省级科技进步三等奖。

马海燕 杭州师范大学公共卫生学院教授，兼任浙江省预防医学会公共卫生监测委员会副主任委员、浙江省预防医学会流行病学专业委员会委员、浙江省预防医学会企业健康促进专业委员会委员。从事公共卫生与预防医学教育近30年，主要研究方向为健康教育与健康促进、健康城市理论与实践，主持"十一五"国家科技支撑计划项目的子课题、"十二五"国家科技攻关重点计划项目的子项目及浙江省科技厅、杭州市等各类科研项目。主编《健康教育与健康促进》，参与编著《健康杭州发展报告2018》《社区健康和谐之路》《社区护理导论》等教材及著作十余部。

许亮文 教授，硕士研究生导师，杭州师范大学医学部副主任、公共卫生学院院长。兼任中华预防医学学会卫生保健分会第三届委员会常务委员，浙江省预防医学学会第六届健康教育专业委员会副主任委员，浙江省健康促进与教育协会第三届理事副会长，浙江省预防医学会理事。从事高等教育工作30年，长期承担流行病学、全科医学概论、预防医学、行为医学等教学工作。主要研究方向为人群健康素养与健康行为监测与评估、慢性病监测与预防、人群健康教育与健康促进等。主持"中学生肥胖相关行为分阶段管理模式的研究"、"浙江省听力损失流行特征及其环境风险因素识别"等省部级、市局级课题40余项，发表学术论文80余篇，主编《健康服务与管理技能》《医院健康教育与健康促进》《公共卫生监测概论》等教材。

袁贞明 教授，博士生导师，杭州师范大学移动健康管理教育部工程研究中心副主任。2005年浙江大学计算机应用专业博士毕业，美国哥伦比亚大学脑图像实验室和纽约精神研究所访问学者。浙江省"新世纪151人才工程"第三层次人员，杭州市"新世纪人才工程"第二层次人员。主要研究方向为智能多媒体技术、机器学习、医学人工智能等。主持浙江省自然科学基金重点项目、浙江省科技计划重点项目、杭州市科技计划项目等30余项。在国内外核心期刊上发表了有关图形图像、多媒体分析、医学人工智能等方面的论文60余篇，其中被SCI和EI收录50余篇。

摘　要

　　伴随"数字中国"建设的深入实践，大数据、移动互联和人工智能等数字化工具逐渐应用于城市治理，以推进治理体系和治理能力的现代化。杭州市依托城市大脑优势，将数字赋能城市治理延伸至健康治理领域，形成了具有杭州特色的智慧健康治理体系和模式，并取得了一系列成绩，获得了社会的认可。

　　本书以数字技术在杭州健康治理中的发展及应用为切入点，归纳出具有杭州特色的现代化健康城市治理体系。全书由总报告和分报告两个部分组成。总报告梳理了杭州市数字赋能健康治理发展历程与总体设计架构，介绍了杭州城市大脑的架构及功能模块。在分析环境治理、社会治理、健康服务、健康文化、健康产业、智慧健康治理六大方面中数字赋能重要作用的基础上，围绕杭州健康治理现代化面临的新形势和发展机遇，提出有针对性的发展建议。分报告以智慧环境监测、智慧城管、"出生一件事"、智慧交通、智慧健康食堂、"舒心就医"、智慧养老、农村文化礼堂、"母子健康手册"、智慧体育场馆及"互联网＋医疗健康"产业等11项典型案例或模式为例，详细阐述了其具体实践情况，并提出数字赋能健康治理的未来展望。

　　智慧环境治理中的智慧环境监测与生态保护监督体系记录了杭州市从数字环保升级为智慧环保的历程，以《杭州市智慧环保系统总体规划》确立顶层设计，利用物联网构建环境监测系统，将大数据汇集成共享平台，将数字化可视技术引入管理系统，打造现代化智慧环境监测体系及生态环保监督体系的环保"杭州模式"，持续改善杭州生态环境质量。在城市管理方面，杭州智慧城管历经十余年发展，已形成以"一中心四平台"为框架，以"单元网格"为基础，以"以民为本"为核心理念的具有杭州特色的"大

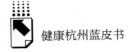

城管"格局，创新"云上城管"智能城市监测平台、信用支付的便捷停车系统、"杭州城管"便民 App 等多种新型数字化城市治理手段与措施，实现了杭州市自然环境优美宜人、社会环境和谐稳定、人民健康幸福的城市建设目标。

社会健康治理中包含交通、食品、治安、教育等多种健康影响因素，数字赋能的应用进一步提高了社会治理的普惠性和公平性。其中，健康交通是健康治理的表现形式及重要手段。杭州市利用大数据平台，通过监控设备、红外感知系统应用等加强对道路状况的判断，依托城市大脑制定出合理的管控方案，实现对城市交通的精准分析、整体研判、智慧协同。智慧食堂是传统食堂向数字化管理的探索，利用信息技术将食材的来源、生产、加工全流程进行追踪溯源，保证食品的安全性；利用智能分析系统，依据就餐人员的个人体质和健康状况，搭配营养合理的个性化餐食。以智慧食堂推进健康生活方式指导和慢性疾病预防控制，从而提高用餐人员的健康素养和健康水平。

数字赋能在健康服务优化的过程中也起着至关重要的作用，杭州目前依托电子健康卡、电子社保卡、健康通 App、线下自助机等端口，推出"舒心就医·最多付一次"新型医疗服务模式，基本覆盖杭州市各级公立医疗机构，减少了患者预约、就诊、治疗、付费的等待时间，提高了患者就医满意度。杭州还推出了"母子健康手册"App，融合了生育登记、孕产期保健、儿童保健、预防接种服务、"出生一件事"等功能，既满足了服务对象充分参与孕期和儿童健康管理的需求，又满足了行政部门和医务人员高效业务管理的需求，真正实现了由医护人员和服务对象共同参与的妇幼全过程健康管理模式。随着杭州市已进入中度老龄化，杭州市探索出基于物联网的居家养老服务平台模式、"医养护"一体化服务的智慧养老模式、街区式智慧健康养老模式这三类智慧养老实践模式，为老年人提供高效、便捷、温暖的养老服务。

健康文化的数字化建设主要以农村文化礼堂的健康活动及新型智慧体育场馆为例。文化礼堂是农村开展健康活动、普及健康知识、提高农民健康素养的理想场所，杭州已于 2018 年实现全市村（社区）公共文化场地无线网络全覆盖，并利用数字新媒体技术开展农民易于接受、乐于接受的健康教育新实践。杭州的阿里智慧体育场馆充分使用数字化技术，为市民提供便捷、优质、科学的运动健身服务。在运营上以数据为基础进行入场人数、场地使用、场景监测等精准化管理，并引入 AR 体感互动科技，激发市民运动热情，培育市民健身意识，提高健身环境利用率。

健康产业中，杭州市已基本完成杭州"互联网 + 医疗健康"产业布局和应用示范建设。本书对杭州"互联网 + 医疗健康"产业进行了梳理，绘制了杭州市"互联网 + 医疗健康"产业图谱，分别对互联网医院（传统医院互联网化）、医院内部智能化（医疗健康人工智能）、"互联网 + 医药流通"、"互联网 + 医疗保险"、"互联网 + 健康管理"、"互联网 + 医学教育与科普"的实践等类型企业进行了分析和总结，同时对未来杭州"互联网 + 医疗健康"产业的发展提出了建议和展望。

关键词： 健康治理　数字赋能　健康杭州

Abstract

With the in-depth practice of the construction of "Digital China", digital tools such as big data, mobile internet, and artificial intelligence have gradually been applied to urban governance to promote the modernization of the governance system and governance capabilities. Relying on the advantages of the City Brain, Hangzhou has extended digitally empowered city governance to the field of health governance, forming a smart health governance system and model with Hangzhou characteristics, and has achieved a series of achievements and won social recognition.

From the perspective of the development and application of digital technology in Hangzhou's health governance, this book summarizes the modern health city governance system with Hangzhou characteristics. The book is composed of two parts: general report and topical reports.

The general report expounded the development process and overall design framework of Hangzhou's digital empowerment health governance, and introduced the structure and functional modules of the Hangzhou City Brain. Based on the analysis of the important role of digital empowerment among the six major aspects of environmental governance, social governance, health services, health culture, health industry, and smart health governance, we put forward targeted recommendations around the new situation and development opportunities faced by Hangzhou's health governance modernization Development proposals.

This book takes eleven typical cases or models of smart environmental monitoring, smart urban management, "one-stop service about newborn", smart transportation, smart canteen, "convenient payment for medical treatment", smart elderly care, rural cultural auditorium, and "Mother and Child Health Manual", Smart stadiums and eleven typical cases or models of the "Internet +" health industry as examples to elaborate on their specific practices. And it puts forward the future prospect of digital empowerment health governance.

The smart environmental monitoring and ecological protection supervision system in smart environmental governance has recorded the history of Hangzhou's upgrade from digital environmental protection to smart environmental protection. Hangzhou established the top-level design with the "Hangzhou Smart Environmental Protection System Master Plan", used the Internet of t hings to build an environmental monitoring system, integrated big data into a shared platform, and introduced digital visualization technology into the management system. An environmental protection "Hangzhou model" was created with a modern intelligent environmental monitoring system and an ecological environment supervision system, and continues to improve the quality of Hangzhou's ecological environment. In terms of urban management, Hangzhou Smart City Management has been developed for more than ten years, and now it has formed a "big city management" pattern with Hangzhou characteristics with "one center and four platforms" as the framework, "unit grid" as the basis, and "people-oriented" as the core concept. Hangzhou has innovated a variety of new digital urban governance methods and measures, such as the "Cloud Urban Management" smart city monitoring platform, the convenient parking system for credit payment, and the "Hangzhou Urban Management" convenient App. The urban construction goals of beautiful and pleasant natural environment, harmonious and stable social environment, and healthy and happy people have been achieved.

Social health governance includes transportation, food, public security, education and other health-influencing factors. The application of digital empowerment further improves the inclusiveness and fairness of social governance. Among them, healthy transportation is a manifestation and important means of healthy governance. Hangzhou uses a big data platform to strengthen the judgment of road conditions through monitoring equipment, infrared sensing systems, and other applications. It relies on the City Brain to formulate a reasonable control plan to achieve accurate analysis, overall research and judgment, and collaborative wisdom of urban traffic. The smart canteen is an exploration of the traditional canteen to digital management, using information technology to track and trace the source, production, and processing of food materials to ensure food

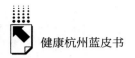

safety. And it uses the intelligent analysis system to match personalized meals with reasonable nutrition according to the personal physique and health of the diners. Smart canteens promote healthy lifestyle guidance and chronic disease prevention and control, thereby improving the health literacy and health level of diners.

Digital empowerment also plays a vital role in the process of optimizing health services. Currently relying on electronic health cards, electronic social security cards, JianKangTong App, offline self-service kiosks and other ports, Hangzhou has launched a new medical service model of "convenient payment for medical treatment, pay once only", which basically covers public medical institutions at all levels in Hangzhou, reducing the waiting time for patients to make appointments, visits, treatment, and payment, and improves patient satisfaction. Hangzhou also launched the "Mother and Child Health Handbook" App, which integrates functions such as birth registration, maternity health care, child health care, immunization services, and "one-stop service about newborn". It not only satisfies the full participation of service targets in pregnancy and child health management, but also satisfies the efficient business management of administrative departments and medical staff, and truly realizes the whole-process health management model of women and children with the participation of medical staff and service targets. As Hangzhou has entered a moderately aging society, Hangzhou has explored three types of smart elderly care practices: a home-based elderly care service platform model based on the internet of things, a smart elderly care model with integrated "medical care" services, and a block-based smart health elderly care model. These modes provide efficient, convenient and warm elderly care services for the elderly.

The digital construction of health culture mainly takes the health activities of rural cultural auditoriums and new smart sports venues as examples. The cultural auditorium is an ideal place to carry out health activities in rural areas, popularize health knowledge, and improve farmers' health literacy. In 2018, Hangzhou has achieved full coverage of the city's village (community) public cultural venues with wireless networks, and used digital new media to develop new practices of health education that farmers can accept and are willing to accept. The Ali Smart

Stadium in Hangzhou makes full use of digital technology to provide citizens with convenient, high-quality and scientific sports and fitness services. In terms of operation, it uses data as the basis for precise management of the number of admissions, venue usage, scene monitoring, etc., and introduces AR somatosensory interactive technology to increase citizens' enthusiasm for exercise, cultivate citizens' awareness of fitness, and improve the utilization of fitness environment.

In the health industry, Hangzhou has basically completed the industrial layout and application demonstration construction of Hangzhou "internet + medical health". This book sorts out the "internet + medical and health" industries in Hangzhou, and draws a map of the "internet + medical and health" industries in Hangzhou. It analyzes and summarizes the internet hospitals (traditional hospital internetization), hospitals' internal intelligence (artificial intelligence for medical and health), internet + medicine circulation, internet + medical insurance, internet + health management, internet + medical education and popular science practice. At the same time, it put forward suggestions and prospects for the future development of Hangzhou "internet + medical health" industry.

Keywords: Health Governance; Digital Empowerment; Health Hangzhou

目　录

Ⅰ　总报告

Ⅱ　分报告

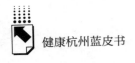

皮书数据库阅读**使用指南**

CONTENTS

I General Report

II Topical Reports

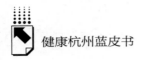

总 报 告

General Report

B.1

数字赋能杭州健康治理发展报告

杨 磊　王旭初　王建勋　李金涛　尹小雨*

摘　要：　建设数字中国是推进国家治理体系和治理能力现代化的重要内涵。杭州市是国内最早启动数字赋能健康治理的城市之一。依托全国数字经济第一城优势，杭州创立并发挥城市大脑重要功能，提升城市医疗、养老、体育、文化等健康服务水平，提高城市交通、城管、环保等政府治理能力，在数字赋能健康城市的建设过程中取得了一系列成绩，提高了居民健康水平，获得了社会的认可。本文通过梳理杭州市数字赋能健康治理发展历程与总体设计构架，在总结健康环境、健康社会、

---

*　杨磊，博士，教授，博士生导师，杭州师范大学原副校长，主要研究方向为预防医学、社会医学与卫生事业管理、健康管理；王旭初，杭州市卫生健康委副主任，主要研究方向为公共卫生与卫生事业管理；王建勋，杭州市健康城市建设指导中心主任，主要研究方向为健康城市建设的组织实施；李金涛，杭州市健康城市建设指导中心经济师，主要研究方向为健康城市建设理论与实践；尹小雨，杭州师范大学公共卫生学院博士研究生。

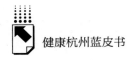

健康服务、健康文化、健康产业、智慧健康治理六大领域实践的基础上，从以人民健康为中心、全面升级城市大脑、鼓励多元主体参与、保障健康信息安全等方面提出未来数字赋能健康治理的发展建议，以期为健康城市建设及健康治理现代化提供借鉴。

关键词： 数字赋能　健康治理　健康社会

2017 年 10 月，党的十九大报告正式提出了建设数字中国。建立健全大数据辅助科学决策和社会治理的机制，既是实现政府决策科学化、社会治理精准化、公共服务高效化的重要途径，也是推动城市管理手段、管理模式、管理理念创新，推动城市治理体系和治理能力现代化的核心举措。加快数字中国建设，是全面贯彻新发展理念、以信息化培育新动能、用新动能推动新发展的重要载体。杭州市作为全国数字经济第一城，在数字赋能城市治理领域，形成了具有地方特色的智慧治理模式和丰富的实践经验。依据健康中国战略，杭州市依托城市大脑优势，将数字赋能延伸至健康治理领域，在保护健康环境、构建健康社会、优化健康服务、营造健康文化、培育健康人群、发展健康产业等领域积极探索创新，以标准化支撑数字化转型，推动杭州市加快转入高质量发展轨道，为推进城市健康治理体系和治理能力现代化奠定了坚实基础。

一　发展背景

（一）数字赋能健康治理的内涵

1. 数字赋能

从管理学的角度看，赋能有两层含义：一是通过特定的方式给予组织、机构等新的能力，包括生存能力、发展能力等；二是赋予其新的能量，优化组织、机构及服务体系，使其更加高效。数字赋能是随着互联网等新兴技术的发展而产生的，是指通过大数据、移动互联和人工智能等数字化工具对特定的人群、组织、机构或管理模式进行赋能，范围覆盖政务、医疗、商业、旅游、弱势群体等领域。① 具体到城市建设领域，数字赋能即充分利用物联网、云计算、移动互联网等新一代信息技术的集成应用，为城市提供一个安全、舒适、便利的现代化、智慧化生活环境，从而形成基于信息化、智能化社会治理与服务的一种新管理形态。

2. 健康治理

治理是现阶段广泛应用于公共管理领域的名词，强调政府分权并向社会授权，以实现多主体和多中心治理，实现国家、社会与市场多维力量对社会公共事务的共治状态。② 健康治理指社会治理在健康领域的实践，是健康社会和健康中国建设的新范式。从国际实践经验来看，健康治理的主要途径是"将健康融入所有政策"，③ 体现在政府整体治理与全社会治理两个方面，具有全内涵、全领域、全层次、全主体、全过程五个特征。健康治理强调"大健康"概念、社会各层次的健康管理、多元主体协同参与、事物和人生的全过程健康管理以及全世代的可持续性健康管理。④

3. 数字赋能助力健康治理

数字赋能健康治理是数字化技术与健康领域广泛深度结合产生的新的健康治理模式，是指在信息革命时代背景下，运用互联网、大数据、人工智能等科技手段赋能健康治理能力与体系，实现决策能力提升、组织形态变革、政府职能完善以及政策工具创新，从而推动健康治理现代化，提高治理效

---

① M. Makinen, "Digital Empowerment as a Process for Enhancing Citizens' Participation," *E - learning* 3 (3), 2006, pp. 381 - 395.

② 刘丽杭：《国际社会健康治理的理念与实践》，《中国卫生政策研究》2015 年第 8 期。.

③ World Health Organization: "The Helsinki Statement on Health in All Policies," *World Medical Journal* 59 (4), 2013, pp. 135 - 136.

④ 杨立华、黄河：《健康治理：健康社会与健康中国建设的新范式》，《公共行政评论》2018 年第 6 期。

率，实现人人健康的目标。利用数字化技术赋能健康治理，其优势至少体现在三个方面。其一，数字技术能协助获取海量信息，增强专业技术部门对健康领域中各类不确定问题，尤其是重大突发公共卫生事件的研判能力。其二，有利于创新组织变革，数字化技术的应用帮助实现医疗健康远程服务、流程对接和数据共享，帮助跨部门整合资源、跨地区提供卫生健康服务，突破管理边界的信息交流难题。其三，有利于推动政府职能完善及政策工具创新，加快"互联网＋政务服务"应用，推动数字治理政府建设和"放管服"改革政策的落地。当前，杭州市在"最多跑一次"改革、智慧医疗、"舒心就医·最多付一次"和"出生一件事·最多跑一次"等领域的数字赋能探索，为政府健康治理转型提供了有效手段，也为市民提供了方便快捷的健康服务。

（二）杭州数字赋能健康治理发展历程

1. 医疗卫生领域积极探索阶段

为解决传统门诊挂号时间长、排队时间长、候诊时间长、看病时间短的问题，从2012年起，杭州推出"智慧医疗"系列举措，对就诊模式进行改革。一是对杭州市民卡进行升级，增加电子钱包功能，使其实现一卡就诊、挂号、付费、取药等功能；二是实行线上线下全预约分时段诊疗，挂号、就诊、检查均可进行预约；三是实行诊间实时结算，即"边诊疗、边付费"，并实现"一次刷卡、两次结算"，完成医保费用和个人费用分别扣款；四是增设自助机服务，实现挂号、付费、充值、发票及化验单打印的自助完成。[①] 2019年，杭州推出"信用就医付费"举措，市属医院进一步引入"钱江分"对杭州市医保参保人员授予一定的信用额度，可使患者先就诊接受医疗服务，在离院时或离院后对所有医疗费用统一支付，也可由服务系统进行代扣，实现患者就诊后"付费只一次"或"无感支付"。同年，"舒心就医"还将医院内服务流程优化扩展到院外停车服务，由政府部门对医院周边公共

---

① 杨丽静、陈育庆、唐俊：《杭州市智慧医疗门诊流程改造实践与分析》，《中国卫生质量管理》2019年第2期。

停车泊位进行梳理统计，并设置电子引导牌，实时通报数据，使前来就诊的患者可以快速完成车辆停放。智慧医疗和舒心就医功能的推广，使患者在医院内平均停留时间缩短了 1 个小时以上，极大地提高了患者的就医满意度。

2. 社会多个领域协同拓展阶段

2003 年，浙江省提出"数字浙江"建设。2016 年，浙江省进而在国内率先提出了"最多跑一次"改革，从提升群众和企业的获得感出发，努力打破信息孤岛，积极探索数据共享，"让数据多跑路、百姓少跑腿"，进一步深化行政体制改革、提升"互联网 + 政务服务"水平。由此，数字赋能在社会服务多个领域起到了重要作用。自 2017 年起，杭州将投资项目审批、商事登记、不动产登记、公积金、市民卡、出入境、交通违法处理、城管违停、医保社保等九大类事务融合为"一窗受理"，并依托浙江政务服务网杭州平台，推进行政服务中心的实体大厅与网络大厅"两厅融合"，使杭州"最多跑一次"朝着"一次都不跑"方向深入发展。与此同时，城管、民政、环境、文广、体育等部门也建立了自成体系的数字城管、智慧养老、智慧监测（环境）、数字文化馆、全民健身地图等数字化治理系统。

3. 全领域全要素整体提升阶段

2019 年 12 月，3.0 版本的杭州城市大脑上线，实现了从 1.0 版本"治堵"向 3.0 版本"治城"的转变，将警务、交通、城管、文旅、卫健、应急、环保、基层治理等 11 个系统整合统一，成为数字赋能治理现代化的杭州样本。3.0 版本的城市大脑是一个互联、在线、智能和开放的社会服务平台，它打破了政府部门间的数据壁垒，将一个个数据孤岛连接形成了大数据共享平台，并能够利用算力和算法对实时的海量数据进行处理和分析，实现智能决策，成为城市管理者的科学化决策工具。

在面对新冠肺炎疫情这一重大突发公共卫生事件时，杭州健康码的出现给社会治理带来了新的变化。其一，数字化治理。由原来的纸质入户统计信息变成了线上数据上报统计，将各种错综复杂的人口学特征数据和社会生活数据进行统合整理，极大地提升了信息的储存和传递效率，从而加快了社会治理的反应速度。其二，扁平化治理。将原来"个人—单位—区—市—省

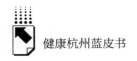

—国家"的管理模式简化为"用户—平台"模式，减少了行政成本，将有限的行政管理资源投入到更紧要的疫情防控工作，直接提升防控能力和效率。其三，流动化治理。随着复工复产的推进，健康码实现了由封闭管理、人员固定的固态化治理向人员、物资、数据大规模迁移的流动化治理转变，使治理摆脱了地域制约，将各个利益相关者组织起来，既充分保障了流动人员的治理权，强调本地人与外地人的共享和参与，又强调政府对地域内外权力和资源的整合，将治理的重点放在城市内部、城市之间，以及不同组织之间的网络联系上。健康码的迭代发展和不断升级，可以为特殊时期健康治理现代化提供有力支持。

（三）杭州数字赋能健康治理的总体设计与构架

1. 杭州健康治理体系

2017 年，杭州市委办公厅印发了《关于加强健康杭州"6 + 1"平台建设，建立大健康共建体系指导意见的通知》，成立了建设"健康环境、健康社会、健康服务、健康人群、健康文化、健康产业"的六大专项组和"保障支撑组"，实现了党委、政府主导，跨部门合作，把健康融入所有政策，全方位、全周期保障人民健康的工作组织体系。健康环境、健康社会、健康服务、健康文化、健康产业及智慧健康治理六大领域都依托数字赋能优势，建立了既可相互独立，又可互联互通的智慧治理模式。

健康环境领域主要是通过对空气和水等相关指标的实时监测和实时分析，实现对区域环境载荷风险预判，从而为动态调整环境政策提供科学依据，为市民创造健康安全的自然环境；健康社会领域主要依托"最多跑一次"改革，增进民生福祉，促进健康公平，保障人民群众健康需求；健康服务领域主要利用数字化技术优化健康服务体系，提高卫生健康服务质量和探索"医养结合"的智慧健康养老服务模式；健康文化领域主要通过加强信息化基础设施建设和智慧化公共文化设施建设，提升健康知识可及性和健康设施可达性；健康产业领域主要通过"互联网＋健康医疗"服务，搭建平台发展健康产业，全面扩大智慧医疗产业总规模，制定合理的健康产业发展规划和实施方案，引进或扶持具有区域核心竞争力的健康产业，① 为市民健康搭建平台；智慧健康治理整合多部门资源，实现医疗健康服务区域一体化，推进政府"放管服"改革，加快卫生健康领域职能数字化转型，实现"最多跑一次"，为市民提供健康一站式便民惠民服务。

健康环境、健康社会、健康服务、健康文化、健康产业、智慧健康治理六大领域在城市大脑架构下，相互依存、互利共生，组成了基本完整的、全循环的数字赋能健康治理体系（见图1）。

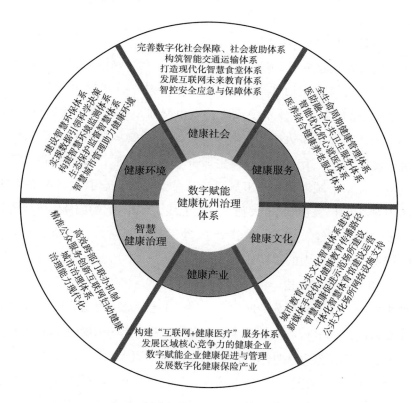

图1 数字赋能健康杭州治理体系

① 《市委办公厅、市政府办公厅印发关于加强健康杭州"6＋1"平台建设，建立大健康共建体系指导意见的通知》（市委办发〔2017〕15号），杭州市人民政府门户网站，2017年5月19日，http：//www.hangzhou.gov.cn/art/2017/5/19/art_ 1345197_ 8361258.html。

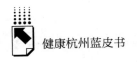

2. 杭州市数字赋能健康治理的核心——城市大脑

（1）概念

城市大脑是基于云计算、大数据、人工智能、物联网等新一代信息技术构建的人工智能开发创新和运营平台，利用丰富的城市数据资源，对城市进行全局的实时分析和预判，及时修正城市运行缺陷，推动城市可持续发展。随着数字赋能优势的凸显，城市大脑已经成为推动城市治理、安全保障、产业发展、公共服务等各领域的数字化转型升级方面的全新基础设施。

（2）建设历史

杭州城市大脑起步于 2016 年 4 月，早期以交通领域为突破口，开始了利用大数据改善城市交通的探索。2017 年 10 月，杭州城市大脑交通系统 1.0 版发布，运用数字化技术手段改善城市交通，为城市治堵提供了示范。2018 年 9 月，杭州城市大脑 2.0 版发布，从交通领域拓展到舒心就医、欢快旅游、便捷泊车、街区治理等民生服务领域，实现了从"治堵"向"治城"转变，完成了城市大脑全市域覆盖，并支持各区、县（市）的分域应用。2019 年 12 月，杭州城市大脑 3.0 版上线，城市治理范围及类型得到进一步拓展，涵盖卫健、交通、城管等 11 个系统，其算力、容错、安全等方面的性能都得到了极大的提高。

（3）组织及管理架构

城市大脑总体架构可分为底层、中层、上层：底层由基础的感知平台和云计算平台组成，进行数据的采集、存储与基础计算；中层是城市数据智能操作中心，主要是汇聚和处理底层数据，由智能服务平台、数据资源平台和行业引擎三大模块进行智能算法和模型计算；上层由面向各行业领域的智能应用组成，围绕优政、惠民、兴业三大领域具体开展城市治理工作（见图 2）。在三层架构下，形成"531"体系。"5"即"五个一"：打通"一张网"，一张确保数据无障碍流通的网，保障市域内大数据流通；做大"一朵云"，形成一朵将各类云资源连接在一起的"逻辑云"；汇聚"一个库"，将各部门、内外部数据汇集，形成城市级数据仓库，有利于健康治理的开展；

建设"一个中枢"作为数据、各系统互联互通的核心层；建强"一个大脑"，在全市进行统一架构与一体化实施。同时市、区、县各级城市大脑中枢也应统一与联动，防止重复建设。"3"即"三个通"：市、区、部门之间，中枢、系统、平台、场景之间，政府与市场之间的信息互联互通。"1"即"一个新的城市基础设施"。

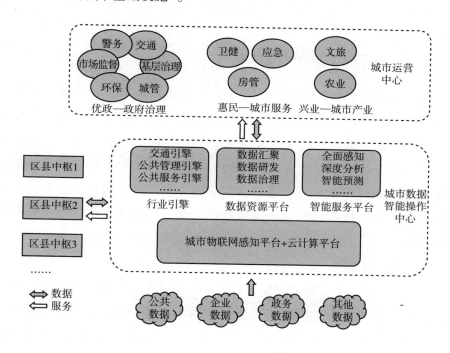

图2　杭州城市大脑组织及管理架构

（4）功能模块

数字驾驶舱是城市管理者的日常工作平台，它以政府部门为主要服务对象，基于城市所产生的数据资源，进行即时、在线、准确的管理。城市管理者通过数字驾驶舱的数字指标发现问题，根据实际情况进行业务主责部门的确定、业务边界的划分、业务工作的协同，当问题处理完毕后，驾驶舱中数字指标恢复正常，完成一整套事件处理闭环。杭州城市大脑由11个系统与48个应用场景、155个数字驾驶舱构成。11个系统在"五位一体"（经济、

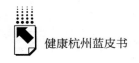

政治、文化、社会、生态五大领域）的顶层架构下细分为各子板块，覆盖警务、交通、城管、房管、卫健、文旅、农业、应急、环保、市场监督、基层治理等领域。

二 数字赋能健康治理杭州实践

（一）数字赋能健康环境治理

随着城镇化的快速推进，城市空间功能也面临着快速变更，如原有工业地块造成的土壤污染、郊区的高等级道路逐渐被高密度商住区包围、斑块状工业或仓储用地与新建商住区混杂等，区域环境承载负担日益加重。传统的环境监测方式在数据时效上具有滞后性，在数据质量上具有不确定性，在城市生态环境越发脆弱的形势下，难以满足生态文明建设需要。利用数字技术优势赋能环境治理，极大地弥补了传统环境监测方式的不足。

1. 智慧环保体系

"智慧环保"借助物联网技术的数字环保平台，通过实时采集污染源排放因子、环境质量、环境生态、环境风险、企业管理等信息，构筑智慧环保物联网体系，以更加精细化和动态化的方式实现环境管理和决策。原杭州市环保局编制《杭州市智慧环保系统总体规划》，提出了建设融合一个环境数据中心，综合业务和公众服务两大门户，基础设施、数据交换和应用支撑三大平台，日常监管、环境执法、环境监测和决策支持四大应用的智慧环保体系。

杭州市生态环境局 2019 年的数据显示，在环境监测体系中，杭州市污染源自动监控设施联网点位已经达到 867 个，包括废水点位 585 个、废气点位 282 个，涵盖了全市废水、废气重点排污单位和部分非重点排污单位，实现了对污染源排放的 24 小时不间断监控。2020 年 6 月，依托城市大脑，杭州市在浙江省率先开展企业环保码试点工作。企业环保码实时采集高频动态更新的在线监控、电力监控、信访投诉、应急管理、行政处罚、日常检查等业务数据，结合排污许可证、环评审批、环境信用评价等业务系统，按照赋码规则给企业赋予"红黄绿"三种颜色，动态反映企业环境管理水平和企业环境安全风险状况，服务企业自律守法、分级管控精准执法、公众参与社会监督等场景。通过聚焦各类环保数据，引入智能分析引擎，科学、精准地发现问题，使执法监管更加精准、智能化。

2. 数字化城市管理

城市环境与社会生产、居民生命健康和生活质量息息相关。城市的高效化管理和人本化治理是建设良好健康环境的必要条件。杭州城市管理多年来保持国内一流水平，继 2006 年成为全国第一个通过建设部验收的数字城管试点城市之后，2013 年杭州再次被列为首批国家智慧城市建设试点城市之一。2015 年，根据《关于推进杭州市智慧城管建设运行实施方案》，依托全市统一的电子政务外网，按"一级监督、两级指挥、属地管理、按责处置"的运行模式，杭州市智慧城管构建了"一中心四平台"框架，"一中心"为城管指挥中心，"四平台"为城管日常运行管理平台、公共服务与互动平台、应急指挥平台和政策研究分析平台，完成了智慧市政、智慧停车、智慧街面管控、智慧排水、智慧亮灯、智慧环卫等应用项目建设。

为了打造智慧城管"杭州样本"，杭州市率先于 2017 年实行网格化管理，运用"万米单元网格"管理法，将全市智慧城管覆盖区域划分为 50642 个单元网格，并对每个单元网格内的管理部件进行精准定位和确权；在此基础上，本着"整合、共享"原则实行全覆盖管理，建成纵向到底、横向到边、覆盖城乡的全市智慧城管统一大平台。目前杭州模式的智慧城管实践主要包括：①无人机上岗，实现三维一体管控；②智能垃圾桶，分类扔垃圾可兑换礼品；③PPP（Public-Private Partnership），政府和社会资本合作模式的开拓；④"云上城管"展示平台的建设；⑤城市大脑停车系统的建设；⑥依托"城市大脑"，户外大屏管控"三联"

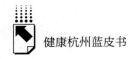
化；⑦城市大脑·城管系统数字驾驶舱的建设；⑧"五长联动"提升道路品质行动；⑨餐饮油烟在线监测的升级；⑩"水平衡动态管理"，利用大数据监测的创新。

（二）数字赋能社会治理

社会健康治理是全方位干预健康影响因素尤其是社会健康影响因素的重要措施。道路交通意外伤害、食品安全、社会治安、教育公平等社会健康影响因素发展的不平衡、不充分，直接影响广大人民群众对美好生活的获得感。数字赋能在很大程度上提升了社会治理的深度和广度。

1. 智慧交通

2002 年 4 月，杭州市被科技部确定为"十五"科技攻关计划首批智能交通系统应用示范工程试点城市。[①] 杭州交通从四个方面推进智能交通行动：公路网络化、运输一体化、交通智能化、管理法制化。2011 年，伴随着《杭州市"十二五"信息化发展规划》中"智慧杭州"建设目标的提出，杭州市启动智能交通管理系统的建设。智能交通管理系统将互联网、无线通信、全球定位系统、地理信息系统融合起来，便捷了居民的出行，简化了交通部门的管理，成为杭州市智慧交通走向完善的标志。2016 年底，杭州交通抓住杭州市发展数字经济的契机，以"城市生命体理论"为基础，融合多年的城市治堵经验，运用云计算、大数据等最新技术，开始建设城市大脑。通过对大量交通数据的分析和整合，对城市进行全域性的即时分析、指挥、调动、管理，从而实现对城市的精准分析、整体研判、协同指挥。2017 年 6 月，杭州市上线城市大脑交通 V1.0 系统，通过该系统实时感知在途交通量、延误指数、拥堵指数，交警部门可预判发展趋势并疏导交通，提升城市道路的通行效率。2017 年杭州城市拥堵排名降至第 48 位，缓解城市拥堵趋势位列全国第一。

---

① 陈永城：《杭州智能交通系统发展现状及趋势分析》，《电子设计技术》2014 年第 2 期。

2. 智慧餐饮

高速无线网络和射频芯片技术的应用，使食堂进入了个性化精准用餐的时代。智慧食堂管理系统可自动生成菜品热量、蛋白质、脂肪等营养数据，展示于智能售饭终端或直接推送至员工手机，为就餐者提供有针对性的健康建议和个性化的消费导向。2017年6月，国内首家智慧食堂落地杭州市第十一中学，智慧食堂系统通过食安云模块的明厨亮灶、农残检测、菜品留样、菜品溯源等功能，有效降低了食堂食品运营风险。据《浙江省校园食品安全守护行动实施方案（2020—2022年）》，在2022年之前，实现中小学及二级以上幼儿园食堂"智能阳光厨房"全覆盖。截至2020年8月，杭州"智能阳光厨房"已覆盖1065所学校，所有数据均已接入杭州智慧监管的"城市大脑"。杭州市拱墅区通过首创"智慧食堂"、畅通养老助餐服务"最后一公里"等举措，大力推进老年人安全放心的助餐服务体系建设。米市巷街道、小河街道、长河街道等均已构建"中心食堂（中央厨房）＋智能化配送餐＋助餐点"模式，"同心助老智慧食堂"为老年人的健康生活撑起了保护伞。杭州市进一步将"健康智慧餐厅"和职工"健康生活方式管理"相结合，引入"精准计量营养就餐系统"营养餐线、人脸识别技术，做到"刷脸吃饭"的无卡支付。通过"营养分析与健康管理系统"获取就餐者营养膳食结构，运用大数据、云计算等进行处理分析，为就餐者提供饮食指导和制定个性化的健康饮食方案，实现均衡膳食和营养全面摄入，提高职工身体素质。

3. 未来校园

2019年9月，杭州城市大脑·教育系统数据驾驶舱上线试运行，基于教育大数据的动态监管、精准管理和优质服务，实现了数字驾驶舱与应用场景的赋能，助力教育治理体系和治理能力现代化。杭州在新冠肺炎疫情期间迅速响应并构建高效线上教学体系，形成适应不同学科特征和不同类型学生的在线教学模式，启动"远程教育"项目，推出优秀老师优质课程2600多节，通过"杭州共享课堂"平台实现电脑、电视、手机三端同步免费播出，让名师课堂走进千家万户，让疫情期间学生的学习有了保障。杭州市全面落实浙江省政府 2019 年民生实事项目，推进"互联网 + 义务教育"中小学校结对帮扶工作，结对学校累计达331 所。[①] 结对帮扶形式包括城乡同步课堂、名师网络课堂及网络教研等。"互联网 + 义务教育"工程精准扶智，有效推进城乡义务教育均衡发展，公办民办小学同步招生。多维度推进智能教育，对于人才 AI 核心素养的培养，通过试点推进、教学示范、基地建设等途径，重构传统教学，为国家储备未来所需人才，助力杭州高水平建设美好教育。

4. 智慧社区

杭州借助城市大脑加强智慧安防小区建设，据市公安系统数据，截至 2020 年 9 月，全市共建智安小区 1361 个，其中 836 个小区的信息数据已成功汇聚至市域治理数字化系统，实现了"数字连家"精细化服务、精准化管理。以各类信息管理系统、门户网站、移动 App（民情 E 通等）、微信公众号等为载体，着力打造智慧社区大网格新框架。设置专门民意网上信箱、党代表工作站、人大代表网上联络站、政协委员网上联络站，及时受理并回答居民提出的各类热点问题，实现街道社区对话零距离。拓展辖区"闲事婆""和事佬"充实到基层调解的网络渠道，实现小矛盾不出楼道、大矛盾不出社区和街道；把社区纳入改革主体，构建"掌上居委会"，居民只需在社区提出事项办理申请，全科网格员接件后在全街道进行网络流转办理，并在规定时间内进行办结并送达申请对象，实现政府代跑、居民少跑，提高办事效率和政府公信力；搭建党员、群众、党代表、党组织之间心得体会、思想交流互动平台，展现基层党员风采、宣传党员先进事迹、弘扬党员道德风尚。利用信息化手段提高基层党建水平，让基层党建工作更加接地气、有人气。推动全面从严治党向基层延伸拓展，不断净化社区政治生态；运用数字化档案，开展"安全楼院""安全文明小区""安全单位"等系列创建活动，成立义务巡逻队、帮教小组，健全群防群治责任制，落实网格化管理；

[①] 《互联网 + 义务教育 1000 所中小学校结对帮扶"民生实事工作方案"》（浙教办基〔2019〕18 号），浙江省教育厅办公室，2019 年 3 月 14 日。

组织开展"邻里守望"活动，号召居民互相关照邻里安全。网上居委会、掌上议事会等智慧平台增强了社会韧性。

（三）数字赋能健康服务

1. 杭州健康通

杭州健康通 App 是杭州市面向广大市民推出的全方位医疗健康服务应用。杭州健康通为用户提供电子健康卡、电子社保卡、舒心就医（先看病后付费）、母子健康手册等功能，医保/市民卡账户查询等服务。居民可在杭州健康通体验预约挂号、成人/儿童疫苗预约、报告查询的一站式就医服务，减少排队挂号、排队付费造成的时间浪费。针对慢性病病人，杭州健康通提供家庭医生线上签约和互联网在线诊疗服务，保证医生了解病人情况的同时提升病人就诊体验和满意度。杭州健康通满足了各类用户的不同健康需求：孕产妇用户可通过杭州健康通的母子健康手册自助建档、学习孕产知识、查询产检结果、查看出生证明等；老人和儿童用户可通过亲情账户绑定至家庭成员账户，登录一个账号即可实现为家人挂号。目前，杭州健康通已接入杭州市第一人民医院、杭师大附属医院（杭州市二医院）、杭州市第三人民医院、杭州市肿瘤医院、杭州市红会医院、杭州市西溪医院、杭州市第七人民医院、杭州市中医院、杭州市儿童医院、杭州市妇产科医院共 10 家市属医院以及 52 家社区医院为市民提供医疗服务。日均访问用户数为 4 万人次，平均每分钟就有一个用户通过杭州健康通预约挂号，杭州健康通已成为杭州市民获取健康服务的重要途径之一。

2. 智慧化养老

杭州市是国家智慧健康养老示范基地和国家人工智能养老社会实验试点城市。2017 年初，杭州市正式启动"智慧养老"综合服务项目，开通养老服务热线，运用互联网、物联网、人工智能等技术对传统养老服务业态进行改造升级。首先，杭州市在物联网的居家养老平台基础上，基本实现了一码办理"数字化"、一网服务"集成化"、一键呼叫"智能化"、一卡支付"便捷化"的多扩展性智慧化养老服务体系，如家庭养老照护床位、"一键通"应急救助平台、点单式的智慧养老服务等。其次是集医疗、养老、护理于一体的高质量健康养老服务模式,包括优质医疗资源共享、实施分级诊疗等。除基础关怀外,杭州在国内率先创设"重阳币",它是一种市内通用的养老电子货币,老人持卡可自主选择、自主管理,用于居家养老上门服务或支付各类养老服务机构床位费及护理费等。最后是街区式智慧健康服务养老模式。该模式通过构筑"居家、社区、机构"闭环式的街区式智慧健康养老服务体系,依托"互联网+"模式,丰富了街道整体智慧养老体系,完整构建医养护康一体化平台,建设融合智慧互助型养老服务圈,打造私人定制、因需施"养"的分层养老模式。

(四)数字赋能健康文化

杭州是全国最早实施公共文化场馆免费开放的城市之一,并实现了公共文化场所无线网络全覆盖和公共电子阅览室免费上网服务。2018年,杭州市实现全市村(社区)公共文化场地无线网络全覆盖。信息化基础设施的升级加快了"互联网+公共文化服务"的建设,极大地拓展了健康资讯传播途径,丰富了居民的公共文化生活。在此基础上,杭州将智慧文化服务平台打造成为集全民阅读、文化活动、市民课堂、文澜文库、数字资源五个版块于一体的智慧文化服务项目。此外,依托智慧技术,建设一体化智慧体育场馆也是杭州市健康文化领域的重要内容。杭州市率先加强政企合作,探索智慧健身、创新大型体育场馆公建民营新模式,积极开展一体化智慧场馆的运营与实践。阿里一体化智慧体育场馆将智慧理念融入场馆服务、场控安防等,运用人脸识别、流量监控、水质监测、运动银行、先享后付、线上平台预约场地、停车场、支付宝进闸机、自助取还手环、储物等智慧功能协助场馆运营,并且巧用大数据实现三块智慧大屏多馆联动,形成一整套数据精准、管理严密的运营管理模式,实现全方位的信息共享。此外,杭州市体育局会同卫生健康委、财政局开展"体医融合"试点,探索开展"体医融合"科学健身指导服务,并新增"科学健身指导"门诊,开展群众体育健身咨询并提供运动处方服务,广泛开展国民体质测试服务。

（五）数字赋能健康产业

2016 年，杭州市人民政府印发《杭州市健康产业发展"十三五"规划》，提出以智慧医疗、智慧养老和基于智慧技术的医养护一体化等为重点，以智慧医疗产业基地等平台为依托，积极打造健康信息产业链，创新健康服务业态，扩大智慧应用。"互联网＋医疗健康"成为智慧健康产业的重要内容。杭州市"互联网＋医疗健康"产业细分为互联网医院（传统医院互联网化）、医院设施智能化（医疗健康人工智能）、"互联网＋医药流通"、"互联网＋医疗保险"、"互联网＋健康管理"、"互联网＋医学教育与科普"的实践。互联网医院主要包括互联网企业开设的实体医院和传统医院的互联网化应用，实现了基于互联网的线上问诊、就医、医患互动、病情管理和疾病诊治等医疗健康互联网服务。医院设施智能化（医疗健康人工智能）包括传统的医院信息化和基于医疗人工智能临床辅助，利用信息化手段建设智慧医院，研发人工智能随访和疾病管理助手，搭建医院管理信息系统和医院临床信息系统。在"互联网＋医药流通"领域，"互联网医院＋复诊开药"的模式已经开始全面普及，通过"互联网问诊＋电子处方"的形式，免去患者医院挂号流程，药品通过医药电商、零售药店、O2O 等多种渠道直接到达患者手中。"互联网＋医疗保险"通过整合医院、健康管理公司、客户的信息，完成投保、挂号、检查、手术、康复等一系列的流程，实现医疗保险的个性化，提高保险赔付的效率。"互联网＋健康管理"以实时健康监测"智能穿戴设备＋云数据"为基础，利用智能健康检测设备、无线通信、"互联网＋实体"和"云计算＋人工智能"等诸多领域的前沿技术，实现精准健康管理和个体化健康方案。医学科普专业化领域主要是通过大数据挖掘公众健康需求，精准描摹用户画像，构建疾病图谱和健康地图，实现健康知识与服务精准推送。

（六）智慧健康治理

智慧健康治理整合了医疗与信息技术和卫生健康相关部门、企事业单位资源，进行全面合作，通过信息化技术为健康治理信息的获取、传输、处理和反馈赋能，实现医疗健康服务区域一体化，推进政府"放管服"改革，加快卫生健康领域职能数字化转型，引领带动其他健康城市建设工作的提升和发展。《"健康中国 2030"规划纲要》提出全面建立健康影响评价评估制度，系统评估各项经济社会发展规划和政策、重大工程项目对健康的影响，健全监督机制。畅通公众参与渠道，加强社会监督。2016 年，杭州市在国内率先把"将健康融入所有政策"写入地方国民经济和社会发展"十三五"规划，将健康城市理念融入城市规划、建设和治理的全过程、各环节。2019 年 10 月，杭州市政府办公厅印发《杭州市公共政策健康影响评价试点实施方案（试行）》，对拟定规范性文件、重大公共政策和重大工程项目进行公共健康影响评价，将健康影响评价和干预列入各部门制定公共政策的全过程，发挥公共政策对公众健康的导向作用，切实维护广大市民健康权益。

新冠肺炎疫情暴发后，杭州市借助城市大脑大数据平台优势，在全国首推"杭州健康码"数字化防控措施，利用大数据、移动通信技术和互联网技术，以"红、黄、绿"三色动态管理形式，实现对个人健康状态的快速识别。其设计初衷是运用数字赋能加强疫情防控，做好广大市民群众的健康监测服务，精准识别具有疫情流行病学史的高危人群、密切接触者以及疑似感染人群，从而方便广大市民出行。在疫情防控常态化时期，健康码增加了一码就医、一键急救、组织监管等功能，在健康医疗、健康消费、健康出行和医保结算等方面可为健康码持有者提供便利，成为数字赋能群众健康的重要手段。同时，健康码在推动数字健康产业发展、深化"最多跑一次"改革、打造城市治理数字化高地、"城市大脑"建设和引领数字经济国际潮流等方面都发挥了积极作用。基于杭州健康码在疫情防控中体现出的独特优势，杭州市政府致力于将健康码打造成为杭州市民全人群、全周期、全流程的健康顾问，行业数字治理的"先行者"，维护广大市民健康的"防火墙"。截至 2020 年 9 月，已有 23 个部门在健康码平台开发了常态化应用场景，仅健康码一码就医应用就已提供服务累计 3.78 亿次。

三　数字赋能杭州健康治理发展机遇与发展建议

（一）发展机遇

1. 政策支持为杭州数字赋能健康治理发展奠定基石

党的十八届三中全会把"完善和发展中国特色社会主义制度，推进国家治理体系和治理能力现代化"确定为全面深化改革的总目标①，从而加快了制度和治理能力建设的步伐。党的十九届四中全会明确提出"建立健全运用互联网、大数据、人工智能等技术手段进行行政管理的制度规则，推进数字政府建设，加强数据有序共享"②，为推进治理能力现代化进行战略布局。习近平总书记强调："要运用大数据提升国家治理现代化水平""要建立健全大数据辅助科学决策和社会治理的机制，推进政府管理和社会治理模式创新"③，数字赋能治理能力，实现政府决策科学化、社会治理精准化。面向"十四五"，浙江省确定了用"数字化改革"开启改革新征程的战略决策。在数字中国顶层设计日臻完善的背景下，杭州市数字赋能健康治理将迎来一系列发展机遇，在优化设计本地数字治理规划的同时，积极对接国家数字治理发展战略，依托既有数字赋能治理模式优势，结合本地健康影响因素，进一步提升健康治理体系和治理能力现代化建设。

2. 杭州市在数字领域具备明显优势

杭州市在数字赋能领域特别是数字经济领域的实践起步早，具有明显发

---

① 《中共中央关于全面深化改革若干重大问题的决定》，2013 年 11 月 12 日，中国共产党第十八届中央委员会第三次全体会议通过。

② 《中共中央关于坚持和完善中国特色社会主义制度　推进国家治理体系和治理能力现代化若干重大问题的决定》，2019 年 10 月 31 日，中国共产党第十九届中央委员会第四次全体会议通过。

③ 《习近平主持中共中央政治局第二次集体学习》，中华人民共和国中央人民政府网，http：//www. gov. cn/guowuyuan/2017 - 12/09/content_ 5245520. html，最后访问日期：2020年 6 月 12 日。

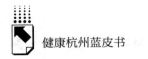

展优势。2019年，全市数字经济核心产业实现营业收入11296亿元，同比增长19.4%。自2014年以来，全市数字经济核心产业已经连续21个季度保持两位数增长，对经济增长贡献率超过50%①。因此，数字经济发展保持强劲发展势头，在一定程度上奠定了杭州在健康治理领域中的先发优势和良好基础。杭州市政府积极创新与数字化相适应的政务模式，提升健康治理政务服务能级，推动市本级健康领域数字化办公模式全覆盖，打造便捷、高效的"移动办事之城"，持续推进城市治理能力现代化建设。2020年底杭州市又提出了高水平打造"数智杭州·宜居天堂"、加快建设社会主义现代化国际大都市的"十四五"目标，为数字赋能健康城市建设提供新动力。根据《中国城市数字治理报告（2020）》，杭州市公共服务、数字行政服务、数字生活服务等单项指标全面领先，位列全国第一，总指数排名超越四大传统一线城市。

3. 智能技术推动健康治理潜力巨大

随着大数据和人工智能、物联网、云计算、5G等数字技术的迅速发展，人们获取信息更加便捷。信息技术将越来越多地改变人们的生活方式与生产关系，甚至是城市布局和治理模式。目前，我国智慧城市建设取得了较好的成绩，深圳、上海、北京、广州及雄安新区等智慧城市的发展可以为杭州数字赋能健康治理提供借鉴经验。信息技术与健康领域广泛深度结合可为建设数字健康城市提供支撑，提高健康治理能力现代化水平。

4. 疫情防控为健康治理数字化转型提供契机

新冠肺炎疫情的暴发在很大程度上加快了杭州市健康治理体系和治理能力的现代化进程。杭州在战"疫"过程中，积极发挥了信息化技术在辅助疫情研判、创新诊疗模式、建立智能防控体系等方面的支撑作用。数字技术为政府在决策层面敢于担当提供了良好的基础，解决了疫区频繁调整、人员信息核实难、生产生活秩序恢复缺乏保障等问题，对开展合理预防、系统防

---

① 《关于杭州市数字经济发展情况的报告》，杭州市人民政府，杭州网，http://z. hangzhou. com. cn/2020/rddesbchy/content/content_ 77506903. html，最后访问日期：2020年6月16日。

疫、立体施策有重要意义。

5. 数字赋能提升健康产业量级

杭州是阿里巴巴、网易等互联网头部企业总部所在地，也是"互联网+医疗健康"产业发展比较好的城市，产生了大量如丁香园、微医等龙头企业、"独角兽"企业。这些互联网及"互联网+医疗健康"头部企业的发展也为杭州的城市健康治理数字化注入了新的活力。2020年6月，杭州市政府与阿里巴巴签署深化合作协议，以"城市大脑"深化应用为突破口，构建安全高效的数字治理体系，致力于共建"全国数字治理第一城"，为数字赋能健康治理打下坚实基础。

（二）存在的问题

1. 数字化治理中的"技术偏好"影响社会和个人的主体性功能发挥

杭州在数字赋能健康治理实践中需注重协同联动，即健康治理现代化需要多主体参与共治，共治即共同参与社会治理。其要义主要体现为三点：改善多元治理，补齐结构短板，要推进社会治理真正的社会化，即发挥社会力量尤其是社会组织的作用，推动形成政府治理和社会调节以及居民自治之间的良性互动；支持社会力量在供给侧发力，即在公共事务和社会事业、社会服务当中，通过政府购买服务等灵活机制，形成稳定的政社合作关系，让社会组织有机会有更多的担当；发展基层自治能力，即实现自己的事情民主管、自己的事情协商办。因此，健康治理的主体应注重发挥全社会的主体性功能。

2. 部门主动开放自身数据的积极性不足，信息孤岛仍未彻底消除

目前，政府数据开放共享与跨部门合作意识已经形成，但很多部门主动整理数据开放共享数据库的内生动力不足，已有的公共数据平台多为各级行政机构自设的政府数据平台，开放的信息量有限，同时数据繁杂且标准不一，跨地区、跨部门、跨层级数据共享与互认体系还未成熟，信息壁垒与技术藩篱导致数据在地区、部门间流动的"梗阻"现象尚未消除，导致部分数据的透明度和公开性无法保证。

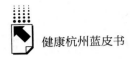
3. 数字化治理中的"效能偏好"使得大数据安全与隐私保护面临挑战

虽然现代社会飞速发展，但基本现实是社区居民的参与程度还很低；社区可持续性的社会关系网络没有建立起来，居民与居民之间、居民与居委会之间、居民与政府之间的沟通和关系网络还没有完全建立起来，人与人之间、人与组织之间的关系没有实质性的改变。面对这种境况，大量数据的汇聚传输增加了数据泄露的风险，数据的采集、组织、存储、处理过程存在安全隐患。面对海量、动态的数据信息，传统安全措施难以适配，平台安全机制亟待改进，个人隐私亟须得到有效保护，传统网络安全防护面临全新挑战。

（三）数字赋能杭州治理发展建议

1. 以人民健康为中心，数字赋能健康入万策

面对城市建设及社会经济的快速发展，必须始终把握以人民为中心的发展理念，把人民健康放在优先发展的战略地位，切实贯彻落实"将健康融入所有政策"的新时期卫生健康工作方针。在政策上深入推进落实对拟出台的所有法规、政策和规划进行健康影响评价，同时在措施上利用信息技术积极探索评估方法、技术和程序的数字化、便捷化和智能化，大力提升健康影响评价工作的效率和质量，实现数字技术为政府科学决策助力，为健康入万策赋能。

2. 全面升级城市大脑，推进智慧健康城市管理

依托 5G 技术深化城市大脑应用研究，继续完善城市大脑健康治理"中枢系统＋部门平台＋数字驾驶舱＋应用场景"布局，建设市域范围内协同统一、多级联动的数据共享体系。在城市大脑总体架构内，加强与企业合作，促进政府、社会数据有效融合，推动各部门健康影响因素相关数据和人群健康数据全域互通，打造全市集中共享的一体化大健康数据中心。探索建立以健康为中心的大健康智慧预警体系，利用现代统计学方法和集成应用大数据、云计算、区块链、人工智能等前沿技术，通过构建健康影响因素模型和算法，对健康监测信息的健康影响权重、致病力、剂量反应关系、健康效应谱、短中长期健康促进效果进行综合分析，结合居民健康需求和社会发展

健康战略指标要求等，形成覆盖城市、社会、人群、个人的健康影响因素精准健康评估报告，全景、动态、系统地呈现城市健康总体运行情况，精准预警区域健康风险，从而实现既可以根据环境变量的变化及时发布人群健康预警，又可以根据人群门急诊变化情况及时反馈执法督察部门加强区域执法纠正和调节环境影响因子。

3. 鼓励多元主体参与，构建大健康治理新模式

积极引导和动员社会力量参与健康城市建设，探索建立有市场化运营机制的大健康治理的新模式。杭州是民营经济强市，包括城市大脑建设在内，民营经济主体在推动地方国民经济和社会发展过程中发挥了重要作用。杭州市在未来推进城市治理体系和治理能力现代化的过程中，依托健康杭州建设领导小组议事协调职能和"6 + 1"大健康平台组织架构，推动构建"政府主导 + 社会参与"的"政府、市场、社会"共建共治共享的健康城市平台化运营模式，建立由政府引导，社会资本、公益性基金会共同组建的健康城市发展平台，并成立健康城市发展基金；同时，应积极探索组建大健康投资运营公司，并充分发挥运营公司的主体功能和发展基金的杠杆作用，鼓励社会资本和专业机构参与，提升健康城市建设投入、运营效能，实现健康杭州建设更加快速的高质量发展。

4. 保障健康信息安全，推动健康治理法制化建设

信息时代条件下，大量数据的频繁传输、存储、转换、分析和反馈，势必会增加数据使用过程中的安全风险。因此，要加强《杭州城市大脑赋能城市治理促进条例》的宣传，并及时根据杭州市人大常委会、市政府立法计划安排，推动数字赋能健康治理地方立法，构建城市大脑信息安全服务体系，以法律条例规范数字赋能健康治理技术、业务，确立专业领域的基本制度，从而保障健康信息安全，维护杭州市民的健康权益。

分 报 告

Topical Reports

B.2
杭州市智慧环境监测与生态
保护监督体系

张杭君　马先富*

摘　要：　杭州市在环境信息化道路探索中，自创"杭州模式"，是国
内第一个编制出比较完整的智慧环保指导方案的城市，也是
国内第一个提出建立污染源"一源一档"动态管理系统的城
市，从数字环保到智慧环保，不断向纵深发展，连接未来与
现实，始终走在前列。总体来看，杭州智慧环境监测体系与
生态保护监督体系已初步建成，其运用大数据、云计算、物
联网、人工智能等数字技术，开展对智慧环境监测与生态保
护监督体系的探索、构建与实践，发挥了数字赋能的乘数效

---

* 张杭君，博士，杭州师范大学生命与环境科学学院教授，杭州市委市政府咨询委员会生态组
委员，浙江省生态学会湿地专业委员会秘书长，主要研究方向为典型环境污染物生态风险和
生态修复技术；马先富，杭州市健康城市指导中心主管医师，主要研究方为健康城市建设。

应。未来将深入推进环境信息化建设，逐步完善智慧环境监测与生态保护监督体系。

关键词：　智慧环境监测　生态保护　智慧城市

一　前言

当前，资源、能源与物质的加剧消耗与废弃物的不断积累给城市环境与生态带来了巨大压力，环境治理与生态修复成为政府工作攻坚重点之一。由于传统的环境保护治理体系存在环境保护管理体系碎片化、过度依赖政府、环保设施落后、公众参与机制不健全等问题，单纯改善环境保护治理体系的某一方面无法根治城市生态环境问题，需要从根本上开展城市环境的全周期治理。①

新型智慧城市建设的不断探索为城市环境治理提供新思路，推动环境治理数字化、智能化、智慧化。智慧环保数字化平台建设强化信息汇集和资源整合，提高对环境数据的采集能力，推动数据与信息互联共享，加大环保监管力度，也加强对环境数据的整合分析，提高信息透明度，从而引导科学决策，提升环保政务效能。

自 2003 年起，杭州市致力于推进生态环境数字化建设，制定了详细的发展规划，基于环境感知、标准规范与安全运维三大体系，加强生态环境监测预警体系建设，以提升环境管理服务效能为抓手，掌握污染源排放情况，加强监督与考核，保障公众知情权，为全国智慧环保体系建设提供杭州样本，为新型智慧城市建设打下良好基础。

---

① 曾昊、刘志伟：《基于"区块链"技术的智慧环保管理体系构建思路》，《智能建筑与智慧城市》2020 年第 11 期。

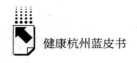

二　智慧环保的杭州样本

（一）智慧环保概念

智慧环保是智慧城市的组成部分，其目标是将互联网技术运用于环境信息化建设，借助物联网、云计算、大数据等先进技术，实时采集生态因子，监控污染物排放情况与环境质量变化，智能分析环境风险、快速追踪污染源头等，将在线监测网络与环境应急指挥系统相结合，实现更透彻的感知测量、更可靠的信息共享、更深化的场景应用，建立全方位、多层次、立体化、全覆盖的生态环境监测网络与智慧环保物联网体系，从而实现环境管理与生态治理的科学决策，实现环境保护智慧化。

（二）杭州智慧环保建设基本情况

杭州环境信息化建设在 2003 年起步，随后进入规划体系，在 2013 年开始投入建设智慧环保，其成为杭州市智慧城市建设十大重点工程之一。以"12369"体系架构杭州智慧环保逻辑框架，即建设整合硬件虚拟和数据资源的一个核心云平台，集综合管理和公众服务两大门户为一体，以环境感知、标准规范与安全运维三大体系为依托，以监测监控、环境管理、行政执法、政务协同、公共服务、决策支持六大内容为应用，重点完成九项重点工程，即物联感知工程、数据保障工程、信息展示工程、基础设施工程、环境管理工程、行政执法工程、政务协同工程、公共服务工程和决策支持工程。目前杭州市已跨过智慧环保的起跑线，通过不断创新理念与技术，逐步积累全方位的数据资源，为今后科学决策奠定基础。①

杭州市长期以来努力推进数字化建设，2017 年杭州市人民政府办公厅印发了关于"数字杭州"的发展规划，为全面建设国家新型智慧城市打下

---

① 《杭州智慧环保逻辑架构——12369 体系》，《中国环境报》2014 年 5 月 26 日，第 8 版。

了基础。在智慧环保领域，基于三大体系，杭州市致力于提升监测监控与环境管理能力，打造杭州市智慧环境监测与生态保护监督体系，全力推动智慧化发展，达到污染源头全面掌握、环境风险快速预警、环境质量监督考核、环境信息公开透明等目标。[①] 在全市范围内对水体、大气、危废、辐射和重大风险点源进行全自动实时监测，通过自动监测站数据采集和视频监控手段快速预警潜在的环境风险，对全市高污染、高能耗和高物耗的企业和区域进行环境监控，采用大数据分析等手段加强环境监管与环境执法，打造环境监管全面化、高效化的法治城市。

虽然杭州已经建成了智能一体化监控体系，但目前还未实现对化工园区厂界的监管、工业集中地污染源的监管以及挥发性有机物回收治理等环境治理环节的全面感知。随着监控范围进一步扩大、监控精度要求不断提高，智慧环保感知层的建设工程亟待加强。此外，对实时采集的数据进行整合分析与深入挖掘是科学决策的前提，但当前数据分析模型、数据分析方法与分析标准还未明确，数据分析深度未达标，导致其功能与信息资源潜力未完全发挥，环境信息化水平亟待提高。

三　杭州市智慧环境监测体系构建

（一）杭州市智慧环境监测体系布局

智慧环境监测体系以构建全面的监测网络为基础，杭州市目前采用自动监测和手工监测相结合的模式对水环境、大气环境等进行长期、实时的监测与预警。

1. 水体监测网络

杭州市在近几年来不断优化水环境监测断面和点位布设，通过自动监测

---

① 《杭州市人民政府办公厅关于印发"数字杭州"（"新型智慧杭州"一期）发展规划的通知》（杭政办函〔2017〕64号），杭州市人民政府门户网站，2017年8月14日，http://www.hangzhou.gov.cn/art/2017/8/14/art_ 1302334_ 4128. html。

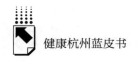

和手工监测相结合的模式，建立地表水环境监测网络，进行全方位监测，包括国控断面、省控断面、市控断面、交接断面、入海河流断面以及饮用水水源地等，逐步健全以城市为中心、沿海平原等为重点的地表水和地下水环境监测网络。同时，积极开展全市范围内"河长制"河道水质监测工作，逐步完善主要饮用水水源地和重要湿地的水质自动监测和预警系统，提升农村水环境监测能力和重点湖泊、水库及其他城乡水体遥感监测能力。

按照《"十三五"国家地表水环境质量监测网设置方案》，全市共有市控以上地表水考核断面52个，其中国控断面20个，省控断面17个。断面设置覆盖主城区、余杭、萧山、富阳、桐庐、建德和临安等区县市，主要涉及钱塘江、京杭大运河干流、苕溪、富春江、新安江等主要水系及其支流。

2. 大气监测网络

杭州市大气监测网络监测点（国控点）共计11个，覆盖杭州市主城区及其他区县市。在原有大气监测网络的基础上，杭州不断优化和完善大气复合污染立体监测点位设置，推动重要港区、骨干航道和重点工业园区大气污染指标的自动监测与预警，进一步加强污染传输通道和重污染区域监测站点建设，提升挥发性有机物和大气颗粒物组分等监测分析水平，加强对大气污染源的快速追踪解析，逐步开展大气遥感监测，优化杭州市酸雨监测网络。

（二）杭州市主要环境因子监测结果

1. 水体监测结果分析

水体监测主要指标为水温、氨氮、总磷、高锰酸盐指数、石油类等，即《地表水环境质量标准》（GB3838—2002）中的24个项目及电导率。据《2019年杭州市生态环境状况公报》，全市地表水环境质量状况良好，52个"十三五"市控以上断面水环境功能区的达标率为98.1%（见图1），达到或优于Ⅲ类标准的比例为94.2%，近三年来达标率呈上升趋势。当前，钱塘江、苕溪和京杭大运河水质状况为优，水环境功能区达标率超94%，达到或优于Ⅲ类标准的比例均为100%。城市内河道水质状况为良好，达标率为100%，达到或优于Ⅲ类标准的比例超60%。西湖和千岛湖水质状况为优，平均透明度分别为 1.38 米和 4.17 米，西湖湖区内水质均达到Ⅲ类以上水质标准，千岛湖湖区内监测点位水质均达到Ⅰ类水质标准。①

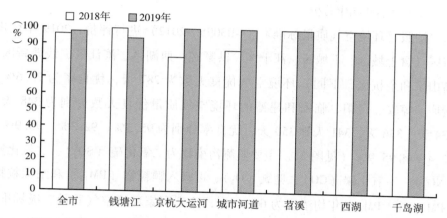

图 1　2018～2019 年杭州市及各流域市控以上断面水环境功能区达标情况

资料来源：《2019 年杭州市生态环境状况公报》，《杭州日报》2020 年 6 月 5 日，第 A19 版。

2019 年杭州市集中式饮用水水源地水质为优，12 个国控饮用水水源地点位水质保持稳定，达标率均为 100%，与往年一致。全市跨行政区域河流交接断面达标率为 88.9%，同比上升 11.1 个百分点；优于Ⅲ类标准的占比 94.4%，同比上升 16.7 个百分点。全市国控地下水断面良好率为 66.7%，同比上升 16.7 个百分点。

"十三五"以来，杭州全面实施"八项清零"，深入推进"五水共治"，围绕碧水保卫攻坚战，不断提升水环境质量和人民群众获得感。杭州市在"美丽浙江"考核中连续 4 年为优秀，同时连续 4 年获得了浙江省水环境治理最高荣誉"大禹鼎"奖。2016 年在省会城市评比中率先获得"国家生态市"称号，2017 年获得"国家生态园林城市"和"全国美丽山水城市"等荣誉称号。2015～2019 年，市控以上断面水质达标率由 85.1% 上升至98.1%。水质优良率（达到或优于Ⅲ类标准比例）由 85.1% 上升至 94.2%。

---

① 《2019 年杭州市生态环境状况公报》，《杭州日报》2020 年 6 月 5 日，第 A19 版。

全面落实河长制和湖长制，扎实推进"污水零直排区"建设，圆满完成浙江省要求的剿灭劣Ⅴ类水工作任务。

2. 大气监测结果分析

按照《环境空气质量标准》（GB3095—2012）进行评价，2019年杭州市区（含上城区、下城区、江干区、拱墅区、西湖区、滨江区、钱塘新区、萧山区和余杭区，下同）环境空气优良天数为287天，优良率为78.6%。桐庐、淳安、富阳、临安和建德的环境空气质量优良天数分别为348天、334天、336天、341天和350天，优良率分别为95.3%、92.3%、93.9%、93.4%和95.9%（见图2）。主要监测污染物为二氧化硫（SO_2）、二氧化氮（NO_2）、一氧化碳（CO）、臭氧（O_3）、可吸入颗粒物（PM_{10}）和细颗粒物（$PM_{2.5}$）。[①] PM_{10}的年均浓度为$66\mu g/m^3$，达到国家环境空气质量二级标准，SO_2年均浓度为$7\mu g/m^3$，达到国家环境空气质量一级标准。NO_2年均浓度为$41\mu g/m^3$，$PM_{2.5}$的年均浓度为$38\mu g/m^3$。

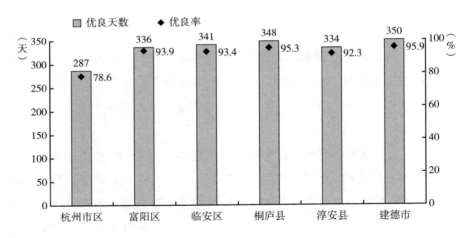

图2 2019年杭州市各区域环境空气质量情况

资料来源：《2019年杭州市生态环境状况公报》，《杭州日报》2020年6月5日，第A19版。

---

① 《2019年杭州市生态环境状况公报》，《杭州日报》2020年6月5日，第A19版。

2019 年杭州市酸雨率为 54.6%，较 2018 年上升 1.8 个百分点。全市降水 pH 年均值为 5.38，比上年有所改善。杭州市酸雨程度目前处于中等水平，总体比 2018 年度有所改善，大部分地区处在非酸雨或轻度酸雨区，临安和淳安为非酸雨区。降尘平均浓度为 4.08 吨/（平方千米·月），达到浙江省控制标准（见图 3）。

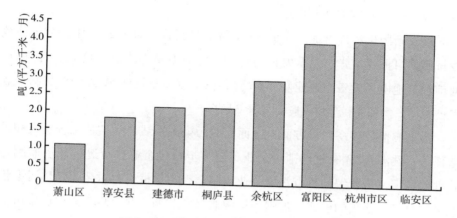

图 3　2019 年杭州市各区域降尘年均浓度

资料来源：《2019 年杭州市生态环境状况公报》，《杭州日报》2020 年 6 月 5 日，第 A19 版。

（三）杭州市当前生态保护工作

1. 控制污染物总量

2016～2019 年，杭州市相继印发各年度污染物总量减排计划，将污染物减排项目落实到政府、部门、企业，全力推进污水处理厂提标改造，完成规模化畜禽养殖场污染治理，加强造纸、印刷、化工等重污染高耗能行业整治。通过规范排污权申购交易、核发排污许可证完善总量制度体系建设。[①]

污染物减排方面，以改善环境质量为核心目标，坚决打好水体与大气污染防治攻坚战，全市共实施主要污染物减排项目 117 个，COD、$NH_4^+ - N$、

---

① 《2019 年杭州市生态环境状况公报》，《杭州日报》2020 年 6 月 5 日，第 A19 版。

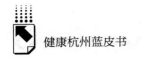

SO_2 和 NO_X 等主要污染物减排任务均已顺利完成。

排污权交易方面，建立完善杭州市排污权基本账户制度。建成市级交易平台，与省级交易平台共享成交数据，配合省级交易平台定期汇总和上报全市排污权交易数据。组织了 5 期排污权申购交易，参与排污单位共 97 家次，成交总金额达 2667.8554 万元。完成 10 家排污单位回购款项支付，共向企业支付回购款项 3484.96 万元。

核发新版排污许可证。完成 16 个行业排污许可证核发工作，全年共核发排污许可证 414 张，主要发证行业为：家具制造业发证 100 张，计算机、通信和其他电子设备制造业发证 66 张，汽车制造业发证 51 张，食品制造业发证 40 张，水的生产和供应业发证 34 张。

污染源监控体系建设方面，全面完成污染源在线自动监控系统建设和改造任务，共涉及 73 家重点排污企业。进一步强化企业自行进行环境监测与管理的意识，持续编制重点污染企业监测巡查工作报告，对企业环境污染状况采取每月一通报的模式。加强污染源监督性监测，共对 947 家重点排污单位进行了监督性监测并定期公布监测结果。

有序推进应对气候变化工作。完成对 92 家碳交易纳入企业碳排放报告、监测报告、核查报告的审核，重点做好 28 家发电行业企业在国家统一碳排放权市场的注册登记、配额试算工作，自主完成 275 家非碳交易企业碳排放报告核查；有序推进 2018 年度市级和 14 个区（县、市，钱塘新区）温室气体清单编制和评审工作。

2. 推动生态建设

全面实施"拥江发展"战略，突出大保护，不搞大开发，保育关键生态节点，维护生态系统完整性。2017 年，全市划定生态保护红线面积达 5622.24 平方千米，占全市市域面积的 33.37%，永久生态空间得到刚性保护。2019 年，按照生态红线优布局、区域环境总量控规模、环境准入促转型的总体思路，共划定综合环境管控单元 329 个。其中优先保护单元 196 个，总面积为 9158.4 平方千米，占全市市域面积的 54.34%；重点管控单元 121 个，总面积为 2387.49 平方千米，占全市市域面积的 14.16%；一般管控区 12 个,总面积为 5307.68 平方千米,占全市市域面积的 31.49%。在 2020 年底公布的全省生态文明建设年度评价结果中,杭州市位列全省 11 个设区市第四。淳安被命名为绿水青山就是金山银山创新实践基地,富阳区和拱墅区分别成功创建国家级和省级生态文明建设示范区。截至目前,已累计创建国家级生态文明示范市 3 个、省级生态文明建设示范区 10 个、绿水青山就是金山银山创新实践基地 1 个。

3. 优化产业格局

坚持以供给侧改革为契机,不断加快产业转型升级,实现经济的绿色发展。严格实施减排倒逼机制,坚持能耗强度、总量和煤炭消费总量"三严控",完成上级下达的减排任务,全市服务业主导、信息经济引领、先进制造业支撑的产业格局不断巩固。进一步推进农业绿色发展。开展畜禽养殖治理,加快美丽牧场提升改造,深化种植业肥药减量、渔业养殖尾水治理。加快推动农村产业集群化发展。大力发展循环经济,在多个产业园区制定方案并开展循环化改造工作;推进循环经济产业园建设,开展建筑节能工作和绿色建筑推广工作,并推进建筑垃圾资源再利用。

(四)杭州城市大脑环境系统构建

据最新发布的《中国城市数字治理报告(2020)》,杭州的数字治理水平实现了"二线城市弯道超车"、居全国领先地位,数字服务走在了全国前列。杭州城市大脑运用大数据、云计算、区块链等新技术,构建包括警务、交通、文旅、健康等在内的 11 个系统,48 个应用场景和 155 个数字驾驶舱,日均数据在 8000 万条以上。市民通过杭州城市大脑触摸城市脉搏、感受城市温度并享受城市服务,城市管理者通过杭州城市大脑配置城市公共资源、做出科学决策,从而提高城市治理效能。①

1. 环保驾驶舱

"杭州城市大脑"(综合版)于 2018 年 12 月 29 日正式发布,环保领

---

① 《数字治理助推城市治理体系现代化和治理能力智慧化》,光明网,2020 年 4 月 3 日, https://theory.gmw.cn/2020-04/03/content_33712864.htm。

域进入城市大脑的应用范围，杭州城市大脑环境系统与环境数字驾驶舱正式建立。杭州基于现有杭州城市大脑功能推进生态环境监管数字化平台建设，通过数字赋能加强生态环境城市治理能力建设。构建生态环境数据采集与存储平台，实现环境质量数据、污染源数据和生态环境监测信息等有效集成和互联互享；建立生态环境监测数据共享平台，打破环保、国土资源、建设规划、城管执法、林业水利、气象、交通等部门间的数据壁垒；进一步构建生态环境数据分析平台，深度整合生态环境监测数据资源与其他社会因子，推进杭州城市大脑各系统的联结，加强生态环境监测数据资源开发和应用，为生态环境保护决策管理提供数据支持；统一发布生态环境监测信息，建立统一、权威的生态环境信息发布机制，规范发布内容、流程、权限、渠道等，定期向社会公布生态环境监测信息，提高政府环境信息发布的权威性和公信力，保障公众知情权。① 根据杭州市生态环境局发布的《杭州市生态环境保护工作 2019 年总结和 2020 年目标思路》，环保改革实现了新突破，2019 年以来通过"空气卫士"累计发现解决空气污染问题 1411 个。2019 年 4 月起陆续推出"空气卫士"等应用场景，推进生态环境监管数字化，推进治水、治气、治土、治废工作数字化，实现环保驾驶舱全领域覆盖。

2. 林水数字驾驶舱

林水数字驾驶舱作为杭州城市大脑的一个组成部分，在设计时，以"统筹规划、集约共享，按需建设、注重实效，强化标准、确保安全"为原则，满足林水部门在转变职能、提升管理服务水平和提高行政效能等方面的需求。在界面设计上，充分使风格与杭州城市大脑保持一致；在内容上，全面反映林水系统的工作情况；在指标项选取上，要求量化并实时进行动态更新。这让林水数字驾驶舱成为杭州林水工作的展示窗口，为杭州城市大脑提供林业、水利方面的决策数据。

---

① 《杭州市生态环境监测网络建设工作方案》，杭州市人民政府门户网站，2018 年 1 月 22 日，http://www.hangzhou.gov.cn/art/2018/1/22/art_ 1256295_ 15289697. html。

（1）在设计上凸显直观

林水数字驾驶舱秉承杭州城市大脑的风格和设计理念，强调简洁、清晰和直观，充分利用地理信息平台和图表进行展示。通过地图服务，林水数字驾驶舱直观地展示当前的水库、山塘、河流的水位，实时水量变化和雨量超警量，森林覆盖率和蓄积量，古树名木分布等情况，打破原有的数据和系统"各自为政"，无法实现集中实时、在线展示的业务壁垒，实现业务场景化，改善人机交互体验。以柱状图、折线图、饼状图与仪表盘等多种方式展现潮汐预报、水雨情、森林健康等指数，让工作人员更加快捷地跟踪数据的变化，有效地进行分析研判，及时发布预警指数。

（2）在内容上突出实用

林水数字驾驶舱充分利用已建的电子政务公共平台以及林水部门的现有资源，通过分析和挖掘，提炼了资源利用、应急管理、公众服务等方面的20项指标数据，以满足各级领导和业务部门对核心指标数据的需求，方便管理者进行管理分析。如流域洪水的预报预警系统按钱塘江、兰江、分水江、京杭大运河、东苕溪分成五个流域。每个流域选定一个代表站，根据洪水严重程度及发展趋势，将其等级划分为洪水蓝色预警、洪水黄色预警、洪水橙色预警、洪水红色预警。又如针对钱塘江防潮管理开通"潮来了"应用场景，实时动态跟踪钱塘江潮水演变过程，在潮前一小时向防潮人员发送信息，工作人员提前到岗到位，遇到突发事件，可第一时间向防潮人员下达指令，有利于其及时处置险情。

（3）在建设上强调规范

为规范林水数字驾驶舱的建设管理，市林水局成立工作专班。由分管局领导任组长，从相关业务处室抽调工作人员作为成员，负责与省市相关部门的对接和内部的业务协调。工作专班克服时间紧、任务重、人手少的困难，先后编制完成了建设方案、实施方案和招标文件。项目通过公开的方式进行招标，浙江鸿程计算机系统有限公司中标，通过一个月的开发和测试，林水数字驾驶舱最终顺利上线。

（4）在成效上强调共享

经过半年多的运行，林水数字驾驶舱系统稳定可靠，2020年防御"长

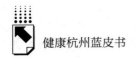

梅"和台风期间,林水数字驾驶舱直观、清晰地反映汛情和防御动态,为决策分析提供了依据。同时,林水数字驾驶舱积极与应急、气象、环境等部门实现数字驾驶舱的互联共享,为市级相关部门提供决策帮助。

四 杭州市智慧生态保护监督体系

(一)污染源自动监控设施运行管理

污染源自动监控设施是指安装在排污单位现场用于监控、监测污染源排放情况的自动监测仪、流量计、数据采集传输仪等设施,是污染源防治设施的重要组成部分。自动监控数据与国家、省生态环境部门监控平台实时联网,实现24小时非现场监管。

杭州市污染源自动监控工作起步于2001年,率先在20余家重点企业进行试点安装。经过近20年的发展,截至目前,杭州市污染源自动监控设施联网点位共867个,包括废水点位585个、废气点位282个,涵盖全市废水、废气重点排污单位和部分非重点排污单位,实现了对污染源排放的24小时不间断监管。2019年累计检查企业287家次,立案查处污染源自动监控系统违法企业1家、整改企业18家。截至目前,杭州市联入省3.1平台的重点排污单位共473家。

市、县生态环境部门根据国家相关法规、标准及管理规定,负责对辖区污染源自动监控系统进行监督管理,保障企业污染源自动监控设施正常运行,对发现的问题进行督促整改,对超标排放、在线监控弄虚作假等违法行为进行打击查处。目前自动监测数据主要用于环保管理,根据2019年生态环境部颁布的《生活垃圾焚烧发电厂自动监测数据应用管理规定》,对垃圾焚烧企业可直接应用在线监测数据进行处罚。目前杭州市正在推进自动监控设施计量检定/校准,完成后,根据《杭州市生态文明建设促进条例》,全市自动监测数据均可用于执法。

（二）污染源自动监控超标督办

在线监测仪器分为废水自动监控分析仪（监测指标涉及化学需氧量、pH值、氨氮、总氮、总磷、重金属、流量等）、烟气排放连续监测系统（监测指标涉及氮氧化物、二氧化硫、颗粒物、氯化氢、非甲烷总烃、温度、压力、流速等）。

对于监控平台出现的超标数据，日常工作如下。

省监控平台每日对在线超标信息进行推送，由属地生态环境部门开展检查核实，按时反馈；并将超标企业纳入日常监督监测执法和其他专项执法范围。

每周对全市在线严重超标企业进行网络巡查，落实督办要求，一律开展全面现场检查和监测，上报检查情况，并建立相关工作台账。

结合双随机和专项执法，每月对全市超标及数据异常企业进行抽查，重点检查在线监控设施运行情况，对连续超标企业依法开展全面执法检查和监测，严查超标排放和设施不正常运行等违法行为；并将在线监测数据情况纳入环保信用评价体系进行考核。

2019年累计下发污染源自动监控系统超标督办工作联系单37期，督办超标企业134家次，办理反馈预警短信1343条。

（三）以污染源自动监控为核心的非现场执法

目前杭州市污染源自动监控设施同时与国家、省生态环境部门监控平台联网；国家平台每月、每季度对严重超标企业进行调度通报，定期通报监控站点有效传输率，并对持续严重超标企业进行挂牌督办；省平台为市、区（县、市）日常管理主要平台，污染源自动监控设施启停运、故障报备、更换、超标督办，在线数据考核等日常管理工作均在省平台上进行，排污单位、在线运维单位、环保部门根据不同角色配备账号。近年来，通过物联网技术以及大数据分析，借助非现场执法，杭州市通过在线监控查处案件10余起，追究相关责任人近20人。

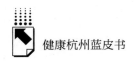

（四）围绕数据赋能，抓环保码试点

企业"环保码"系统实时采集高频动态更新的在线监控、电力监控、信访投诉、应急管理、行政处罚、日常检查等数据，结合排污许可证、环评审批、二污普、环境信用评价等业务系统，按照赋码规则赋予企业红、黄、绿三种颜色的环保码。该系统动态反映企业环境管理水平和企业环境安全风险状况，包括服务企业自律守法、分级管控精准执法、公众参与社会监督等场景。

"环保码"创新融合各类环保业务数据，做到了一"码"融合、数据驱动、问题导向，打通了政府、企业、公众三端。

"环保码"向企业输出环境问题清单，对其进行实时提醒，并主动提供整改路径，引导企业主动整改、自律守法，发挥企业"环保管家""环境医院"的作用。为企业提供提前预警、环境问题自查服务，强化预防、防治结合，实现企业环境污染问题精准帮扶。

"环保码"向监管部门输出分级监管清单，指导确定双随机抽查比例，调度执法力量。绿码企业无事不扰，长时间绿码可享受轻微违法问题免予处罚的权利；对于黄码企业引导其整改；对于红码企业增加检查频次。"环保码"创新建立数据融合后的模型分析机制，结合执法经验算法输出疑似线索，实现精准打击、科学执法。

"环保码"为公众拓宽参与渠道，强化公众社会监督，方便公众了解周边企业环境污染问题，鼓励发现问题、"码"上投诉。

（五）执法信息化能力建设

在环境执法领域，杭州通过积极开展"双随机"抽查来实现"掌上执法"，精心拟定抽查方案，严格遵循抽查要求，将"双随机"抽查工作落到实处，日常环境监管实现随机抽查100%全覆盖。完善了省级"双随机"抽查平台数据库，根据污染源名单，科学合理划定污染源类型，明确组织机构库和项目工程库的日常环境监管企业，按照重点监管、一般监管、特殊监管三种类型进行合理有效地划分录入。

1. 稳步推进抽查工作

2019 年 1 月,生态环境局印发了《2019 年杭州市污染源日常监管"双随机"抽查方案》。根据要求,杭州使用浙江省行政监管平台开展相关工作,具体做法为通过平台制定市本级的年度抽查计划和抽查任务,将其发送至执法人员"浙政钉·掌上执法"App。执法人员完成现场执法并填写检查记录,通过审核后将最终结果在浙江政务服务网上公示。上半年双随机抽查任务按照上述流程进行。生态环境局在做好市本级抽查工作的同时,积极完成抽查数据的汇总报送工作,同时也做好对属地环保部门的业务指导和答疑解惑工作。

2. 科学有效抽取对象

抽取第二季度双随机任务时,生态环境局通过浙江省生态环境厅的环境信用评价系统进行科学抽取。该评价系统由浙江省生态环境厅牵头划分,对相关企业履行环境保护相关要求的具体举措进行评价,具体分为 ABCDE 五个等级。在抽取企业名单前,生态环境局关联了环境信用评价系统,对信用评价等级较低的企业加大其被抽取概率,对信用评价较好的企业免除抽取。在科学的配比下,对 72 家检查对象的抽取符合信用评价体系的评级初衷。同时也更加体现出了科学抽取、精准抽取的理念。

3. 积极优化执法方式

根据生态环境部《关于落实监督执法正面清单相关工作的通知》(环执法〔2020〕1 号)的要求,生态环境局积极探索推行非现场执法模式,不断优化执法方式。按照清单划分规则,生态环境局汇总了各地报送企业名单,形成杭州市正面执法清单。对正面清单上的检查对象,生态环境局积极开展非现场执法,在进一步提高执法效能的同时,也将减免企业现场执法检查落到实处。

4. 强化执法帮扶工作

市县两级生态环境部门依法履职,在对重大环境违法问题和影响疫情防控的违法行为进行依法查处的同时,积极强化对企业的执法帮扶工作,积极

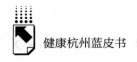

指导帮助企业落实各项污染防治措施，确保污染防治设施和在线监控设施正常稳定运行、污染物达标排放。

五　杭州市智慧环保展望

（一）深入探索智慧环保建设路径

在环境信息化建设道路上，杭州以规划为引领，顶层设计"数字杭州"发展规划，为全面建设智慧环保体系打下基础。进一步推动环保智慧化应用发展，以环境感知体系、标准规范体系、安全运维保障体系三大体系为依托，不断提高环境监测能力、提升环境管理服务效能，实现掌握污染源排放情况、预警应急环境风险、监督考核环境质量状况、保障公众环境知情权等目标。主要建设工作包括：不断推进全市水、气、噪声、辐射、危废、土壤和重大风险点源的自动化监测站点建设，逐步建成重点水域、重点区域全覆盖的信息数据实时采集与视频监控相结合的综合环境监控网络；逐步将重点排污企业的生产过程纳入环境监控范围，强化对高能耗、高物耗、高污染企业或区域的监督管理；运用大数据分析，加强对污染源的环境监管，推进环境监察执法双随机工作，实现环境监管的全面化、高效化、智能化。进一步基于杭州城市大脑现有功能推进生态环境监管数字化平台建设，通过数字赋能加强生态环境城市治理能力，建立生态环境监测数据共享平台，打破环保、国土资源、建设规划、城管执法、林业水利、气象、交通等部门间的数据壁垒；进一步构建生态环境数据分析平台，深度整合生态环境监测数据资源与其他社会因子，推进杭州城市大脑各系统的联结，加强生态环境监测数据资源开发和应用，为生态环境保护决策管理提供数据支持；统一发布生态环境监测信息，建立统一、权威的生态环境信息发布机制，规范发布内容、流程、权限、渠道等，定期向社会发布生态环境监测信息，提高政府环境信息发布的权威性和公信力，保障公众知情权。

（二）提升智慧环境监测体系建设水平

总体来看，杭州智慧环境监测体系已初步建成，但离辅助科学决策还有一定距离。杭州须基于现有城市大脑基本建设框架与运营模式，创设条件解决现存的困难问题，推进生态环境监管数字化平台构建，运用大数据、云计算、物联网、人工智能等数字技术，开展对智慧环境监测体系的深入探索、构建与实践，发挥数字赋能的乘数效应。

1. 建立全自动生态监测站

坚持长期规范的科学监测，对杭州市水域及湿地环境指标与动植物生态指数指标开展长期、科学、规范的监测，积累翔实可靠的数据，掌握生物多样性资源及动态变化状况，从而对环境保护成效做出科学评价，对生态修复和湿地管理进行指导优化。进一步建立湿地生态预警机制，开展动态监测和评估，更快捷地跟踪数据的变化，有效地进行分析研判，并及时发布预警指数。

2. 建立环境数据分享平台

运用区块链、云计算、大数据等现代高科技手段管理、加工、分析数据，实现各类存储数据公开、透明、可追溯。建立数据共享平台，线上进行数据需求发布、上级审批、数据抓取、数据处理、数据输出与反馈评价，打破原有的数据和系统"各自为政"，无法即时呈现、在线展示的业务壁垒，实现业务场景化，改善人机交互体验。

3. 在重要生态功能区设立长期定位站

根据功能区域定位进行分级，如保护区、恢复区分别对应不同的检测指标，在重要生态功能区设立长期定位站，长期收集分析水域、湿地等区域环境指标与社会关系方面的数据，进行参数化系统输入和决策系统输出，实现可观察、可量化、可复制、具备可操作性、科学合理的指标体系，以此为基础进行经济效益、社会效益与生态效益评估，从而完善智慧环境监测体系架构。

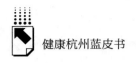

（三）提升智慧生态保护监督工作实效

当前杭州市已建立了较为完备的智慧生态保护监督体系，已配备污染源自动监控设施与在线监测仪器，并规范日常监管工作，督促企业和第三方运维单位严格按规范开展运行维护工作；加大在线平台日常巡检力度，对超标数据进行督办，督促属地环保部门按要求对超标企业进行现场查处，确保处置闭环；整合污染源自动监控平台，对自动监测数据进行深入挖掘、分析，持续推进污染源自动监控系统计量认证工作，加大对污染源自动监测数据超标的处罚力度，提升执法打击精准度和效能。依托杭州城市大脑，设立企业"环保码"试点。通过聚焦各类环保数据，以企业环保码为媒介，以高频动态更新的排放数据为切入点，引入智能分析引擎，科学、精准地发现问题，提升执法监管的精准性、智能性；设立多级赋码规则，动态考量企业环境守法情况、环境管理水平，推动形成"监管部门分类管控、精准执法""污染企业信息畅通、守法自律""公众参与度高、群众满意"的良好局面；进一步深化"掌上执法"平台应用，完善移动执法平台建设及日常应用，开展移动执法软件平台升级工作，更新移动执法设备和现场执法装备；整合在线监测、移动执法、行政处罚、信访举报、应急管理等系统，突出大数据应用，不断拓宽环境违法问题发现渠道，提升发现问题和有效打击环境违法行为的能力。

B.3
智慧城管杭州模式的实践

刘婷婕　李宇辰　陈悦彤 *

摘　要： 城市环境与人类的生命健康和生活质量息息相关。健康环境是健康城市建设的组成要素。智慧城市管理在健康环境的营造中起着不可或缺的作用。从 2011 年起，杭州市智慧城市管理在日常管理、服务为民、应急管理和科学决策方面发挥了积极作用。近年来，通过科技创新手段的应用，如无人机采集、便捷泊车服务、城市大脑数字驾驶舱、"云上城管"、PPP 合作模式、水平衡动态管理系统、"五长联动"、生活垃圾计量、广告"三联"管控等，杭州不断提升城市管理精细化水平，处于全国第一方阵。在今后的工作中，杭州仍将不断完善管理机制、优化整合信息资源，并持续提升管理者的能力和社会公众管理的参与度。

关键词： 智慧城管　健康环境　杭州模式

　　健康城市是从城市规划、建设到管理各个方面都以人的健康为中心，自然环境、社会环境和健康服务充分保障广大市民健康需求，健康人群、健康环境和健康社会有机结合的发展整体①。而创造良好的健康环境，不断改善

---

　* 刘婷婕，杭州师范大学公共卫生学院副教授，主要研究方向为健康教育、健康服务与管理；李宇辰，杭州市城市管理指挥保障中心综合协调科科长，主要研究方向为数字城管；陈悦彤，杭州市健康城市指导中心医师。
　① 姜爱林：《数字城市发展研究论纲》，《科技与经济》2004 年第 3 期。

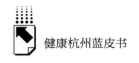

人群健康状况，也是各国经济与社会发展的重要目标之一。

良好的健康环境，依赖着城市的高效化管理和人本化治理。为改善人群健康状况，使市民拥有更多安全感、获得感和幸福感，近年来，杭州市在着力提升城市能级和核心竞争力方面，非常注重增强城市管理功能，以持续提高城市治理能力。

智慧城市管理（以下简称"智慧城管"）是城市管理和城市治理工作全面开展的重要方向和必行趋势。作为住房和城乡建设部（以下简称"住建部"）首批10个试点城市之一，杭州市自2006年建成并运行数字城管以来，以"第一时间发现和解决问题"为总要求，依托城市大脑城管系统，在日常管理、服务为民、应急管理和科学决策方面发挥了积极作用，其做法、经验获评为"杭州模式"。从2011年推进智慧化建设起，管理效能和服务能力均获得了连年提升，形成具有杭州地方特色的城管"样板"。为总结现有建设经验和成效，进一步提升城市管理的水平，本报告拟通过对杭州市智慧城管建设现状与运营效果的分析，了解当前智慧城管实践的主要做法和成果，为促进杭州市"健康中国示范区"和"国家生态文明先行示范区"的优质创建提供借鉴。

一 智慧城市管理概述

2008年11月美国IBM公司提出"智慧的地球"（Smart Planet）理念，由此引发了世界各国对"智慧城市"的探索和建设，以知识社会创新2.0版信息通信技术为手段，基于政府治理方式的转变和服务能力的提升，实现城市的健康和可持续发展目标。从城市化需求最迫切之处入手的智慧城管，应势成为智慧城市建设的先行亮点，通过优质公共服务的提供，体现以人为本的科学发展观，提升公众城市生活的幸福感和福祉。

（一）智慧城管的概念

城市管理（Urban Management）是有效使用城市资源管理具有公益性的城市物品与城市事务的活动，以推动城市在经济、社会和环境方面综合效益的长期稳定，从而提高市民的生活水平①。在我国，一般的城市管理概念是狭义的，具体就是指规划、建设及运行方面的城市基础设施、公共服务设施和社会公共事务的市政管理②。本报告采用狭义的城市管理概念进行描述。当前，许多城市的城管模式已从一般城管转型到数字城管，再升级到智慧城管的发展阶段。

数字城管（Digital Urban Management）是指运用数字信息技术，对城市管理部件、事件标准进行量化，对管理行为进行细化，并形成从发现问题到处置和监督的一个完整的、闭合的城市管理系统的工作方法③。数字城管通过数据库技术、地理信息技术、通信技术及计算机技术的支撑，将城市化区域以每1万米为单元划分为若干个网格，形成精细化、网格化、信息化、长效化、快速安全、灵活高效、多部门联动的数字管理途径，最终实现城市管理的人性化目标。

智慧城管（Smart Urban Management）是按照"创新、协同、共享"的建设理念，遵循"智能性、实用性、安全性、拓展性"原则，依靠物联网、大数据、云计算等信息技术，对照城市管理及执法业务工作的个性，通过设备智能化、管理智慧化，实现对城市运行的全面感知、数据融合和智能决策④。可以概括为：智慧城管＝数字城管＋大数据＋知识社会创新2.0版信息通信技术（以用户参与为中心、以社会实践为平台、以共同创新和开放创新为特点）。与数字城管相比，智慧城管更注重信息的互联、服务的融合和公众的参与，创新和优化了数字城管的业务流程，推动着城管从生产向服务的深刻转变，是智慧城市建设的重要有机组成部分。

（二）智慧城管的功能

作为社会治理的重要手段，智慧城管的功能（效果）主要体现在：科学

---

① 杭州市城管办、12345市长公开电话受理中心：《关于〈杭州市数字城市管理实施办法〉的相关问答》，《杭州政报》2008年第1期。
② 住房和城乡建设部城建司：《数字城市管理文件汇编》，中国城市出版社，2010。
③ 房立洲：《数字城管"杭州样本"的经验和启示》，《城市管理与科技》2012年第2期。
④ 张婷：《杭州市智慧城管建设研究》，硕士学位论文，南昌大学，2019。

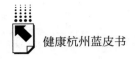

化、智慧化管理过程的实现，即凭借云计算、大数据技术与法治化的城管理念深度结合，使管理过程简洁化、决策科学化和治理智慧化；共商共享、协同互助管理方式的推行，即通过无缝对接、共同商议研判，推动部门之间、政民之间的高效合作、深入互动；大数据、新技术管理手段的运用，即依托物联网，将城管事件和部件全部"上线"，用"数据"来说话、管理、决策和创新；科学公平、服务于民管理方法的提供，即依托大数据技术整合数据，供给全面客观的信息支撑，拓宽多方信息共享的渠道，使政府与群众之间的服务和交流更深入、更全面①。

（三）智慧城管的时代发展方向

自 2004 年 11 月 22 日北京市东城区率先建成了万米单元网格城管新模式后，深圳、成都、杭州、武汉等 10 个城市作为数字城管第一批试点城市，正式启动了数字城管模式②。2005 年 7 月，建设部发布《关于推广北京市东城区数字化城市管理模式的意见》《数字化城市管理模式试点实施方案》等，数字城管模式在全国范围内迅速推广。2013 年和 2015 年国务院、中共中央分别发布《国务院关于加强城市基础设施建设的意见》（国发〔2013〕36 号）、《关于深入推进城市执法体制改革改进城市管理工作的指导意见》（中发〔2015〕37 号），提出"实现设市城市数字城管平台全覆盖"的建设目标，要求到 2017 年底，所有县（市、区）都要整合形成数字城管平台，并将城管工作绩效考核纳入经济社会发展综合评价体系。

随着新一代信息技术的催生，为满足公众日益增长的服务需求，许多城市在智慧城市的框架下，以城市整体效益为导向，实现数字城管模式转型，基本完成县（市、区）数字城管大平台的搭建，以智慧化的服务手段来推动城市管理向智能化、高效化、精细化和社会化发展。

---

① 朱文梁：《智慧城管推行中的难题与对策研究——以 P 市为例》，硕士学位论文，湖北工业大学，2019。
② 姜爱林：《数字城市发展研究论纲》，《科技与经济》2004 年第 3 期。

二 杭州市智慧城管建设状况

（一）建设历程与服务现状

2011 年 4 月，在数字城管建设的基础上，全国第一个智慧城管系统——杭州市上城区"城管智能管控平台"正式运行。同年 10 月，浙江省政府发布《关于开展智慧城市建设试点工作的通知》。2012 年 3 月，智慧城管作为智慧城市建设的重要分支，被列为浙江省首批 13 个智慧城市建设试点项目之一。同年 5 月发布的《浙江省人民政府关于务实推进智慧城市建设示范试点工作的指导意见》，明确提出开展杭州、宁波等城市的智慧城市建设示范试点工作①。2013 年 1 月，住建部公布包含杭州市在内的首批 103 个国家智慧城市试点名单。

杭州市委、市政府历来重视城管工作，城管工作多年来保持国内一流水平，"数字城管""打造最清洁城市""公厕管理"等经验和做法已在全国推广。《杭州市城管委"十三五"绩效管理规划（2016—2020）》提出要实现数字城管转型升级，智慧城管初步建成"一中心四平台"框架，完成市政、停车、街面管控、排水、亮灯和环卫等智慧化应用项目建设②。2017 年，智慧城管覆盖率达到 100%，"杭州市智慧城管实践经验"入选《新型智慧城市发展报告 2017》优秀案例，成为信息惠民工作开展的地方样本。杭州市智慧城管建设历程见表1。

表1 杭州市智慧城管建设历程

年份	建设进度及重大事件
2011	设立杭州市城管委员会，全面负责城管及行政执法工作；上城区"城管智能管控平台"正式运行；浙江省政府下发文件（《关于开展智慧城市建设试点工作的通知》）
2012	杭州智慧城管被列为浙江省首批 13 个智慧城市建设试点项目之一

① 贺小花：《杭州敢为人先 智慧浙江建设走在全国前列》，《中国公共安全》2015 年第 5 期。
② 《杭州市城管委"十三五"绩效管理规划》，杭州市城市管理局网站，2018 年 1 月 8 日，http://cgw.hangzhou.gov.cn/art/2018/1/8/art_1229311233_2926048.html。

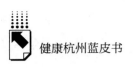

续表

年份	建设进度及重大事件
2013	杭州市被列为首批 103 个国家智慧城市试点之一
2015	在《杭州市推进智慧城管建设运行工作实施方案》部署引领下,基本建成"一中心四平台"的总体架构
2017	智慧城管覆盖率达到 100% ,被列为国家发改委"信息惠民"试点项目,"杭州市智慧城管实践经验"入选《新型智慧城市发展报告 2017》优秀案例
2018	采用"统一流程、标准和评价"的运作方式,融合了城管的全部业务,即"内部跨行业、外部跨部门";完成主城区的智慧城管全覆盖,城乡一体化区域的全覆盖基本完成
2019	数字城管平台延伸至 15 个县(市、区),面积达到 710 平方公里;整合了行业(公安、交警、交通等)视频监控 5.5 万余路;建立并开放了统一的流媒体视频资源中心共享权限;把 2497 家市、区、街、社四级责任单位纳入监管体系;启动"城市大脑停车系统"项目
2020	启动"五长联动"提升道路品质行动;推出"健康码 + 骑行"智慧防疫的安全骑行服务;升级餐饮油烟在线监测功能;试点居民小区"水平衡动态管理系统"项目;开展杭州城市精细化管理及生活垃圾分类平台项目建设

杭州市智慧城管按"一级监督,两级指挥,属地管理,按责处置"的运行模式,依托全市统一的电子政务外网,构建了城市管理指挥中心、日常运行管理平台、公共服务与互动平台、应急指挥平台和政策研究分析平台的"一中心四平台"框架。2016 ~ 2019 年,还建成了统一的公共服务平台,整合微信、微博等新媒体渠道;完成了主要业务系统的云迁移;建成了数据资源中心,实现城管数据集中。智慧城管的总体框架、运行体系和相关标准(文件)详见图 1、图 2 和表 2。

(二)智慧城管杭州模式的实践

1. 以人为本理念的贯彻

为体现"以人为本"的理念,在"城管上水平,百姓得实惠"方针的引领下,杭州市智慧城管着力推进服务、创新、效能建设,以期紧跟城市发展、联通社情民意。主要做法有:对建筑工地、占道经营、户外广告、果皮箱、公厕、亮灯工程、渣土乱倒、文明施工、创卫迎检、节会庆典等进行普查,

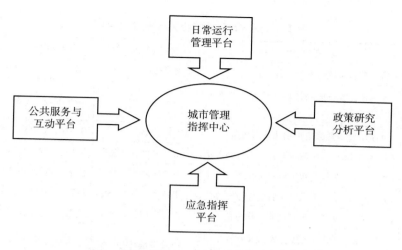

图1 智慧城管"一中心四平台"总体框架

资料来源：杭州市数字城管信息处置中心：《落实"三个围绕" 强化"三个管理" 杭州多措并举推进数字（智慧）城管建设》，《信息化建设》2017年第2期。

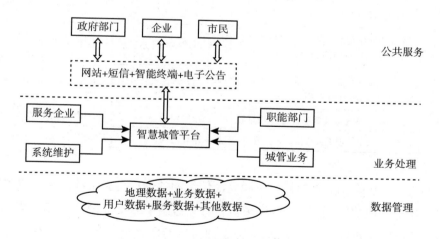

图2 杭州智慧城管运行体系

资料来源：韩梦琳：《大数据时代智慧城管运行机制研究——以杭州市的实践为例》，硕士学位论文，中共浙江省委党校，2018。

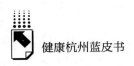

表2　杭州市智慧城管相关标准（文件）

序号	标准（文件）名称	制定（发布）单位	标准编号（文件号）
1	《数字城管系统运维服务管理》	市质监局	DB3301/T 71—2011
2	《城市市政综合监管信息系统管理部件和事件信息采集》	住建部	CJ/T 422—2013
3	《数字城管信息采集市场化管理规范》	市质监局	DB3301/T 0159—2015
4	《杭州市2016年度数字城管工作考核办法》	市数字城管办公室	杭数字城管〔2016〕2号
5	《杭州市2017年度数字城管工作考核办法》	市数字城管办公室	杭数字城管〔2017〕8号
6	《杭州市2018年度数字城管工作考核办法》	市数字城管办公室	杭数字城管〔2018〕5号
7	《杭州市2019年度数字城管工作考核办法》	市数字城管办公室	杭数字城管〔2019〕6号
8	《"美丽杭州"城市长效管理标准暨杭州市数字化城市管理部件和事件立案结案规范》	市数字城管办公室	杭数字城管〔2016〕4号
9	《智慧城管受理人员服务规范》	市质监局	DB3301/T 0203—2017
10	《杭州市数字化城市管理部件和事件立案结案规范》（2017年修订版）	市数字城管办公室	杭数字城管〔2017〕10号
11	《杭州市数字化城市管理部件和事件立案结案规范》（2018年修订版）	市数字城管办公室	杭数字城管〔2018〕10号
12	《杭州市数字化城市管理部件和事件立案结案规范》（2019年修订版）	市数字城管办公室	杭数字城管〔2019〕7号
13	《杭州市数字化城市管理部件和事件立案结案规范》（2020年修订版）	市数字城管办公室	杭数字城管〔2020〕7号
14	《数字城管系统运维服务管理》（修订版）	市质监局	DB3301/T 71—2016
15	《数字化城市管理无人机信息采集管理规范》	市质监局	DB3301/T 0233—2018

提供及时、准确、翔实的行业专项整治信息和数据；将渣土乱倒纳入智慧城管，并与"保洁""保序"捆绑考核，有效遏制了渣土乱倒；"12319热线"与智慧城管并轨运行，24小时全天受理市民关于城建、城管及停车诱导方面的咨询和投诉；开展经常性的进社区、进广场咨询服务活动；发挥城管的触角——社区城管工作室的作用，建立"小事不出社区"的解决机制；为实现市民家中"零进水、零灾害"，做好"一线侦察员"快速响应工作，及时上报街面动态信息，为重点活动（如重大节会、创卫迎检、古井保护）

和应急管理（防汛抗台、抗雪防冻等）提供有力保障①。

2. 智慧城管"杭州样本"的打造

（1）创新模式，推进一体化管理

一是从 2017 年起，实行了网格化管理。在基本手段上，依托现代科学技术，运用万米单元网格管理法，将全市智慧城管覆盖区域划分为 50642 个单元网格，并对每个单元网格内的管理部件进行了精准定位和确权，基本摸清了城管家底；在具体应用上，提出了"以社区边界为基础"的巡查网格法，将所有万米单元网格整合为 385 个巡查网格（主城区 185 个），每个网格落实 1~2 名信息采集员，坚持 365 天（7：00~21：00）信息采集，确保及时、全面发现城管问题，推动了城管从传统的突击式、运动式向长效化、常态化转变；在采集方式上，按照以主次道路徒步为主、背街小巷非机动车为主、高架桥梁机动车为主、运河及跨河桥下轮船为主等方式进行巡查，现今已落实了主要道路 2 小时一遍、次要道路 6 小时一遍、背街小巷及其他道路 1 天一遍的巡查频次，实现了立体化监管。

二是实行全覆盖管理。杭州市本着"整合、共享"原则，建成了纵向到底、横向到边、覆盖城乡的全市智慧城管统一大平台。在覆盖范围上，根据《关于进一步加强城市规划建设管理工作加快建设现代城市的实施意见》（浙委发〔2016〕26 号）"到 2020 年智慧城管（数字城管）延伸覆盖到所有建制镇"要求，以及省住建厅任务目标，分步实施，专题推进，已于 2019 年底完成了 15 个县（市、区）建制镇以上 710 平方公里行政区域智慧城管全覆盖；在资源共享上，整合了 5.5 万余路行业（公安、交警、交通等）视频监控，建立并开放了统一的流媒体视频资源中心共享权限；在监管对象上，将市、区、街、社四级责任单位纳入监管体系，数量由 2017 年的 1689 家增加至 2019 年的 2497 家，实现了城管问题的分层交办、按责处置。

---

① 房立洲、李楠：《民本语境下的杭州数字城管创新实践》，《上海城市管理》2010 年第 6 期。

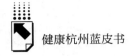
（2）创新手段，推进全方位管理

在监管内容上，依托行业管理，编制了《杭州市数字化城市管理部件和事件立案结案规范》（2020 年修订版），管理内容从 2017 年的 220 类增加到 2020 年的 282 类（其中部件 149 类，事件 133 类；符合国标的 204 类，保留杭标的 78 类），覆盖了公共空间的部件和事件运行标准，并明确了法律依据、责任单位和处置时限；在标准更新上，对标国家标准，围绕城管中心工作，建立了智慧城管立结案规范的有机更新机制，持续提升城管精细化要求；在监管手段上，于 2017 年引入了智能视频、物联网等技术手段，实现了对城管动态事件和基础设施运行状态的实时感知；在全民参与上，开发了"贴心城管"手机客户端，将城管服务资源向全体市民开放，市民可以参与和监督本市城管工作，提升了城管的知晓度和满意度。

（3）创新机制，推进精细化管理

为持续发挥智慧城管运行绩效，杭州市建立了五大工作机制，具体做法如下。

第一，信息采集市场化机制。在全国首创城管信息采集的市场化方式，采取"政府花钱买信息，养事但不养人"的做法，以"市民的眼光，专业的标准"来发现问题。通过向社会购买服务，培育和引进社会信誉良好的第三方机构来完成信息采集。截至 2019 年底，共有信息采集员 1050 名，其中主城区 453 名，万米单元网格人员配备率100%，日均发现问题8000 件左右，总量已达 1880635 件。

第二，协同工作机制。组建了杭州市城管协同工作平台，要求主城区和重点市级网络单位（如市交警局、市城投集团、四大运营商等）委派 1 名业务骨干进驻办公（截至 2020 年，共有 18 位同志），主要负责协调城区与城区、城区与市级部门、市级部门与市级部门之间边界不清、责任不明的问题，2019 年协调解决问题 2426 件，汇集监管系统的 9 个行业、31 亿条数据。

第三，专项普查机制。为推进行业工作和领导决策提供数据支撑，围绕着城管工作重心，充分发挥信息采集市场化优势，开展了第三方专项普查。

2019 年全市共开展专项普查 19 次，数据 54873 条，提供普查结果 18 期，并根据各行业的定制需求，出具数据 16 期。

第四，"平战"转换机制。在"平"时，以落实街面长效管理为重点，确保问题及时发现和解决；在"战"时，以"保安全、保畅通、保民生"为重点，及时发现各类应急事件，如低洼积水、树木和广告牌倒伏、路面积雪结冰等问题，并落实应急处置要求。2020 年 7 月初，主城区启动防汛 3 级和 4 级应急响应，数字城管采集员们通过流媒体视频对重点道路积水情况进行实时监控，第一时间将积水情况报送相关行业部门，利用视频车增强保障力量，根据汛情及时进行调配。

第五，目标考核机制。将数字城管的考核结果重点纳入城市管理目标考核，同时，每月在《杭州日报》上公示考核结果。2019 年，全市数字城管问题解决率达到 99.96%，问题及时解决率为 98.51%，平均发现问题时长为 5 分钟，服务计划完成率达 100%，有效上报率为 90.62%，返工率仅为 1.55%，实现行政审批事项 100% 网上办理，一线执法人员 100% 配备执法记录仪，投诉率为 -23.45%，服务人次增长率为 87.56%，且连续三年均未出现过数字城管系统故障。

3. 基于无人机的三维一体管控

2016 年 G20 峰会期间，杭州市数字城管拱墅采集部尝试运用无人机从空中采集人工、车辆采集视野有盲点的高架立交、京杭大运河、卫生死角和排污口等难以进入的点位。无人机的时效性强、机动性好、方便灵活、巡查范围广等优点，使采集部如装上了"天眼"，结合人工采集的路面信息，实现了"水、陆、空"三维一体覆盖式的全面信息采集①。

4. 生活垃圾分类的智能应用

一个城市干不干净，就看它怎么处理垃圾。杭州市作为全国第一批垃圾分类示范城市，积极推进疫情防控、深化生活垃圾"三化四分"工作，2020 年，生活垃圾分类覆盖率已达到 100%。2019 年度清洁度为：A 类城

---

① 竺小桢：《无人机上岗　管控实现三维一体》，《信息化建设》2017 年第 2 期。

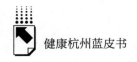

区 97.07 分，B 类城区 95.98 分，C 类县（市）累计 86.13 分。

2017 年 7 月，江干区闸弄口街道三里亭社区试点启动数控垃圾管理体系，在克拉公寓内安装了创新语音数控垃圾桶及视频管控设备。这种垃圾桶的特点在于安装了感应器，有一根不锈钢管子横在黄色、绿色垃圾桶桶盖上，每当有居民走近，管子就会自动翘起，把两个垃圾桶桶盖都打开，同步有语音传出"厨余垃圾投绿桶，其他垃圾进入黄桶，谢谢您参与垃圾分类"，垃圾投放结束后桶盖自动关闭①。

2018 年 4 月，杭州印发了《杭州市深化推进生活垃圾分类工作实施方案》，沿街商铺的垃圾桶都要"撤桶入户"，主要道路（一类和二类道路）上将不再出现垃圾桶，公共区域 100% 实行垃圾定时定点投放，商铺垃圾收运主要采取垃圾清洁直运"音乐线"、定时上门收运和固定点位集中投运三种方式。除了保留十字路口、公交车站等重要节点以外，街头的果壳箱也将逐步减少。每千户居民配备一个再生资源回收点，居民可以就近把家中的纸板、饮料瓶等可回收物拿到那里去进行有价兑换。

2018 年 12 月下沙中外公寓小区、2019 年 5 月下城区凯旋街道庆和社区等居住区开始尝试使用智能垃圾桶。该垃圾桶分为两个柜子，绿色的是厨余垃圾桶，灰色的是其他垃圾桶。居民可以刷卡或刷手机里绑定的二维码或按下机子上的黄色（或绿色按钮）开启垃圾桶，准确投递一次可以获得 5 个积分，再扫码凭积分兑换礼物；垃圾桶内装有摄像头，当垃圾桶被填到七成满时，满桶警示灯就会闪烁，同时通过数据系统提醒管理员更换。

2019 年，全市垃圾分类小区共有 4350 个。其中，市级示范小区新创 489 个，累计创建 693 个；省级垃圾分类示范小区新创 41 个，累计创建 101 个。市民对地铁站环境的满意度从 2015 年的 87.70% 提高到 2019 年的 93.67%。

5. PPP 合作模式的开拓

为助推"最多跑一次"改革，让数据多跑路，让群众少跑腿，杭州市

---

① 《新奇！杭州一小区的垃圾桶会说话还会自动翻盖！》，凤凰网，2017 年 7 月 7 日，https：//hz. ihouse. ifeng. com/news/2017_ 07_ 07 -51133186_ 0. shtml。

城管委应用智慧城管 PPP（政府 + 社会 + 合作，Public + Private + Partnership）模式，不断丰富网上办事事项，拓展公共服务平台在政务办事、市民互动、便民服务方面的新功能，通过多渠道便民服务，切实达到信息惠民目标。2018 年 7 月"杭州城管"生活号在支付宝上线，涵盖了"最多跑一次""微公告""微爆料"三大模块①。2020 年，还开发了"贴心城管"App、"杭州办事服务"App 以及微信公众号等渠道，开放了"违停罚缴""停车补缴费""我来爆料""找找公厕""天天骑车""犬类服务"等 20 多个在线服务功能，还联通了浙江政务服务网，审批信息提交后可一键在网上查询办理进度。

智慧化的公众服务平台让城管服务更贴心，打造了"政府引导、全民共管、组织自治"的社会治理新模式，成为城管方面"政民互动"的交流平台。其中，被群众使用最多的在线服务是"找车位""找公厕""人行道违停查缴"等②。2017 年，公众与城管服务平台互动达到 10169 次，2018 年为 28246 次，2019 年为 21623 次。

2020 年 9 月，"贴心城管"App 系统注册市民已达 1115727 人，累计响应市民服务请求 8212 万次，受理市民上报信息 170519 件；共发布城管机构 402 个、公厕 2478 个、便民服务点 416 个；违停累计网上缴款 361707 件，自助罚缴 44406 件。据学者郝力统计，2019 年，犬类通过网上申请年审注册 2938 件，最终审核通过 1657 件，缴费成功 1657 件③。

此外，智慧城管"信息惠民"还逐步向主城区外的区、县升级，"贴心城管"App 中的多项功能已实现主城区和余杭、建德、桐庐、富阳等区、县的全覆盖。据统计，2019 年 2093629 项城管问题中，来源于巡查上报（含视频上报）的为 1964565 项（事件 1590349 项，部件 374216 项）（占

---

① 《新奇！杭州一小区的垃圾桶会说话还会自动翻盖！》，凤凰网，2017 年 7 月 7 日，https://hz.ihouse.ifeng.com/news/2017_07-07-51133186_0.shtml。
② 《感恩一路有你，2019 杭州数字城管再接再厉！》，搜狐网，2019 年 2 月 11 日，https://www.sohu.com/a/294145121_120066822。
③ 郝力：《数字城管迈向智慧城管（三）》，《自动化博览》2020 年第 4 期。

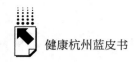

93.84%），微博举报的为 34 项（占 0.0016%），信访投诉交办的为 107407 项（占 5.13%），"贴心城管" App 上报的为 21623 项（占 1.03%）。杭州智慧城管部分二维码见图 3。

微博　　　　　　　贴心城管　　　　　　　微信　　　　　　垃圾分类查一查

图 3　杭州智慧城管部分二维码

资料来源：杭州市城市管理局门户网站，http://cgw.hangzhou.gov.cn。

2020 年 2~3 月，杭州市城管局公用中心指导公共自行车公司，开设了一线防疫人员专属通道，可以预约免费租用小红车；推出叮嗒"防疫在线"功能，可实时了解小红车消毒情况；实行"健康码 + 骑行"的安全骑行机制，让复工和日常出行的市民安全出行①。

6. "云上城管"展示平台的建设

2019 年 1 月，杭州第一个"云上城管"在下城区上线，随处可见通过监控探头自动识别各种违规现象的人工智能 AI、在 35 米高空监控 3 平方公里区域的"云"探头、为几万个雨水井盖上"户口"的"云"字典……从此，大街小巷的摄像头变成了具有"视神经"的"活眼睛"，可以主动将看到的事物按照"人""车""物"进行区分，并自动生成案卷，建立城管大数据库，实现一线工作人员在环卫、直运、查违、河道、停车、绿化、市政等 12 项城管工作上的创新和升级。

2019 年 11 月 10 日，由美丽河道系统、道路健康平整度检测系统、AI 智能分析系统三大功能模块组成的"云上城管"二期项目建设全部调试完成。11 月 26 日，道路健康平整度检测系统完成上链，这是全国第一个城管

---

① 杭州城管局：《供得上，百姓生活有保障：公用中心全力战"疫"保障行业运行安全有序》，《杭州城市管理》2020 年第 162 期。

领域的区块链应用，针对路面坑槽检测、夏季高温沥青混合料路面拥包监测、裂缝检测、路面沉陷监测、接缝处路面结构差异错台等几大类城市道路"病害"，构建了 1 台精细化管理、全民参与的城市道路健康监测生态系统。2020 年 5 月，上线 100 台出租车，通过手机传感器、物理振动波算法，建立大数据库，实现路面超高频精度健康状态实时监测，并同步到交通、城管、市政、路政，实现各部门数据实时共享。市民还可以通过 App 或公众号上传拍到的路面信息，区块链的"智能合约"将此换算成每个用户的贡献值，用户可用贡献值兑换相应礼品。区块链技术的应用，能保证道路分析结果的数据真实性，并有效解决数据孤岛和共享交换协同问题，同时激励机制能让更多民众参与到城市管理建设中来。

"云上城管"二期项目建设对 AI 系统进行了再次升级，扩大了问题自动发现区域范围，接入 AI 监控增至 225 路，增强了违规宣传物、沿街晾挂、人员聚集等场景识别能力，并完善事件处置流程，实现违规行为自行整改复核，提升问题从发现到整改完毕全过程的自动化程度，该 AI 智能分析系统自运行以来，已智能发现问题点超过 17 万处。

"云上城管"二期项目建设还新增了美丽河道模块，把高空视频监控和水位、水质传感器相结合，在排水口接入水质监测导电率仪器，可实时掌握全河段水位、水质情况，自动区分雨水和污水，大幅提升对全区河道的动态监管能力，实现快速定位问题、迅速现场核实的高效执法。同时，改建观景台，接入水下机器人、景观台人流量监控等装置，达到既美观又可直观检测水下能见度和水上人流量的效果。

在武林广场和新天地商业综合体，一款融合"5G + AI + 无人驾驶"的户外大型清扫智能化机器人已上岗工作。这款机器人充电 1 小时，可以工作 8 小时，每小时可以清扫 7000 平方米，相当于 6 名环卫工人的工作量；可实现自动倾倒垃圾、自动回充、自动喷水降尘、自动生成清扫报告等功能，实现智能清扫自动回充；可应用于非机动车道、人行道、景区公园道路、住宅小区道路及户外大型广场等场所，能够实现下城区城管局"云上城管"AI 智能系统控制中心的管理与监控等功能，为城市清扫带来人工智

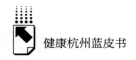

能背景下的"新环卫"。此外，这款机器人还能实现智慧巡逻的功能，多个视频监控摄像头执行现场监控功能，"云上城管"AI智能系统发现路面垃圾或违章停车，控制中心就可下发指派命令给未来卫士扫地机器人，来实现智慧监控、远程控制、远程联动智能清扫和智慧巡逻等功能。

2020年6月，拱墅区通过安装油烟在线监测系统，24小时全天候自动监测餐饮企业油烟排放情况，一旦超标排放，系统会将数据传送到油烟在线监测平台，执法人员可通过手机App系统随时掌握信息；同时，城管部门还可以申请第三方检测机构对油烟排放进行检测，如需执法办案，检测结果可作为处罚依据。这种智慧化升级，提高了监管效率，优化了执法力量配置，也提升了机动性、案件办理质量和群众的满意度[1]。

"云上城管"的使用效果表现在：从2018年12月至2019年9月，下城区共采集交办案卷140214件，其中交办市级部门28830件，区内处理110952件，问题解决率100%；受理市民群众来电、来信、来访8651件，比同期（9287件）下降了6.85%[2]。

7. 城市大脑停车系统的建设

为满足杭州打造全国数字经济第一城、"智慧城市"杭州样板，全面推进数字产业化、产业数字化和城市数字化"三化融合"城市发展战略需要，通过资源整合、手段创新、功能拓展等措施，2019年7月10日，以"便民、利民、惠民"为宗旨的杭州市城市大脑停车系统正式上线。该系统围绕管理、服务、缴费、决策、运营"五位一体"的核心功能，形成了一套全市统一的停车场管理系统，也是一套静态交通生态文明体系，为缓解城市停车难问题提供了新路子，对提升城市治理水平、规范停车场经营管理起着重要作用。

截止到2020年6月30日，主城区停车泊位累计达到50.4万个；全市

---

① 杭州城管局：《深入推进"城市环境大整治，城市面貌大提升"集中攻坚行动》，《杭州城市管理》2020年第165期。

② 《又一个全国第一！杭州"云上城管"区块链应用，又智慧又管用！》，杭州网，2019年11月21日，https://hznews.hangzhou.com.cn/chengshi/content/2019-11/21/content_7308204.htm。

累计泊位达到 69.2 万个①。2020 年城市大脑停车系统已实现杭州所有县（市、区）全覆盖，接入了 2900 多家公共停车场库、110 余万个泊位。该系统可以为广大车主提供"先离场、后付费"的便捷泊车服务，车主只需通过扫描二维码或绑定停车 App 等 34 种渠道开通服务，进出停车场时停车杆便会自动抬起，待出场后再通过微信、支付宝、银联等 126 种方式支付停车费用，就能有效减少在停车场出口排队等候的时间。今后，该系统还计划实现停车诱导、反向寻车、车位预约、共享泊位等特色应用场景②。杭州城市大脑涵盖场库也将陆续进行改造，提高 ETC 智能停车场的覆盖率，为市民打造"一次绑定、全城通停"的泊车服务③。

8. 户外大屏和雨污分流的智慧管控与监测

2019 年 8 月起，杭州市城管局联合华数公司进行研发，实现了户外电子屏联网联播联控，对全市 130 块户外大屏（电子显示屏）中的 63 块，通过"一个机顶盒"进行后台统一管控，实行定制式联网、集中式联播、预审式联控"三联化"管理，确保播放内容的安全传输、播出资源的全程留痕，以有效减少或避免非法插播、网络攻击工作人员误操作等事件和问题，同时，打造了"同一座城市、同一种声音、同一个画面"的城市最美风景线，展示了杭州国际化大都市形象④。

为保护水环境，杭州多年前就开始推行雨污分流。为做好雨污分流的长效管理，2020 年 7 月，杭州市下城区东新街道电信巷小区在全省首创了"水平衡动态管理系统"试点项目。通过"管网监测 + 数字系统平台运维"，"水平衡动态管理系统"随时随地监测地下管网的"健康情况"，根

---

① 《2020 年度杭州市城管局职能目标进展情况公示（二季度）》，杭州市人民政府门户网站，2020 年 7 月 7 日，http：//www.hangzhou.gov.cn/art/2020/7/7/art_ 1229063407_ 2231676.html。

② 《一次绑定全城通停，杭州上线城市大脑停车系统》，杭州市人民政府门户网站，2019 年 7 月 10 日，http：//www.hangzhou.gov.cn/art/2019/7/10/art_ 812269_ 35460540.html。

③ 《无须等待，快速离场！》，浙江新闻网，2019 年 12 月 26 日，https：//zj.zjol.com.cn/news.html？id=1353443。

④ 《感恩一路有你，2019 杭州数字城管再接再厉！》，搜狐网，2019 年 2 月 11 日，https：//www.sohu.com/a/294145121_ 120066822。

据大数据模型推算出小区排污总量和污染当量，并对污水管破损、污水外溢，或是上下游管道堵塞等问题进行全过程监控和动态预警①。据预设，今后数据可以第一时间传送到街道的数字驾驶舱和"云上城管"平台，城管社工打开手机，也能同时看到数据。"水平衡动态管理系统"项目还有13个点位正在建设，后续将在东新街道西文东苑、灯塔豪园等小区，以及新天地商业综合体投入使用，充分通过"雨污分流接上大数据"的智慧监测能力，助力全市"污水零直排区"创建，为居民百姓营造更美丽的城市环境②。

9. 城市大脑城管系统数字驾驶舱的建设

按照智慧城市的转型趋势，杭州市进行了数字城管的智慧化升级，城市大脑城管系统数字驾驶舱于 2019 年 9 月 30 日正式上线，通过对 27 个行业监管系统、32 亿条数据的汇集，实现了用一个界面展示城市供水、燃气、垃圾和污水处置等城市管理基础设施、街面事件、城管队伍、办事和便民服务等"人、事、物、服"的实时数据，能够全面反映杭州的城管实时运行状况。"用一部手机治理一座城市"在杭州率先成为现实，这也标志着杭州"社会治理现代化"领跑全国。

10. "五长联动"提升道路品质行动

人行道板松动、柏油路有缝隙……2020 年上半年，杭州城管组织修缮了 70 多万平方米的道路。为了更及时地修补细小的道路裂缝，7 月启动了"五长联动"提升道路品质行动。区域长：由市政中心的工作人员担任，是道路问题的总指挥、总调度和总负责。片区长：跟区域长配合，一起督查道路的养护质量。专业路长：为各个养护企业的相关负责人、道路的直接负责人，负责执行巡查、收集问题和整改。志愿路长：指热心志愿者，主动给道路"找茬"。智慧路长：是指道路监测系统"云上城管"，通过在出租车司

① 《杭州小区地下管网有了"透视镜"》，杭州市人民政府门户网站，2020 年 7 月 17 日，http：//www. hangzhou. gov. cn/art/2020/7/17/art_ 812269_ 51195985. html。

② 《全省首个！雨污分流接上大数据，杭州小区地下管网有了"透视镜"》，杭州网，2020 年 7 月 17 日，https：//hznews. hangzhou. com. cn/chengshi/content/2020 - 07/17/content_ 7775676. htm。

机的手机里上传"传感器",再将监测到的数据传回"云上城管"系统①。自 2020 年 7 月 16 日起,五位"路长"已经在延安路、体育场路等 176 条商业特色街及主次干道上岗,如果出现几方推诿的情况,则由区域长判定执行人,片区长和专业路长解决问题。预计到 2020 年底,"五长联动"将实现主城区市政道路全覆盖。

三 智慧城管建设成效与展望

(一)杭州市智慧城管建设成效

1. 建设成效

杭州市智慧城管工作在试点、探索和实践中已走过了 10 余年历程,形成了具有本地特色的"杭州模式",已初步形成具有杭州特色的"大城管"格局(见表 3),为切实解决当前城管难题提供了多种创新机制、模式和应用,展现了较高的城市建设水平,成为其他城市学习的样板。

表 3 杭州市城管委"十三五"绩效管理规划(2016~2020)考核关键指标达标情况

关键指标		2019 年实际结果	2019 年目标值	2020 年目标值
数字城管问题及时解决率(%)		98.51	≥96	≥96
城管热线综合处置满意率(%)		99.00	≥96	≥96
城区道路清洁度(分)	①主城区	97.07	≥95	≥90
	②副城区	95.98	≥91	≥90
	③四县市	86.13	≥88	≥85
主城区路面综合评价指数(PQI)	①主次干路优良率(%)	96.00	≥95	≥97
	②支路背街小巷优良率(%)	93.00	≥92	≥95

---

① 《5 个人"盯"住一条路,他们在看什么?》,杭州网,2020 年 7 月 31 日,https://hznews.hangzhou.com.cn/chengshi/content/2020-07/31/content_7784559.htm。

关键指标		2019 年实际结果	2019 年目标值	2020 年目标值
主城区污水集中处理率（%）		99.28	98	98
节水指标（%）	①公共供水非居民用水计划用水率	93.00	—	≥90
	②居民生活用水户表计量率	100.00	—	100
	③供水管网漏损率	9.72	—	≤10
	④节水型居民小区覆盖率	17.56	—	≥10
	⑤节水型单位覆盖率	12.68	—	≥10
	⑥节水型工业企业覆盖率	47.45	—	≥25
全市天然气供应量（万立方米）		175882	127302	156732
天然气用户数（户）		2334909	1269046	2449454
黑臭河和地表水劣 V 类水质全面消除		50 条城市河道水质得到提升	50 条城市河道水质得到提升	全面消除劣 V 类水体
20 年一遇 24 小时不成涝	①清淤（公里）	34.70	30	30
	②清淤（万立方米）	33.50	30	30
	③生态治理项目（个）	6	5	5
城市污水集中处理率（%）		99.28	98	98
主城区排水设施机械化养护率（%）		80.00	80	80
"一中心"和"四平台"均有智慧管理项目建成		建成"一中心四平台"	建设应急指挥平台融合通信系统	决策分析系统初见成效，建立城市运行指数模型

资料来源：绩效杭州网和杭州市城管局。

2. 主要问题及策略

智慧城管既是一项"全民参与，共建共管"的惠民工程，也是一项涉及城市建设和管理各个方面的复杂的系统工程。当前工作中，还存在一些需要面对和解决的问题，以及提升效果的工作。

（1）技术强调高于内涵拓展，应彻底贯彻"以民为本"理念

城市治理最终是为公众的健康服务，信息化技术只是服务的手段和载体。基于数字城管的创新升级，当下，智慧城管的建设与运行还需要注重如何通过信息数据的整合、管理手段的创新，向协作交互与共同行动、社会治理、

实时型的工作模式转变①。通过智慧城管实现现代化的政府治理能力，为市民改善健康支持性环境，以人的健康为中心，巩固"健康杭州"创建成果，实现自然环境优美宜人、社会环境和谐稳定、人民健康幸福的城市建设目标。

（2）城市顽疾尚未根治，应强化"友好型环境"的营造

按照"无街不美景、无处不精细"的总体工作要求，杭州开展了多部门联动的集中攻坚治理行动，实现了城市道路、河道两侧环境干净有序，地铁出入口秩序井然，道路交通更为通畅，环境面貌有效改善，显著增强了市民的幸福感、安全感和获得感。但不可否认的是，雨水天道路坑洼处积水、主城区商业中心和老小区周围停车难、生活垃圾分类流于形式等城市治理顽疾和新问题依旧存在或出现。2019 年杭州市四县市城区道路清洁度为 86.13 分，尚未达到目标值的 ≥88 分。今后，还应继续开展健康环境促进行动，有效推进健康城市建设，包括提升智慧城管建设能级及加强大气、水、土壤环境污染监督与治理，持续长效推进生活垃圾综合分类和道路环境整治与维护、促进道路交通安全，构建安全的城市环境，力争做到城市市容管理的精准化、细致化和全面化。

（3）公众主体作用发挥仍显局限，应营造全社会参与的氛围

近年来，杭州市培育了一种新型社会组织模式——社会复合主体，如"杭州城市品牌网群"，由不同专业群体、社会层次身份的人员组成，开展城市治理研究活动，拓展了公众参与的形式。PPP 合作模式的推广应用，也拓展了公众参与的方式、途径，提升了参与度和满意度。但在现实中，公众主体作用的发挥还存在诸如参与热情不高、参与层次较低、参与途径单一、参与法治滞后等问题②。根据心理学家 Bandura 和 Michel 的"三元交互决定论"可知，环境因素会对人的行为产生影响，人的行为也会对环境起到一

---

① 韩梦琳：《大数据时代智慧城管运行机制研究——以杭州市的实践为例》，硕士学位论文，中共浙江省委党校，2018。

② 张嘉欣、陈红喜、丁子仪：《城市社区治理中公众参与的困境及对策研究》，《经济师》2020 年第 1 期。

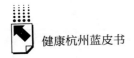

定的作用，这两种作用常常是联动的①。社会大众主动采取保护措施，积极改善城市环境，可以促进人群健康。在新媒体时代，应思考如何利用微信、微博、网站等手段，结合传统媒体、现场活动、户外广告等线下推广方式，进一步鼓励公众积极参与和回应，提升城市公众素质，减少违法违规行为，营造全社会参与的氛围，实现"共建共治共享"的目标。

（二）杭州市智慧城管建设展望

目前，杭州市城管建设正向"服务获取便捷、信息精准、模式创新、品质提升"的"创新驱动型"2.0智慧化发展阶段迈进，未来还将在如下方面继续发展。

1. "5G＋云＋AI"技术在智慧城管建设中的应用

作为移动通信领域的重大变革点，5G是当前"新基建"的领衔领域。"5G＋云＋AI"应用包括数字化产业、智慧化生活、数字化治理三方面，随着我国积极开展新型基础设施建设，其已成为一种富有生命力的应用模式。2020年8月，杭州市下城区城管局与浙江移动携手打造的城市管理"红旗班"正式启动，这是杭州第一个基于5G及区块链技术的环卫动态管理样板平台，实现了违规物、沿街晾挂、人员聚集等问题的"AI自治"。"新基建技术＋垂直行业应用"提供了大数据的信息支持，可以预见，今后，其还将使城管建设更加精准化、智能化和合理化。

2. 科学评价，取长补短，引领智慧城管前行方向

为深度融入智慧城市建设，杭州市的智慧城管还将汲取北京、深圳、上海、天津、哈尔滨、秦皇岛等城市在量化考核、公共服务、决策分析等方面建设、运行和管理的经验，持续提高治理机制创新水平，有效建立动态网络协同治理体系，加强人员队伍的专业化建设，积极调动社会各组织、团体和单位共同参与，巩固和完善"政府引导、全民共管、市民自治、智慧管理"的发展新模式。

---

① 傅华主编《健康教育学》，人民卫生出版社，2017，第110～112页。

3. "健康融入所有政策"的城市治理效果彰显

城市治理是实现城市健康和可持续发展的重要基础，必须围绕着居民"衣食住行""生老病死"对城市环境进行全面呵护，致力于使人们拥有清新的空气、洁净的用水、整洁的卫生环境、充足的绿地等有利于身心健康的工作、学习和生活环境。将健康融入万策，各方共同行动，大力开展环境整治，进行环境卫生美化清洁，落实健康环境促进行动，全方位打造健康之城，让城市生活更美好。

根据习近平总书记提出的"城市管理应该像绣花一样精细"的最高指示精神，今后杭州市智慧城管建设还将认真贯彻"数字赋能"，努力把牢城管脉搏，彰显智慧城管的杭州特色，打造"最清洁城市"，推动"智慧杭州"的前瞻性构建，促进"健康杭州"的可持续性发展，为杭州展示"重要窗口"的"头雁风采"贡献力量。

B.4
"出生一件事·最多跑一次"的杭州实践

袁贞明　张艺超　吴卫红　周 侃*

摘　要：　"出生一件事·最多跑一次"是一种在新生儿出生后一站式联办、一体化服务的模式。其特点是用信息化手段实现部门协同、事项融合、数据共享、流程再造，解决新生儿办证存在的多环节、多处跑、多次跑等问题，在办理流程上实现"一表申请、一网受理、一体反馈"的效果。"出生一件事·最多跑一次"改革通过构建跨部门协同合作的联办模式，优化服务流程，拓展业务范围，满足群众个性化和多样性需求，大大提升了群众的获得感和幸福感。

关键词：　信息化　新生儿　跨部门协同

一　"出生一件事·最多跑一次"智慧应用概述

（一）"出生一件事·最多跑一次"应用背景

1. "出生一件事·最多跑一次"的定义

"出生一件事·最多跑一次"是对"新生儿出生一站式联办、一体化服

---

* 袁贞明，杭州师范大学教授、博士生导师，主要研究方向为人工智能、医学信息学、智能健康管理；张艺超，杭州师范大学公共卫生学院博士研究生；吴卫红，杭州市卫生健康委员会基层卫生与妇幼保健处副处长；周侃，杭州市卫生健康委员会爱国卫生和健康促进处处长。

务"言简意赅的表达。家属在新生儿出生后，无须再奔赴医院、公安、社区、市民卡中心等多个机构依次办理出生医学证明、新生儿户口登记、新生儿医保卡、预防接种证、市民卡等证件。浙江省自 2016 年首次提出"最多跑一次"改革要求以来，在医疗卫生服务领域陆续出台了一系列政策。2019 年杭州市卫生健康委员会牵头策划的"出生一件事"服务应用，被纳入全省公共卫生服务领域"最多跑一次"改革重点突破项目。

"出生一件事·最多跑一次"是为在杭州市各级设有产科的医院（以下简称"助产机构"）内出生且符合市内落户、参保等政策要求的新生儿［即出生 3 个月内且符合杭州市内随父或随母落家庭户条件（姓氏随父随母）婚生新生儿］，提供出生医学证明、户口登记、预防接种证、医保卡、市民卡等多证联办渠道。新生儿父母只需通过相关授权的《母子健康手册》电子版在线提交相关证明材料（如新生儿父母身份证、户口本等），即可在新生儿出院前，在该助产机构的出生证申领窗口领取出生医学证明。其余证件则通过线上数据流转自动办理，由相应部门提供落户、医保参保、预防接种证登记、市民卡办理等联办服务。新生儿父母可在《母子健康手册》移动版实时查看各项业务的办理进度，直至业务办结。办理后的相关证件直接经物流邮递至用户指定地址，实现"出生一件事·最多跑一次"。

2. "出生一件事·最多跑一次"的政策背景

（1）"互联网＋"时代下的智慧医疗应用

2016 年中共中央、国务院印发的《"健康中国2030"规划纲要》指出，应利用互联网技术健全卫生信息平台，在"互联网＋"背景下，创新智慧医疗健康管理服务模式，推进医疗资源整合，构建便民、惠民、精准的健康管理服务模式。《国家中长期科学和技术发展规划纲要》指出，信息化技术是我国健康管理工作的重中之重，应依托移动健康管理设备和 App 的信息互联互通，整合各部门信息资源，实现区域性多证联办，真正做到便民、利民、服务于民。《关于促进和规范健康医疗大数据应用发展的指导意见》指出，健康医疗大数据是实现智慧医疗应用的关键战略资源。依托健康医疗大数据的智慧应用将对我国健康医疗事业产生积极影响，有利于提升社会满足

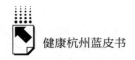

感，增强群众对卫生事业改革的信心，强化民族凝聚力，使之成为新时代下广泛辐射、高度共融的社会发展新引擎。

（2）浙江省推进"最多跑一次"改革工作

2016 年，时任浙江省代省长的车俊在省委经济工作会议上提出"最多跑一次"改革。此次改革在 2017 年以省政府第 1 号工程成形。2017 年 2 月，浙江省人民政府办公厅发布《加快推进"最多跑一次"改革实施方案》，提出建设以人民为中心的服务型政府，打造真正便民、惠民的"最多跑一次"服务应用。"最多跑一次"是"一窗受理、集成服务、一次办结"言简意赅的表达，志在打造为企业和群众提供长期、有效、全流程服务的机制，整合社会资源，改善人民生活，满足人民个性化、多样化需求，提升人民获得感和幸福感。

为了将"最多跑一次"改革向公共卫生服务领域拓展，2018 年 4 月，浙江省人民政府办公厅发布《浙江省医疗卫生服务领域深化"最多跑一次"改革行动方案》，指出着力优化服务流程，改进服务方式，提升服务绩效。2019 年 3 月，浙江省卫生健康委员会印发了《2019 年医疗卫生服务领域"最多跑一次"改革十大项目工作细则》，提出了"出生一件事"改革服务要求，以持续改善医疗服务。

（3）杭州市推行"出生一件事·最多跑一次"智慧应用服务

2019 年 5 月，浙江省卫健委、公安厅、医疗保障局、大数据发展管理局等联合印发了《浙江省推进出生"一件事""最多跑一次"改革实施方案》，要求深入贯彻落实"放管服"和"最多跑一次"改革精神。2019 年 6 月 21 日，杭州市正式下发了七部门联合文件《关于印发〈杭州市推进出生"一件事""最多跑一次"改革实施方案〉的通知》（杭卫发〔2019〕72 号），建立上级助产机构与辖区各区县市基层助产机构的合作机制。围绕公民个人全生命周期，以"出生一件事"为切入点，通过流程再造和数据共享，推广"一窗受理""一站服务"的联办模式，通过构建便民、多领域、高效实用的跨部门协同合作的联办模式，优化服务流程，拓展业务范围，满足群众个性化和多样性需求，提升其获得感和幸福感。

3. "出生一件事·最多跑一次"服务模式发展历程

（1）"出生一件事"人工办理模式

浙江省自 2019 年初出台"出生一件事"服务要求后，一些助产机构即开始尝试"出生一件事"的人工办理模式。新生儿家长在助产机构将各种申报原始材料交给工作人员，由工作人员赴医院、派出所、社区等机构，或通过邮寄方式，陆续代为办理婴儿出生医学证明签发、预防接种证发放及信息关联、户口登记（户口申报）、产妇生育保险待遇申领、新生儿落户、医保卡、市民卡等 10 余项事项，再将办理完结的材料由专人送至产妇床边。因而，该模式需要助产机构投入大量的人力、物力，难以复制和持续。

（2）"人生一件事"富阳模式

2019 年 5 月，杭州市富阳区依托包含改革办、公安、卫健、教育等多部门在内的互联互通的信息化平台开展"人生一件事"服务试点，业务覆盖从出生到死亡各个环节的事项办理。其中，"出生一件事"线上办理在杭州市富阳区 3 家助产机构（杭州市富阳区妇幼保健院、富阳区第一人民医院、富阳区第二人民医院）进行试点，为富阳区新生儿父母提供"出生一件事"业务线上办理服务。

"人生一件事"富阳模式要求新生儿父母携带相关材料（父母身份证、户口本、结婚证等），在助产机构出生证申领窗口提交"富阳区'出生一件事'登记表"，现场办理出生医学证明、户口登记、预防接种证、生育津贴申领、《婴幼儿保健手册》、医保卡、市民卡等十余项业务，其中出生医学证明和预防接种证业务现场即可办结。业务办理窗口工作人员用高拍仪将登记表和出生医学证明上传至富阳"出生一件事"政务平台，经由多部门协同办理，后续将户口本、市民卡、医保卡、保健手册以物流的方式邮寄至指定地址。在该服务模式下，群众只需在助产机构业务办理窗口提交一份登记表即可，按富阳区年出生 8000 余名新生儿统计，群众跑腿年均减少约 4 万次，精减材料 9.6 万余份，缩短办理周期约 6 个工作日。

"人生一件事"富阳模式虽然极大地简化了群众办理业务的流程，但其一站式服务尚需多部门协同配合，且此流程需由业务办理窗口工作人员全权

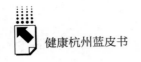

负责，增加了业务办理窗口人力成本。据统计，现有每个业务办理窗口需多配置 1 名办事人员才可有效应对实际业务需求。

（3）"出生一件事"杭州模式

2019 年 6 月，在杭州市最多跑一次改革办公室的支持下，杭州市卫生健康委员会牵头，协调杭州市妇幼保健院（以下简称"市妇保院"）、杭州市公安局、杭州市医保局、杭州市数据资源管理局等部门，共同建立了市级层面多部门合作的沟通机制；改造杭州市《母子健康手册》电子版，由新生儿家长在线自助完成申报材料的递交和申请；开发各部门业务信息融合互通的联办信息系统，与市公安局、市医保局沟通医保相关业务流程，实现人口信息系统对接，修改完善信息系统和业务流程，确保"一窗受理平台"（以下简称"一窗平台"）及时落地杭州。

杭州市医疗资源丰富，助产机构多，孕妇分娩多数会跨区域。因此，杭州市卫生健康委员会结合实际建立了具有杭州特色的"出生一件事"多证联办模式。在富阳区的试点地区和试点单位探索的基础上，充分利用杭州现有信息化基础（《母子健康手册》电子版所有的产时信息已实现共享），整合部门资源（由市公安、市医保、市市民卡中心等各单位统筹），打破区域限制（在助产机构同时可以办理各区、县的业务）。由服务对象线上发起，全市助产机构均可为其提供"出生一件事"多证联办服务，通过线上一站式办理、数据互通共享，减少成本且提高工作效率，同时解决了异地分娩落户问题，实现了便民、利民且具有杭州特色的"出生一件事·最多跑一次"服务模式。

（二）服务内容与流程

1. 服务内容

以区域妇幼大数据中心为信息支撑，实现产时分娩数据、公安人口数据、医保数据的互联互通。通过《母子健康手册》电子版，可实现在线进行办证申请、数据采集上传、办理进度查询与进度通知。通过"一件事联办平台"，助产机构在线核对审批新生儿父母证件及产时信息，生成出生医学证明电子版；市公安局/派出所在线审批户口申报登记信息，核对出生医学证明信息、新生儿父母身份信息及户口信息，办理新生儿入户，与区域妇幼大数据中心、妇幼信息平台、医保信息中心共享新生儿身份信息；市医保局在线审核医保参保登记信息，登记新生儿医保信息。最终实现出生医学证明、户口本、身份证（可选）、儿童医保卡、市民卡的在线联办，实现"出生一件事·最多跑一次"或送证上门。

助产机构的出生证申领窗口一窗受理、多部门协同联办方式，为符合出生联办条件的新生儿父母提供了"出生一件事"联办申请服务，在现场发放出生医学证明，并提供落户、参保等后续联办服务。对于非在杭各级助产机构内出生，或具备其他特殊情况的新生儿，家长在凭助产机构开具的出生医学证明到公安窗口办理落户时，工作人员会将相关信息推送到全市统建的"一窗平台"，实施部门联办。

2. 服务流程

采用"移动申请 + 一窗受理 + 多证联办"的模式。一是移动申请，用户基于《母子健康手册》电子版，在线提交"出生一件事"申请单，提交相关证明文件，并随时查询受理进程。二是一窗受理，用户在助产医院出生证办理窗口，核对身份信息，获取出生医学证明和预防接种证，同时签署申请单。三是多证联办，"出生一件事"流程中涉及的卫健（出生医学证明）、疾控（预防接种证）、公安（户口本）、社保（参保登记）等部门，均通过杭州市"一窗平台"，查阅核对递交的电子档案，办理相关事宜，更新办理状态。

（1）移动申请

在分娩完成后，产妇本人（或其家属）可通过《母子健康手册》电子版，完成"出生一件事"申请和各类信息的上传。用户首先填写"出生一件事"申请表，内容包括母亲和父亲的姓名、身份证号码、国籍、户籍地址、联系电话，新生儿的姓名、籍贯、性别、出生日期（性别和出生日期可以从产时系统抓取）。然后选择需要办理的事项，包括出生医学证明、预防接种证、户口申报、医保登记、医保缴费、市民卡、《婴幼儿保健手册》等，如需申报户口，则应进一步填写户口申领地派出所等信息。接着按照所提示的规范格式，拍照上传女方和男方的身份证正反面、结婚证、户口本等信息。为了确保所填信息是经双方同意的,《母子健康手册》电子版需采集结婚证扫描件或照片和户口本扫描件或照片,并且通过公安接口核对身份信息、结婚证信息和户口本信息是否一致。核对信息一致后提示用户携带新生儿父母双方身份证,以及办理人本人身份证,到医院窗口办理。最后将以上申请的内容和信息上传到杭州市医养护一体化平台,产妇通过杭州《母子健康手册》电子版可以随时查询每一项证件的办理状态,以及咨询电话,以便跟踪办事流程。

(2)一窗受理

一窗受理即助产医院的出生证办理窗口,在移动申请的基础上负责身份信息核对、申请单签署,并发放出生医学证明和预防接种证。移动申请提交到杭州市医养护一体化平台的信息包括申请单唯一编号、"出生一件事"申请单数据和父母双方身份证 pdf 文件等。产妇或者其家属在手机上递交申请材料后,必须到窗口递交身份证,由窗口工作人员核对所填信息与本人身份的一致性。如果窗口工作人员核实数据存在问题,直接在产时系统上完成修改,核实正确后打印"出生一件事"申请单,交产妇或者其家属签字后,保存留档。窗口工作人员分别在产时系统和疫苗系统中填写核对相关信息,打印发放出生医学证明和预防接种证,并将最后的出生医学证明信息上传至杭州市医养护一体化平台。

(3)多证联办

杭州市"一窗平台"由富阳区的"一站式"办理平台升级改造后在全市推广使用。申请人通过杭州《母子健康手册》电子版将出生医学证明和签过字的"出生一件事"申请单拍照上传后,所有信息自动推送到杭州市"一窗平台",列入待处理排队序列。

新生儿"多证联办"服务是指将"出生一件事"申请单、出生医学证明、身份证照片、户口本照片、结婚证照片等数据以及用户办理业务通过多证联办接口送至多证联办平台,平台根据拟申请户口的派出所代码,将业务推送到相应的派出所账号,户籍民警对提交的信息进行审核后办理相关业务,平台给用户发送业务办理确认短信,用户确认信息后完成相关业务办理。各单位后续的工作状态可以通过杭州市"一窗平台"反馈到杭州《母子健康手册》电子版,以便用户查询。

"出生一件事"办理流程见图1。

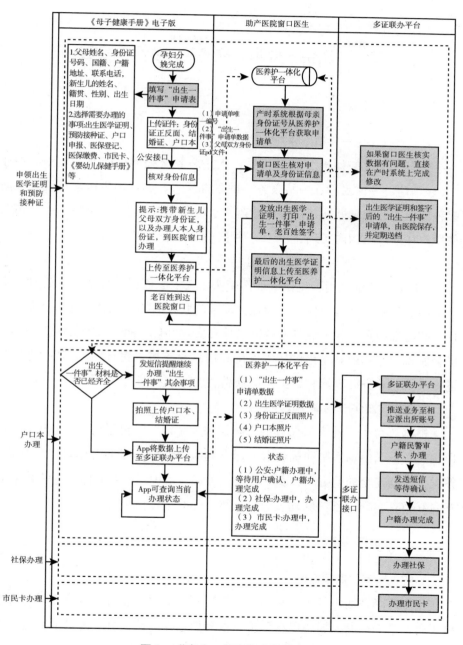

图1 "出生一件事"办理流程

资料来源：笔者自制。

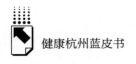

二 "出生一件事·最多跑一次"的实践

（一）主要任务

1. 打造"出生一件事"联办模式

整合"出生一件事"相关材料，优化服务流程，拓展业务范围，构建"一表申请、一窗受理、一站服务"的联办模式，实现出生医学证明、预防接种证业务的现场办结，推进后续落户、医保卡和市民卡多部门联办进程，使用户在助产机构内实现"出生一件事·最多跑一次"。

2. 完善"出生一件事"联办机制

"出生一件事"由卫生健康部门牵头，公安、医保、数据资源管理、市民卡中心等部门通力合作，共同建立多部门联办的工作机制，其中公安、医保等职能部门负责相关业务的政策指导和实际办理，而市数据资源管理部门则为实现信息互通共享提供技术支持和信息化支撑，完善跨部门联办机制，进一步优化业务办理流程，提升群众满意度。

3. 建设"出生一件事"联办系统

根据"出生一件事"联办的实际需求，完善"一窗平台"、杭州市产时出生医学证明信息系统和杭州市《母子健康手册》电子版等信息系统建设。在保证数据安全的前提下，实现公安、医保、市民卡中心等部门相关数据的互联互通，实现"部门联动、数据先行、即时审核、限时办结"。

（二）实践举措

1. 统一管理，积极宣传

出生医学证明申领为"出生一件事"的起始端，依托《母子健康手册》电子版，产妇或其家属可以在手机端填写信息并上传资料，提出出生医学证明或"出生一件事"的申请，到线下窗口领取出生医学证明，以实现无纸化出生医学证明申领。其中，杭州市妇产科医院妇女保健部作为出生医学证明业务管理部门，负责杭州市"出生一件事"具体业务管理。

对于非在杭各级助产机构内出生或具备其他特殊情况的新生儿的落户问题，"出生一件事"多证联办模式也提供相应服务，家属凭助产机构开具的出生医学证明到公安窗口办理落户时，可将相关信息推送到全市统建的"一窗平台"实施，实现其他事项的多部门联办。

2. 加强培训，试点先行

根据 2019 年 6 月 21 日正式下发的七部门联合文件《关于印发〈杭州市推进出生"一件事""最多跑一次"改革实施方案〉的通知》，市妇保院牵头对相关人员进行培训，建立市妇保院与辖区各区县市妇幼保健院的合作机制，并联合相关助产机构，医保、公安和疾控部门，分别对相关人员进行培训。6 月 28 日起全市 17 家试点单位上线办理，主城区以杭州市妇幼保健院为试点办理。

2019 年 7 月 18 日由市卫健委基层卫生与妇幼保健处组织助产机构专题培训会议，杭州市各区县市妇幼保健院出生医学证明申领窗口工作人员以及各区县市助产机构负责出生医学证明签发或管理的人员，会上对"出生一件事"试运行情况进行了总结，对"出生一件事"流程中存在的问题进行了解答。

3. 完善流程，全面推广

完善并全面推广"出生一件事"，成立三个层面的工作小组：各区县市妇幼保健院辖区的助产机构小组、市妇幼保健院及其辖区各区县市妇幼保健院工作小组、市卫健委与各部门之间的决策小组。公布助产机构及医保、公安和疾控部门的联系电话、辖区工作对接人，方便工作快速、有效开展。同时，对助产机构出生医学证明具体工作人员进行操作步骤的演示，发放相应的办事流程及宣传折页 5000 份、海报 500 份，并在 198 家街道社区服务中心及 57 家助产机构张贴告示。出生医学证明和"出生一件事"办理窗口张贴的办理指南见图 2。

（三）实践工作情况

2019 年 6 月底之前，主城区及萧山区、余杭区、临安区、桐庐县、建德

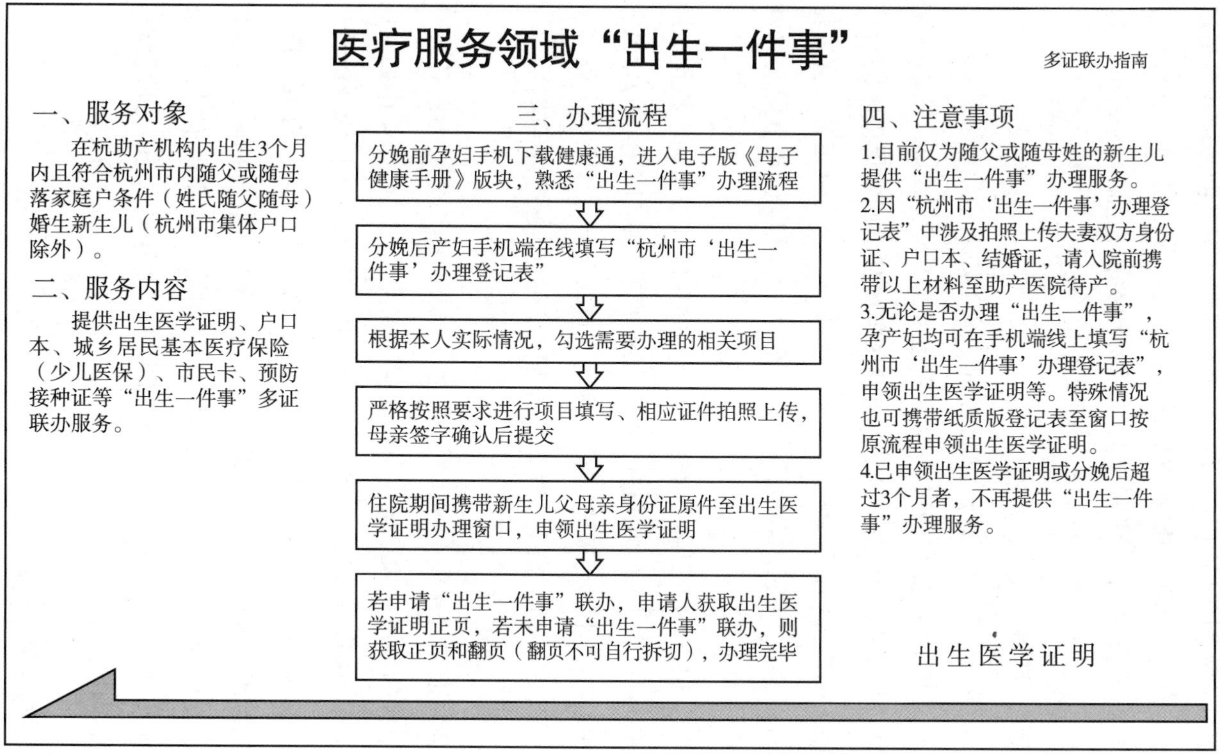
医疗服务领域“出生一件事”
多证联办指南
一、服务对象
在杭助产机构内出生3个月内且符合杭州市内随父或随母落家庭户条件（姓氏随父随母）婚生新生儿（杭州市集体户口除外）。
二、服务内容
提供出生医学证明、户口本、城乡居民基本医疗保险（少儿医保）、市民卡、预防接种证等“出生一件事”多证联办服务。
三、办理流程
分娩前孕妇手机下载健康通，进入电子版《母子健康手册》版块，熟悉“出生一件事”办理流程
分娩后产妇手机端在线填写“杭州市‘出生一件事’办理登记表”
根据本人实际情况，勾选需要办理的相关项目
严格按照要求进行项目填写、相应证件拍照上传，母亲签字确认后提交
住院期间携带新生儿父母亲身份证原件至出生医学证明办理窗口，申领出生医学证明
若申请“出生一件事”联办，申请人获取出生医学证明正页，若未申请“出生一件事”联办，则获取正页和翻页（翻页不可自行拆切），办理完毕
四、注意事项
1.目前仅为随父或随母姓的新生儿提供“出生一件事”办理服务。
2.因“杭州市‘出生一件事’办理登记表”中涉及拍照上传夫妻双方身份证、户口本、结婚证，请入院前携带以上材料至助产医院待产。
3.无论是否办理“出生一件事”，孕产妇均可在手机端线上填写“杭州市‘出生一件事’办理登记表”，申领出生医学证明等。特殊情况也可携带纸质版登记表至窗口按原流程申领出生医学证明。
4.已申领出生医学证明或分娩后超过3个月者，不再提供“出生一件事”办理服务。
出生医学证明

图 2　出生医学证明和“出生一件事”办理窗口张贴办理指南

资料来源：笔者根据有关展板自制。

市、淳安县已提供至少 1 家助产机构"出生一件事"联办服务，富阳区则继续按照原有模式提供"出生一件事"多证联办服务。

通过市数据资源管理局统筹规划，建立各部门业务信息融合互通的信息系统，确保省"一窗平台"及时落地杭州，与市公安局、市医保局沟通医保相关业务流程，实现人口信息系统对接，基于省、市、区级助产单位的研讨，优化信息系统，完善业务流程，并于 2019 年 7 月之前按时开放系统，进入试行阶段。

2019 年 8 月，包括新华社在内的 20 余家新闻媒体在市妇保院采访杭州市"出生一件事"多证联办，这对杭州市"出生一件事"多证联办这一项民生工程具有较重要的推广意义。

2019 年 9 月底之前，所有县级助产机构均已提供"出生一件事"多证联办服务，并启动公安窗口多证联办模式，11 月参加国家卫生健康委规划司召开的"出生一件事"工作研讨会，并进行了经验分享。

从 2019 年 9 月开始，全市所有助产机构全面提供"出生一件事"多证联办服务。2019 年 7~12 月，杭州市共提交"出生一件事"多证联办服务申请 25000 余件，2020 年前 6 个月每个月的申请量均在 4000 件以上（见图 3）。

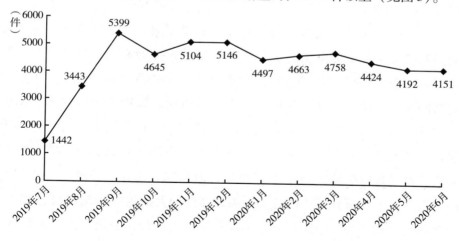

图 3　2019 年 7 月至 2020 年 6 月杭州"出生一件事"多证联办服务申请量

资料来源：杭州市《母子健康手册》电子版的"出生一件事"办理数据。

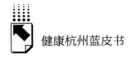

（四）实践成效

从 2019 年起，"出生一件事·最多跑一次"应用服务已经在杭州市卫健委所管辖的助产机构全面展开，应用成效显著，群众反响良好。新生儿出生一站式联办、一体化服务模式的主要优势首先是用户可通过线上自动办理业务，这极大地优化了办理流程，提升了用户体验感；其次线上跨部门多证联办机制，减少了相关窗口工作人员的工作量，提升了政府服务效率，缩短了业务办结周期，节省了人工成本，同时无须投入更多高拍仪等设备，可减少财政支出；最后采用身份证识别技术、多证联办流程控制技术，为数据传输的精确性和安全性提供保障。

但是要实现这样的"一键式"多证联办十分不易，它是市卫健委基层卫生与妇幼保健处等相关部门经过多次调研、讨论和优化得来的。初期，相关部门前往富阳等多地进行了多次调研，调研过程中召开多次研讨会，建立多部门沟通机制。之后，依托《母子健康手册》电子版的信息互联互通功能，通过在试点医院较长时间的摸索和改进，整合各部门信息资源，最终实现了全杭州地区多证联办。

"出生一件事"多证联办方式简单、成效显著。过去办理出生医学证明需要家属手工填写出生医学证明申领表单，并到医院窗口办理，一般需要 10～20 分钟（不排队）；而过去办理新生儿落户、医保卡、市民卡分别需经三个流程，办结大概需要 2 天的时间。而依托于杭州的"出生一件事"多证联办模式，在杭孕产妇只需要"一部手机 +《母子健康手册》"，即可在医院里完成所有事项的提交，且随时可在移动端进行资料补充，将受理时间缩短至 1 个工作日，而公安、医保、市民卡中心相关的业务在线上即可办结。同时，相关联办部门及时将办理结果打包邮寄，全面落实推动全流程数字化公共医疗资源管理；优化公用医疗配套服务，提供便民、惠民的一站式服务，在提高政府工作效率的同时提升群众对服务的满意度。

依托"移动申请 + 一窗受理 + 多证联办"的服务模式，实现"一窗受理、一站式服务",群众在医院现场进行出生医学证明申请后,即可离开现场,无须等待。原先需要到多个部门的业务办理窗口,重复提交表单和佐证材料,而现在只需1张表单且在当下助产机构窗口多证联办,大大提高了业务办理的精简率。

三 "出生一件事·最多跑一次"存在的问题与对策建议

（一）存在的问题

虽在多部门的支持下,"出生一件事"联办工作推进良好,但因系统上线时间短、业务涉及面广、信息数据源复杂等,办理工作还存在一些问题,需要在以下方面进一步提升服务成效。

1. 数据信息的共享化程度不足

应继续深化数据归集共享,进一步整合市公安、市医保、市市民卡中心等部门资源,进一步完善"一窗平台"和"共享平台"。在数据共享过程中,信息重复录入导致数据不可靠,应全面推行电子归档,打破信息孤岛,按照"一件事"标准,深化"一窗受理、集成服务",并分领域完善"前台受理出件、后台分类审批"的工作模式,实现一窗通办。

2. 业务技术人员沟通效率低下

"互联网+医疗"背景下,医疗信息和知识都处于大爆炸状态,存在信息量大、信息质量差、信息价值低等问题,造成信息使用者无法理解信息、无法处理信息、沟通不便等信息超载现象。因此需加强各部门与技术支持人员间的合作模式,设计并应用合理的沟通策略和方案,培养信息鉴别能力,对相关信息资源进行合理的组织和规划,以有效的方式组织和呈现信息。

3. 信息安全性和软件兼容性需进一步加强

因手机型号或手机操作系统众多等,可能存在少量软件兼容性问题,导

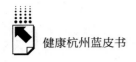

致无法办理业务。需进一步加强手机软件兼容性，降低软件对硬件平台和软件平台的依赖程度，加强其可移植性。同时，安全性在通过手机办理业务的过程中显得尤为重要，数据安全的本质是人的安全，应进一步规范数据访问规则，基于适当的安全技术实施手段，兼以人员教育和培训，从内部和外部两方面杜绝数据泄露安全事件发生。

4. 缺乏人机交互智能服务应用

自助式办理业务更依赖于软件的闭环服务，如办理情况短信提醒、智能服务推荐等功能。"出生一件事·最多跑一次"在人机交互设计中应以用户为中心，功能设计应符合用户心理模型，不仅指导用户，而且对他们正在完成的任务提供即时反馈，在保证交互优越性的同时，亦需要保持应用加载的流畅性，提升用户体验感。

（二）对策与建议

"出生一件事·最多跑一次"智慧应用更需要依托完善的"一窗平台"和"移动服务平台"，进一步深入推进信息共享应用，夯实数据基础；持续深化"一窗受理、一站式服务"，夯实平台基础；推动"最多跑一次"改革，强化基层机构实施举措，夯实网点基础；全面落实推动全流程数字化公共医疗资源管理；优化公共医疗配套服务，强化移动服务应用。

1. 强化思想认识和信念

推进"出生一件事·最多跑一次"，是浙江省"最多跑一次"改革向公共卫生服务领域延伸的重要内容，各相关部门需切实增强工作的责任感和使命感，强化对"出生一件事"的思想认识，将提供"出生一件事"联办服务与深化"三服务"实践活动有效结合，创新服务载体，不断满足人民群众日益增长的公共服务需求。

2. 加强协同推进，促进数据共享

各地有关部门要根据工作部署，加强组织领导，健全工作机制，着力推动实施。要按照杭州市统一的联办流程，做好辖区各部门工作协调。加强相关人员在改革涉及的法律法规、业务流程、工作规范等方面的培训，提升窗口工作人员的业务素养，提高其服务效率和质量。此外，建立部门沟通会制度，原则上每月召开一次，针对办理过程中可能出现的问题，归纳总结并提出整改意见和措施；同时建立快速沟通制度，由业务部门与技术人员直接联系，快速解决办理中出现的问题，以方便群众。

3. 推进业务培训，扩大办理覆盖面

在启动全市助产单位上线办理的基础上，不断加强业务流程学习，熟悉掌握操作流程，交流办理经验。公安、医保、市民卡中心等联办部门也应组织有针对性的培训学习。加大宣传告知力度，利用微信、微博、医院外网等媒体多方位宣传，提高群众知晓度，详细告知办理流程，让群众自愿选择，做好沟通协调。

4. 完善系统改造，重视软件易用性

针对试点运行中系统出现的问题和方便办理的业务需求，启动系统完善工作。同时根据省级层面的工作安排，做好省际系统对接，实现杭州助产单位分娩的浙江户籍非杭州户籍新生儿，通过浙江省系统对接到其他地市落户。

5. 注重宣传引导，提升服务知晓度

充分利用互联网、微信、短视频 App、微博等大众传播媒介，依托各级助产机构、基层医疗卫生机构、行政服务中心等多方位加大宣传力度，提高"出生一件事"联办服务知晓度。进一步丰富政策咨询途径，及时回应、解答群众关切的热点问题，促进服务模式的优化，不断提高群众的认可度和满意度。

B.5
杭州市智慧交通改革与实践

马海燕　谢璐　刘骏　周奕*

摘　要： 交通改革与实践是健康社会建设的重要组成部分。智慧交通是健康交通建设的重中之重，将现代技术运用在交通建设中，能更好地转变交通发展方式，提高城市建设的效率，创造一个更加宜居的环境。杭州市智慧交通的建设在国内起步较早，2002年就被科技部确定为"十五"智能交通系统应用示范工程试点城市，经过十多年的建设取得了显著的成就，创建了基于城市大脑具有杭州特色的智慧交通发展模式，在交通控制系统、智慧化交通管理系统以及公共交通系统等方面，都处于国内领先水平。本报告立足杭州市近年智慧交通的改革与实践，系统阐述杭州市智慧交通的发展历程、现状与成效，总结杭州市智慧交通建设经验与发展趋势。

关键词： 智慧交通　健康城市　健康社会

　　健康城市建设包含健康社会、健康环境、健康产业、健康服务、健康人群、健康文化等内容，其终极目标是最终实现人的全面发展。健康社会强调以人为本，建设一个人与自然、社会和谐发展的良好环境，以满足人的各种

---

* 马海燕，杭州师范大学公共卫生学院教授，主要研究方向为公共卫生监测与健康促进；谢璐，杭州师范大学预防医学系硕士研究生；刘骏，杭州师范大学预防医学系硕士研究生；周奕，杭州市公安局交通警察支队负责人。

生存需要。建设健康社会是对"将健康融于所有政策"的最好阐释。衣食住用行，交通是人类社会的基本需求，也是人类生存环境的重要组成部分，交通对人的影响主要体现在健康和社会活动方面。对健康的影响可分为机械性损伤和非机械性损伤：机械性损伤是指因人车、车人碰撞所造成的机体损伤，如车祸致残致死等；非机械性损伤是指因交通产生的环境因素导致的机体病变，如呼吸道疾病、噪声造成的精神压力等。健康交通是健康城市的重要组成部分，以围绕实现人的健康为建设目标，以城市的环境承载力为前提，以低污染低能耗为导向，以公共交通系统和慢行系统建设为重点，以发展智能交通为动力，不断提高绿色交通方式出行比例，形成以绿色交通为主导的健康交通系统，使生活在城市中的人在工作、学习、娱乐、出行等城市生活中均能保持良好的状态。智慧交通是健康交通建设的重要手段，通过数字赋能交通建设，推进健康社会的建设进程。

一　智慧交通概述

（一）智能交通与智慧交通

1. 智能交通与智慧交通的概念

智能交通是指将现代电子信息技术运用于交通运输中。它的特点主要是以信息的收集、处理、发布、交换、分析、利用为主线，为交通参与者提供多样性的服务。[①] 智能交通的应用主要通过智能交通系统实现，智能交通系统（Intelligent Transportation System，ITS）是指在较完善的基础设施（包括道路、港口、机场和通信）之上将先进的信息技术、数据通信传输技术、电子传感技术、电子控制技术以及计算机处理技术等有效地集成运用于整个交通运输管理体系，从而建立起一种在大范围、全方位发挥作用的实时、准

---

① 张有战：《智能交通诱导信息系统技术监理要点》，《数字技术与应用》2013 年第 4 期。

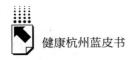

确、高效的综合运输和管理系统。[①]

　　智慧交通是在智能交通的基础上发展而来的,是指在交通领域中充分运用物联网、云计算、互联网、人工智能、自动控制、移动互联网等高新技术汇集交通信息,对交通管理、交通运输、公众出行等交通领域全方面以及交通建设管理全过程进行管控支撑。使交通系统在区域、城市甚至更大的时空范围内具备感知、互联、分析、预测、控制等能力,以充分保障交通安全、发挥交通基础设施效能、提升交通系统运行效率和管理水平,为通畅的公众出行和可持续的经济发展服务。[②]

　　2. 智能交通与智慧交通的应用

　　智能交通与智慧交通都是信息技术、传感技术、通信技术等多种技术在交通领域应用的产物,在建设内容、关键技术、应用方向等方面拥有许多共同点。不同的是,智能交通主要侧重于各类交通应用的信息化,而智慧交通则利用大量高新 IT 技术来汇集交通信息,再通过高新技术对数据进行处理,突出了信息技术在交通运营管理中系统性、实时性、信息交流的交互性以及服务的广泛性等优点。

（二）健康交通与智慧交通

　　1. 健康交通是健康治理的表现形式

　　世界卫生组织（WHO）将"健康治理"定义为一个国家采取的用于促进和保护其人群健康的所有行动和措施,可以是正式制度,也可以是非正式制度。[③] 实现健康社会的目标需要利用健康治理手段调动各个领域的力量,建设健康交通对于健康治理有重要意义。一方面,营造利于满足居民生存的交通环境是健康治理措施行之有效的体现;另一方面,交通是连接城市各部分的纽带,交通不仅关系到经济的发展,而且极大地影响着居民的日常生

①　赵娜、袁家斌、徐晗:《智能交通系统综述》,《计算机科学》2014 年第 11 期。
②　黄里、彭蓬、符健霞:《智慧城市与智慧交通发展对策研究——以湖南常德为例》,《社会科学》（全文版）2019 年第 1 期。
③　郭建、黄志斌:《中国健康治理面临的主要问题及对策》,《中州学刊》2019 年第 6 期。

活，对于整个社会的和谐稳定起着至关重要的作用。健康交通既是健康治理的表现形式，也是其重要手段之一。

2.智慧交通助力健康交通建设

智慧交通为健康交通的快速发展提供了动力。智慧交通利用大数据平台，通过监控设备、红外感知系统、手机 App 等应用加强对道路状况的判断，及时将信息反馈给管理部门，制定出合理的方案对整个城市的交通进行有序的管控，极大地提高了健康交通的建设效率，也提升了健康交通的建设效果，增强了交通的整体协调能力。如图1所示，健康交通是健康城市的重要建设内容，智慧交通是健康交通的重要建设手段，杭州市利用智慧交通改善了交通状况，改变了居民的出行理念，提高了交通管理服务的效率，通过促进环境和谐、促进社会和谐以及增强人际和谐，使交通更好地为社会发展和人民幸福服务，实现健康城市的建设目标，使居民在城市生活的获得感得到提升。

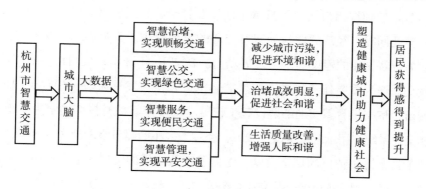

图1 杭州市智慧交通构架

资料来源：笔者自制。

二 杭州市智慧交通建设概况

（一）杭州市智慧交通的建设背景

20世纪后期通过经济体制改革，杭州市社会活力被极大地激发，通过

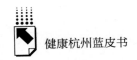

数十年的建设与发展，杭州市的财政实力不断地增强，居民收入水平得到大幅提升。2018 年杭州市地区生产总值为 1.3509 万亿元，居全国第 10 位；人均地区生产总值为 14.02 万元，是全国平均水平的 2.2 倍；全市居民人均可支配收入为 5.4348 万元，居全国第 6 位。① 杭州市的产业结构也不断调整，形成了以信息经济为引领、以服务业为主导、以先进制造业等高技术产业为支撑的现代产业体系。

经济的发展也给环境带来了负面影响，相关数据显示，杭州市 2014 年第一季度的平均拥堵延时指数约为 2.82，市民在拥堵的情况下通过一条道路的时间是非拥堵状态的近 3 倍。除此之外，交通状况的恶化也加剧了环境污染，2012 年杭州市主城区机动车约有 92 万辆，2015 年机动车数量增长至 123.97 万辆。与此同时，氮氧化合物的排放量也急剧增加，2012 年氮氧化合物排放量在 2 万吨左右，2015 年排放量增长为 3.9 万吨。不良的交通环境逐渐影响到杭州市居民的日常生活以及社会的长远发展。②

与此同时，经济的增长为智慧交通的发展提供了发展机遇，信息产业的崛起为智慧交通的建设提供了发展动力。从 2016 年开始，杭州市政府将建设智慧交通作为重要任务推进，智慧交通也进入快速发展阶段。相较于国内其他城市，杭州市智慧交通的建设起步较早，2002 年就被科技部确定为"十五"智能交通系统应用示范工程试点城市，经过十多年的建设也取得了显著的成就，创建了具有杭州特色的城市大脑，促进了智慧交通的发展，在交通控制系统、智慧化交通管理系统以及公共交通系统等方面，都处于国内领先水平。③

（二）杭州市智慧交通发展过程

1. 探索阶段（1994～2008）——智能交通的探索

智慧交通发展的动因是工业化国家尽早地实现了汽车化，与此同时给社

---

① 陈自辉、楼栋、胥艺：《杭州市交通强国示范城市创建方案研究》，《科技导报》2020 年第 9 期。
② 丁晨：《杭州交通拥堵现象分析及其对策》，《现代经济信息》2015 年第 14 期。
③ 陈茜等：《全国智能交通系统示范城市建设示例》，《城市交通》2008 年第 2 期。

会带来了许多诸如交通阻塞、交通事故、能源消费和环境污染等问题，日益严重的交通问题逐渐影响经济的发展，这迫使工业化国家借助现代化科技改善交通状况。20世纪80年代后期，信息革命到来，信息技术得到飞速发展，从1994年开始，世界经济逐步进入信息革命阶段，以信息技术为先导的智能交通系统开始在发达国家中迅速发展。同年，我国部分学者参加了在法国巴黎召开的第一届ITS世界大会，为中国ITS的发展揭开了序幕。2002年4月，科技部正式复批包括杭州市在内的10个城市作为首批智能交通系统应用示范工程试点城市，杭州市以此为契机开始建设智能交通。杭州交通以让百姓出行舒心、提高市民生活品质为目标从四个方面展开行动：公路网络化、运输一体化、交通智能化、管理法制化。为了推进智能交通的发展，杭州积极建设交通信息指挥中心和门户网站，加大科技投入力度，加快车辆、船只全球定位系统建设，加速IC卡刷点退出管理机制完善，加大"一卡在手、走遍浙江"过卡收费系统改进步伐。除此之外，在此阶段的一些交通举措也促进了智能交通的发展，如提高现有公路等级，合理升级路网；加强城乡交通、水陆交通之间的交流；打击非法营运活动、规范运输市场行为等。在这个阶段，杭州市的交通状况得到了系统的改善，也为智慧交通的发展奠定了基础。

2. 形成阶段（2008～2016）——智慧交通的完善

2008年11月IBM公司提出"智慧地球"概念后，又于2009年8月发布了针对中国市场的计划书，随后正式提出"智慧城市"这个概念，"智慧交通"这一概念也正式进入人们的视野。2011年《杭州市"十二五"信息化发展规划》提出"智慧杭州"的建设目标，同年杭州启动了智能交通管理系统的建设，在交通信息化建设方面投资约6800万元，并于2012年成为国家智慧城市试点城市之一。智能交通管理系统将互联网、无线通信、全球定位系统、地理信息系统融合起来，方便了居民的出行，简化了交通部门的管理，是杭州市智慧交通走向完善的标志。

3. 发展阶段（2016～2021）——城市大脑的应用

随着经济的快速发展，杭州市机动车保有量和驾驶人数量迅速增加，分

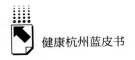

别是 10 年前的 2.7 倍和 3.2 倍，交通警情大幅度增加，但警力数不升反降，
"事多警少"的矛盾越来越突出。与此同时，随着杭州城市快速路网、轨道交
通网等市政基础设施建设加紧推进，可供通行的道路面积锐减 20%，"车多路
少"、交通拥堵问题日益凸显。相关数据显示，2015～2016 年，杭州市的交通
拥堵在全国一直都排在前三位。① 严峻的形势对智慧交通提出了更高的要求。

2016 年底，杭州紧紧抓住发展数字经济的契机，以城市生命体理论为
基础，融合 5 年来的城市治堵经验，运用云计算、大数据等最新技术，开始
建设城市大脑。城市大脑是互联网大脑架构与智慧城市建设相结合的产物，
能将散布在城市各个角落的数据连接起来，通过对大量数据的分析和整合，
对城市进行全域的即时分析、指挥、调动、管理，从而实现对城市的精准分
析、整体研判、协同指挥。② 2017 年 6 月杭州市上线城市大脑交通 V1.0 系
统，通过该系统，2017 年杭州交通拥堵排名降至第 48 位，缓解交通拥堵趋
势位列全国第一。为了实现城市交通的全面优化，2018 年 9 月城市大脑交
通系统升级到 V2.0，全面应用于交通治理实战工作，城市大脑像 CT 一样每
2 分钟对城市道路交通状况进行一次扫描，实时感知在途交通量、延误指
数、拥堵指数、快速路车速等 7 项"生命指标"，供决策指挥人员量化掌握
实时路况。③ 交警部门根据数据掌握实时路况，预判发展趋势。对可能发生
异变、突变的交通趋势，城市大脑自动提前警示，为采取交通诱导和调整交
通组织、勤务部署等应对措施赢得时间。2019 年，杭州交通拥堵排名在全
国大中城市中基本保持在第 30 位，道路交通事故死亡人数连续 15 年下
降。④ 目前，经过 2 年多的数据积累、应用沉淀，杭州正在筹划城市大脑交
通 V3.0 系统建设，城市大脑的应用突出了大数据与网络在交通中的重要
性，是杭州市智慧交通的里程碑。

① 周洁、谢佳、谢晓颖：《杭州交管装上"超级大脑"》，《人民公安》2019 年第 10 期。
② 刘锋：《如何理解和定义城市大脑》，《中国建设信息化》2020 年第 17 期。
③ 杭州市交通运输局：《杭州"城市大脑"智治交通拥堵》，《中国交通报》2019 年 12 月 23
日，第 1 版。
④ 杨良敏、李昱霖、刘长杰：《杭州：未来已来》，《中国发展观察》2019 年第 20 期。

（三）杭州市智慧交通的总体设计与架构

1. 以大数据为重要技术手段

智慧交通的核心是智慧，数据为智慧提供了可靠的依据。随着社会经济的发展，人车路矛盾不断激增，各类交通事故层出不穷，交通管理困境日益凸显，传统的交通管理方法已经不适应现实的需要。私家车的数量也呈爆发式增长，警力短缺的问题逐渐影响到了交通的治理。数据为这些问题提供了新的解决方法。大数据与智慧交通是相辅相成的关系，一方面智慧交通全面汇集各类交通信息，包括道路情况、人们的出行习惯、电子设备率等；另一方面大数据系统对交通信息进行采集、分析、处理，通过为居民提供最佳出行方式、最佳出行路线等方式改善交通状况。大数据是智慧交通的重要技术手段，智慧交通是大数据的终极目标。

2. 以城市大脑为载体

城市大脑是连接数据与交通的桥梁。城市大脑可以准确、高效、快速地收集和处理交通信息，最后再将分析结果反馈给出行者和交通部门。城市大脑在智慧交通方面主要应用于交通路网监测、交通信息服务和突发事件指导服务。交通路网监测的应用实现了对交通运行状况的全面监测，缓解了城市拥堵的问题。交通信息服务为居民提供各类出行信息，如公交车、地铁、出租车等路线及运行状态，使出行者得到更便捷的服务，合理安排出行计划，也使整个社会变得更加井然有序。突发事件指导服务能快速处理交通事故，保障道路的通畅性以及居民的生命安全，还能在重大节日对交通状况进行调控。城市大脑的应用改善了道路状况，减少了事故的发生，有利于交通管理部门将工作重心从发现问题转移到处理问题上，有利于解放警力，提高效率，促进社会的和谐稳定。杭州市是第一个提出城市大脑设想与建设方案的城市，它的出现也使杭州市建设智慧交通开启了新的篇章。

3. 以提高居民生活质量为基本目标

交通服务于居民，交通状况与居民的生活质量密不可分。提高居民生活质量的目标对城市环境提出了更高的要求。智慧交通是建设健康交通的重要

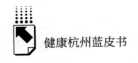

手段，是建设智慧城市至关重要的一个环节。杭州市"十三五"规划中提出了建设智慧交通的要求，强调要努力提高交通出行能力，完善城市交通体系，提升交通管理和服务水平，提升现代城市的治理效能，大力建设智慧城市，治理"城市病"，实现"城市让生活更美好"，建造更适宜居住的健康城市，让居民享受幸福的生活。

三　基于城市大脑的交通治理智慧化

（一）数字治堵，实现顺畅交通

2016年，为改善城市交通拥堵，杭州市提出建设城市大脑，开启了利用大数据治理交通拥堵的探索。经过几年的发展，杭州市交通拥堵问题得到了明显的改善，数字治堵的实现，主要得益于城市大脑的以下几项功能。

1. 动态监测道路状况，掌握实时交通态势

城市大脑可利用视频识别筛选技术确定道路摄像头拍摄的车辆，并利用流计算、视觉计算加速等技术计算实时在途车辆，并将实时数据反馈给交警部门。交警部门根据数据分析路况，预判交通发展趋势。当监测到可能会发生的异常交通状况时，城市大脑会自动提前警示，为交警部门紧急部署、采取应对措施赢得时间。实时在途车辆计算是杭州城市大脑对外发布的最新成果，也是国内首创。这一技术的突破让交通部门对交通态势的了解由定性转为定量。

2. 交通信号灯智能调控，提升车辆通行效率

交通信号灯是指挥交通运行、提高道路使用效率、改善交通状况的一种重要工具，其时长设置将直接影响整体的交通态势。理想的交通信号灯时长应该能根据不同时段的道路车流量、人流通行情况自动调节，最大限度地保证道路通畅。基于实时在途车辆数，城市大脑可以对覆盖区域内各个路口的交通信号灯的时长进行动态调节，并通过人工智能算法实现全局优化，改变过去依赖人的经验进行局部交通疏导的做法，提升整体通行效率。

3. 准确及时发现常发性堵点，制定科学有效的治堵方案

城市解决拥堵问题的核心是要发现问题，以往城市的拥堵常发路段更多的是依靠经验总结。而现在，城市大脑可以通过在途车辆数测算实时掌握杭州市区内的道路拥堵状况，形成交通堵点警示和统计机制，准确及时地发现常发性堵点。交警部门可利用城市大脑的视频卡口数据分析路口路段车辆的流量、流向、流速等，从而判断交通拥堵症结，科学制定改善方案，从系统性、全局角度精准施策治理城市交通拥堵点。结合城市大脑的统计分析功能，可对堵点治理前后进行对比分析，准确评估堵点治理成效。①

（二）推进智慧公共交通建设，实现绿色交通

城市公共交通作为城镇居民的主要出行方式，具有容量大、效率高、能耗少、污染小、公益性服务强等优势。建立以公共交通为主导的出行方式是治理城市交通拥堵的重要途径之一，也是减少城市交通污染最主要的途径之一。随着互联网技术的发展，通过互联网助推公共交通优先发展，增加绿色出行方式吸引力、增强公众绿色出行意识、建设绿色出行友好环境，成为提高城市绿色出行水平、实现绿色交通的重要途径。杭州借助"互联网之都"的强大底蕴，将移动支付和云计算、大数据运用到公共交通建设之中，杭州公共交通的智慧化程度不论是在运营管理还是在公众服务方面都有了很大的提升。

1. 原创一体化移动支付，提升公共交通竞争力

杭州作为"互联网之都"，具有得天独厚的数字支付地域优势，自 2016 年 3 月起，杭州公交与蚂蚁金服（支付宝）、中国银联浙江分公司等企业合作，为乘客提供支付宝扫码支付、银联云闪付等多种移动支付方式，改变了以往单一的现金支付方式，让乘客享受多元化、无现金化的支付体验。2017

---

① 杭州市交通运输局：《杭州"城市大脑"智治交通拥堵》，《中国交通报》2019 年 12 月 23 日，第 1 版。

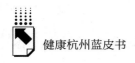

年 8 月底，杭州市区内所有公交车均安装了移动支付一体机，公交移动支付实现全市全覆盖。① 同年 12 月，杭州地铁第一次推出刷银联卡过闸，乘客无须排队取单程票，极大地提升了进出站效率。2018 年 3 月，杭州地铁全线网地铁站所有闸机均支持使用传统单程票、储值卡（杭州通、市民卡等）、银联云闪付、支付宝扫二维码四种方式支付进站。乘客乘坐公共交通工具时无须携带现金，无须找零，无须排队取票，在很大程度上方便了乘客出行，杭州公共交通的竞争力直线上升。

2. 开放数据共享，实现智慧出行

交通大数据作为一种信息资源，与其他资源不同，分享的人越多，其价值就越高。以杭州市 2018 年发布的公交数据大脑的实时公交功能查询为例，公交数据大脑收集公交车行车轨迹，在方便公交车管理的同时，还可以将实时公交 API 接口开放至支付宝、高德地图、杭州公交公众号等移动端，乘客可通过这些移动端获得实时公交信息，让乘客更精准、更方便地掌握实时交通状况，规划出行时间、方式和线路。公交数据大脑的智能运转，驱动了数据开放共享，将全面打破传统公共出行数据孤岛和信息壁垒，更有助于实现智慧出行。

3. 数据规划公交线路，优化乘车体验

以往的公交线路设计，主要靠公交调度员的观察和经验，在站点的设置上，基本按照等距离设站的惯例。然而在实际运行时，等距离设站主观性较强，没有科学客观地考虑站距站点设置对乘客效用的影响。利用公交数据大脑，可对不同站点的人流差别进行分析，在站点设置时，只在人流密集处设站，中间不设站，减少乘客的出行时间。此外，通过阿里云的计算，公交数据大脑可以分析出最不容易堵车的线路，减少乘车时间。

（三）推出智慧公众服务，实现便民交通

1. 提供科学、合理的行车导航服务

依靠城市大脑平台，杭州交警将互联网地图、"警察叔叔" App、广播

---

① 吴存钱：《杭州公交推行一体化公交移动支付"互联网＋公交"激发公共出行新活力》，《城市公共交通》2018 年第 2 期。

电台等媒体作为重要窗口，第一时间发布路况信息并进行交通分流诱导。乘客可以根据实时发布的交通信息，合理安排规划出行路径，降低出行成本。随着城市大脑的升级，公众服务的功能也由单向转为双向互动。乘客可通过"警察叔叔"App进行报警求助或发表意见建议，与城市大脑进行互动，加强双向沟通，提高信息对称。此外，基于城市大脑平台，杭州市还开发了110、119、120等救援车辆的"一路护航"功能。针对一定等级的突发事件，通过AI识别、自动信号灯控制等，可为120、119等特种车辆规划最优行驶路线，开辟救援"绿色通道"。①

2. 提供共享、便捷的停车服务

"停车难"问题随着城市车辆的不断增加而产生。在城市道路以及公共停车场停车位资源有限的情况下，"停车难"问题产生的很大一部分原因是信息不对称，即空余的车位信息和车主的实际停车需求难以匹配。为了充分利用有限的车位资源，杭州市政府着力打造城市大脑便捷泊车平台，通过全市统一的智慧停车管理平台，解决停车管理过程中可能存在的各类问题。借助前端传感器，平台可收集杭州市区内所有停车泊位的动、静态停车信息，在此基础上利用大数据分析，完善停车诱导系统，再通过便捷泊车、贴心城管等App实时发布停车场点诱导信息。同时，平台还会将停车场的动态信息共享给高德地图、百度地图等市民常用的导航软件，增加市民信息获得渠道，方便市民停车。②

3. 推出"非浙A急事通"服务

自2019年7月29日起，杭州推出"非浙A急事通"服务，非浙A车牌号的小型客车驾驶人，如需工作日高峰时段在杭州市"错峰限行"区域内通行的，可在线提出申请，即时生成"电子通行凭证"，每年可申请12次限行时间内通行。③ 这项惠民、便民服务的推出，满足了市外群众来杭办

---

① 《全国公安交通管理工作会议发言摘登》，《道路交通管理》2019年第3期。
② 吴晓镭：《杭州"智慧停车"的最新实践与发展愿景》，《杭州》（生活品质版）2017年第3期。
③ 《秒懂杭州城市大脑的48个应用场景》，《杭州》2020年第9期。

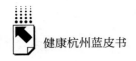

事的需求，而实施这项服务的"底气"来源于城市大脑。通过城市大脑在途车辆数的实时测算，杭州交警可掌握全天不同时段的道路交通状况，在不影响市内交通的情况下，允许部分非浙 A 车辆依照申请进入杭州，杭州也因此成为第一个利用大数据放宽限行措施的城市。

（四）加强智慧化交通管理，实现平安交通

1. 依托智慧警务体系，警情处置由被动转为主动

依托城市大脑构建的全方位非现场交通执法体系（例如电子警察、违停自动抓拍系统、闯禁行线自动抓拍系统等）对交通违法行为的识别、摄录自动化，交警部门可实现对道路交通的全方位、全天候监控。这不仅可弥补交通管理的空当，还对交通参与者产生约束作用，在一定程度上可减少交通事故的发生。

城市大脑交通 V2.0 系统通过对现有路面球机监控进行升级改造，能自动发现 110 种警情，并形成 97 种闭环处置模式，实现城市道路交通全天候自动巡检，并在发现警情的第一时间自动报警。交警部门在接到报警后，可根据城市大脑直观显示的警力分布状况，就近调度警力快速处置。① 交通事故的快速处置，不仅可以使伤者尽快得到有效的治疗，降低交通事故伤亡率，也可以将事故对交通状况的影响降到最低。

2. 建立重点车辆管理平台，安全防控由线下转为线上

根据以往的交通事故报告，危化品运输车、大客车、大型货车、城市工程作业车等重点车辆的事故造成的伤亡最多、伤害最大。为了有效管理重点车辆，2019 年杭州市以城市大脑为中枢，建成上线重点车辆平台，接入全市范围内所有的重点车辆，基于 GPS 数据，完成自卸车、水泥搅拌车、两客和危化品运输等重点车辆的实时轨迹、路面行驶数量展示，研发产出逾期未检、多违上路、车辆闯禁等 12 项报警，并推送至路面警力进行实时查处。此外，还建成并上线重点车辆平台移动端"智安通"，先后上线企业服务、

---

① 《公安部：深化城市道路交通管理警务机制改革》，《道路交通管理》2018 年第 12 期。

刷脸上车、转弯值守、体验宣教、学习签到等功能，可供企业和驾驶人使用。通过对重点车辆的智能化管理，可及时掌握车辆、驾驶人动态，消除安全隐患，并督促货运企业将安检工作落到实处，层层落实责任。加强对货运车辆驾驶人的安全教育，可增强驾驶人的安全行车意识，减少事故的发生。

3. 利用健康码数据，加强危险驾驶人管理

2020 年新冠肺炎疫情期间，杭州交警部门抓住杭州健康码建设的契机，牢牢树立"预防道路交通事故，数据治理是关键"的理念，从数据治理入手，以城市大脑为基础，针对危险驾驶人的突出隐患，通过数据汇集、数据建模、数据研判，对患有法定的不符合驾驶资格的 9 类疾病的危险驾驶人开展排查治理。通过汇集杭州健康码的各类数据资源，将本市法定的不符合驾驶资格的 9 类疾病的就诊人员名单数据和全国驾驶人数据库进行比对，筛选出 5830 名危险驾驶人初步名单；通过健康码、车驾管、道路卡口、违章处罚等数据资源，进行二次精准分析研判，从 5830 名危险驾驶人初步名单中锁定 1838 名有驾驶车辆上路轨迹的重点高危驾驶人；通过健康码数据提取驾驶人最新所在地，按区划分下发各属地交警大队，由其负责采取逐一上门走访、核查、宣教等工作，向重点人员核实了解病情，面对面播放事故宣教视频，落实针对性源头管理措施。通过宣教，已促使 190 人自愿注销驾驶证，195 人承诺不再驾驶车辆。加强对危险驾驶人的管理，可减少因疾病突发导致的交通事故。

四 智慧交通建设提升居民获得感

（一）城市环境得到改善

1. 智慧交通助力城市污染控制

随着杭州市经济的发展，交通变得越来越便捷，许多问题也随之而来，私家车的激增增加了汽车尾气的排放量，人车路的矛盾导致交通拥堵，汽车噪声问题也日趋严重，逐渐对居民的正常生活以及身体健康造成了影响。杭

州市加强智慧交通建设后，因交通造成的环境污染得到了很大的改善。交通对环境的影响主要体现在两个方面，一是空气，二是噪声。如图 2 所示，噪声污染投诉量未出现显著减少，这可能与汽车的数量近几年大幅增加，以及其他噪声来源如建筑施工增加等原因有关。但是空气污染投诉量大幅减少，而汽车尾气是造成空气污染的重要原因。杭州市交通运输局的数据显示，新能源汽车的数量越来越多，总车辆中新能源汽车占比也越来越高。如图 3 所示，2014 年新能源汽车数量为 9786 辆，占总车辆的 0.36%，经过几年的发展，2019 年新能源汽车数量已增加至 166981 辆，占总车辆的 5.61%。除此之外，通过建设智慧交通，公共交通系统也得到了完善，虽然交通的发展能改善我们的生活，但我们也要合理地使用科技所带来的便捷，智慧交通极大地促进了健康交通的完善，形成了绿色交通、绿色出行的理念，减少了因经济以及交通发展造成的环境污染，为居民的生活提供了一个更舒适的环境。

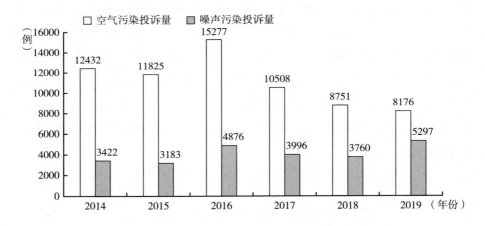

图 2　2014～2019 年杭州市空气污染投诉量与噪声污染投诉量

资料来源：杭州市交通运输局。

2. 智慧交通提高资源利用效率

交通是促进资源流动的重要手段，可将多余的资源再分配到资源缺乏的地方，资源的流动能提高其利用效率。杭州市是浙江省省会，长江三角洲城市群中心城市之一，历史上曾是重要的商业集散中心，现在也是我国重要的

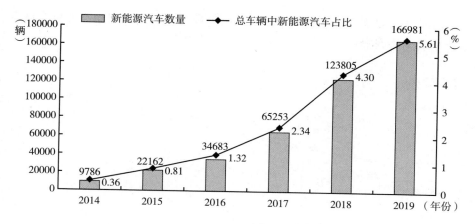

图3　2014～2019年杭州市新能源汽车数量变化

资料来源：杭州市交通运输局。

电子商务中心之一，承担着重要的交通运输任务。近几年杭州市人均道路面积不断增加，从2015年人均11.51平方米增加到2019年人均12.43平方米，人均道路面积的增加满足了市民以及城市发展的需要。对整个城市交通情况的实时监控，不仅能加强杭州市与外地的资源流动，而且能促进分配好有限的市内资源，如停车位、公共交通以及城乡之间的物资与人员流动。除此之外，智慧交通将人工智能运用在交通管理中，解放了人力，促进了人力资源向高层次的工作领域流动，实现了人力资源的更新换代，为社会提供了大量的劳动力，同时提高了交通系统处理事务的准确性。

3. 智慧交通整合城市空间布局

交通道路犹如线条一般将城市划分为不同的板块，每个板块都承担着不同的职责，形成合理有序的城市布局能方便居民的日常生活，也有利于城市的发展。杭州市依靠城市大脑建设智慧交通，用一张无形的网络将整个城市紧密地联系在一起，通过大数据整合道路信息，将信息反馈给交通局以及相关部门，指导城市的规划与建设，为了满足居民的需要以及城市的发展，杭州市通过合理规划，近几年新增了大批停车位供居民使用。停车位的建设不仅缓解了停车难、交通拥堵的问题，而且体现了城市的合理布局，如图4所示，2015～2019年，停车位的数量增长了430765个。除此之外，城市大脑

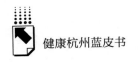

还能预判道路情况，为居民提供最优出行线路，从时间、空间上使整个城市处于合理有序的状态。

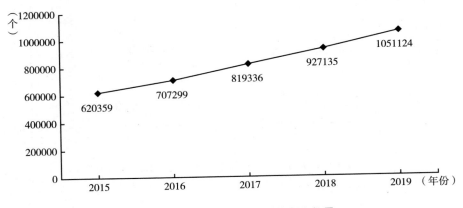

图4　2015～2019年杭州市停车位数量

资料来源：杭州市交通运输局。

（二）智慧交通促进社会和谐

1. 智慧交通治堵成效明显

随着杭州市经济的发展，人口的不断激增，交通矛盾开始显现出来。2015～2016年，杭州市交通拥堵排名一直在全国第二、第三的高位徘徊，给居民的生活带来了很多不便。智慧交通利用大数据、云计算和人工智能等技术，可以实时掌握城市拥堵态势，判断交通拥堵状况，对症下药，实施有针对性的方案。近几年，特别是建设城市大脑后，杭州市加强了交通电子设备的安装与应用，如图5、图6所示，各类交通电子设备数量总体稳步增加，特别是交通视频监控器，在智慧交通建设期间，数量增长显著，这些电子设备也保持了较高的完好率。如图7所示，电子警察对违法事件的捕获率与正确率也逐步上升，捕获率从2014年的85%增长到2019年的99%，正确率从2014年的60%增长到2019年的90%，提高了交通事故的解决效率。与此同时，交通信号灯的故障率呈下降趋势，交通信号灯对指挥交通起着至关重要的作用，交通信号灯发生故障将会对出行者的工作生活产生很大的影响,如图 8 所示,2014~2019 年,交通信号灯的故障率从 2.1% 下降到 1.2%。这些交通电子设备为城市大脑的工作提供了可靠的数据来源。城市大脑计算出为缓解城市拥堵需将车辆控制在 1.5 万辆,事实上控制在 6000~8000 辆。除此之外,GPS 数据以及路面球机监控,有助于警情快速发现及处理,避免堵塞交通。通过这些措施,杭州市交通治堵已经取得了显著的成效,当前拥堵排名在全国大中城市中基本保持在第 30 位,年日均拥堵指数也在不断下降,2015 年为 1.52,2019 年降为 1.31。交通拥堵的解决提升了城市的活力,也是健康交通的重点建设内容,它方便了人们的生活,减少了事故的发生,促进了人们的身心健康。

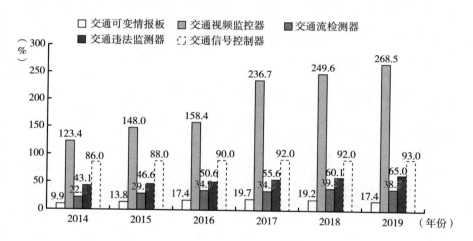

图 5　2014~2019 年杭州市交通电子设备安装率

资料来源:杭州市交通运输局。

2. 智慧交通促进社会发展

社会经济与社会文明是社会发展的主要体现。交通发展是经济发展的先行官。智慧交通的发展能够产生直接经济效益,如扩大监控设备、轨道、车辆等的需求,促进商品的运输与交流,降低市场交易成本;加强杭州市城乡之间的资金、人员流动,缩小城乡差距,推动经济总量的增长;还会间接地促进经济的发展,使更多的土地被开发出来,提升沿线土地的价值;同时创造很多就业机会。除此之外,智慧交通依赖高新技术,也促进了杭州市产业的变革。杭州

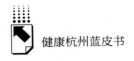

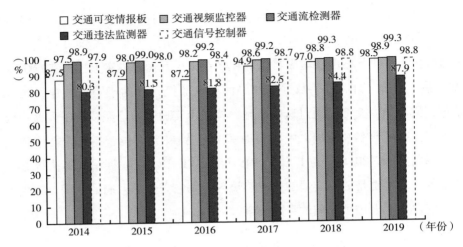

图6　2014～2019年杭州市交通电子设备完好率

资料来源：杭州市交通运输局。

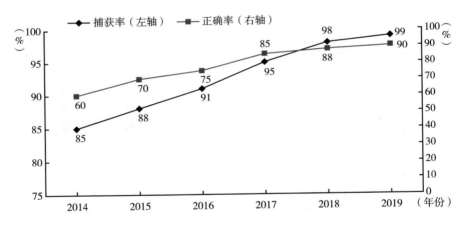

图7　2014～2019年杭州市电子警察违法事件捕获情况

资料来源：杭州市交通运输局。

市的数字信息化走在全国前列，智慧交通反哺高新产业，为其发展提供了更多的机会。与此同时，智慧交通的发展也促进了杭州市物流业的发展。

文明交通是社会文明的晴雨表。交通对居民的行为有很大的影响，交通状况的恶化也衍生出了损害社会文明的问题，比如"路怒症"、危险驾驶

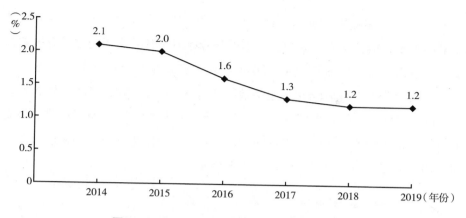

图 8　2014～2019 年杭州市交通信号灯故障率

资料来源：杭州市交通运输局。

等。这种因交通产生的不良情绪和违规行为不仅影响居民的身心健康，还极易造成交通事故，造成人员伤亡。健康交通强调人在交通领域的重要性，目的是建设有利于居民生存发展的交通环境，智慧交通的发展促进了这一目标的实现，减少了交通不良事件的发生，特别是应用城市大脑后，杭州市的交通状况得到极大的改善，交通事故致死数以及致伤数都呈现出下降的趋势。交通是社会文明的体现，智慧交通改善了交通状况，促进市民相互理解，提高了社会文明的水平。

（三）智慧交通促进人际和谐

1. 智慧交通保障居民健康

交通与人的健康息息相关，首先，交通可以通过影响居民生存的环境影响健康；其次，交通可以通过影响医疗资源的可及性影响健康；最后，交通事故还易致死、致残，造成生命的逝去以及生活质量的下降。健康社会以保障人们的健康为前提，智慧交通通过减少空气污染、噪声污染降低了环境对人们健康的伤害。除此之外，智慧交通极大地缓解了杭州市的交通拥堵问题，加快了道路车辆的流动，方便了居民外出就医等；利用监控系统对路面情况进行实时监控，及时处理交通事故，抢救受伤人员，减少了交通不良事

101

件的发生。应用城市大脑后，杭州市的交通情况得到极大的改善，尽管随着车辆的不断增加，交通事故的发生不可避免，但是智慧交通的建设有效地控制了事故伤亡数。如图 9 所示，2014 年发生交通事故 96383 起，交通事故致死人数为 782 人，2019 年发生交通事故 243371 起，但是交通事故致死人数下降为 709 人。伤亡人数的下降与医疗水平的提高有关，但更重要的是交通电子设备等的覆盖保障了道路安全，排除了安全隐患，道路顺畅能及时地对受伤者展开救助，保障了出行者的生命安全。

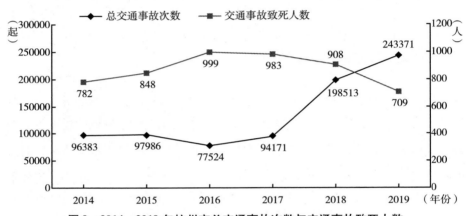

图 9　2014～2019 年杭州市总交通事故次数与交通事故致死人数

资料来源：杭州市交通运输局。

2. 智慧交通提升居民生活幸福感

智慧交通以道路为纽带，将涉及居民生活的方方面面都联系起来，打造了一个适宜人类居住的城市。智慧交通的建设给杭州市居民的生活带来了便利，也获得了他们的认可。"杭州交通"是一款能提供公共自行车、公交车、地铁、停车位等出行信息的手机服务软件。截止到 2017 年，手机客户端下载量已将近 30 万次，累计提供了超过 1000 万次的交通出行信息，日平均查询次数达到 3 万多次。① 生活幸福与身体健康、收入稳定、社会关系良

---

① 吴昊旻、宋婷、陈迎迎、杨永耀：《交通云下的杭州智慧大交通》，《信息化建设》2017 年第 10 期。

好等息息相关。智慧交通不仅为杭州市居民的生活提供了便利，还从保护环境、经济发展以及提高社会文明水平等方面广泛地影响了居民的生活，使居民生活的幸福感得到了提升。

五　智慧交通建设的杭州经验与展望

（一）杭州经验

1. 完善智慧化基础设备，搭建数据化智慧服务平台

数据是智慧交通的核心，智慧交通中任何一项应用都是基于海量的数据获取和分析而得以实现的。智慧交通的本质就是通过收集大量实时数据，应用先进的技术和智能控制平台为人们提供智能服务。数据的获取需要完备的基础设备作为支撑，智慧服务平台的建设离不开互联网、物联网、云服务等信息化基础。近年来，杭州市不断完善信息基础设备，加快智慧服务平台的建设应用，推动数据资源融合共享，形成以数据体系为核心的智慧服务平台——城市大脑。

2. 政府主导，协同治理，形成社会合力

公安局、交通局、交通管理局等部门都是智慧交通建设的重要主体，这些政府部门平级而立，行政独立，在交通建设管理中有各自的业务标准和规范，信息互通性差，容易形成信息孤岛。政府应该发挥协调统领作用，促成信息共享，形成政府牵头、部门合作的综合协调机制。杭州市在智慧城市建设之初就考虑到这个问题，着力打造了一个可以为智慧治理建设共享数据的大平台。借助于城市大脑，杭州市的不同政府部门可实现资源共享。

此外，智慧交通建设是一项浩大的工程，不仅需要政府的政策支持，还需要大量资金注入和先进科学技术的研发。在建设智慧交通的过程中，杭州市政府部门立足于自身实际，因地制宜，充分利用互联网技术资源，在技术开放应用方面，不断与当地企业合作。杭州政府提供资源、搭建平台，企业

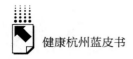

发挥自身科研创新能力。政企合作，合力推出城市大脑平台，并不断研发，解锁新的应用场景。在城市大脑实际投入应用时，社会公众也成为参与建设智慧交通的一股力量，乘客以开放的态度接受改变、亲身体验进而提供数据与反馈，推动了智慧交通建设发展。

3. 坚持以人为本，提升市民获得感

长期以来，我国不少智慧城市建设过于重技术轻应用、重投入轻实效，导致市民对智慧城市的获得感不强、支持度不高。杭州市在发展智慧城市的过程中，摒弃传统的技术思维和项目路线，始终坚持以人为本，用信息技术不断赋能市民生活质量提升。政府和相关企业树立"以人为本"的理念，根据杭州居民的切身需求，为杭州居民提供方便实惠的公共服务。满足人们在城市生活中的物质和精神需求，提高人们的幸福指数，同时迫使政府和企业改善服务方式，提高工作效率，使"杭州智慧城市治理"融合创新型城市、学习型城市、文化型城市和绿色城市等特征，实现杭州市的可持续发展。[①]

（二）发展趋势

1. 区域一体化

随着交通运输业的快速发展，交通运输方式的不断更新，各区域间的交通联系日益紧密，不同城市的交通体系逐步纳入统一的交通体系网络，逐渐形成了跨越不同行政区域的综合交通运输体系[②]，如京津冀交通一体化。杭州位于长三角地区，随着长三角地区经济一体化程度越来越深，加强技术合作、资源共享，加强交通网络互联互通，探索沪杭车牌车辆便利化管理，建设智慧交通一体化是必然趋势。

2. 技术创新化

随着科学技术不断创新，越来越多的高新技术正不断地应用于智慧

---

① 王欢、赵敬丹：《大数据支撑下的杭州智慧城市治理的经验与启示》，《辽宁教育行政学院学报》2020 年第 1 期。

② 高海峰：《智慧交通发展趋势与构建》，《数字通信世界》2019 年第 7 期。

交通建设。5G 技术、区块链技术、超级计算机技术、建筑信息建模技术（BIM）、虚拟与现实（VR）技术等有望推动智慧交通进一步发展。5G 技术快速的图像传输速度，能在一定程度上减少因图像延迟、卡顿、传输速度缓慢而存在的安全隐患；区块链技术因其去中心化、数据无篡改性和数据公开透明的特质，可以更好地保证车辆信息在交互过程中的安全性；超级计算机技术为城市交通协调运行管理、交通大数据深度学习、重大交通事件的应急处置和预测分析等提供运算速度和大批量数据处理能力；建筑信息建模技术可为交通基础设施的数字化提供工具和数据支持；虚拟与现实技术因其沉浸性、交互性、构想性和智能性基本特征，可作为一种评价手段和训练体验的工具，为应急预案处置演练、交通运输科普宣传等提供技术支持。[①] 这些高新技术的应用为智慧交通的发展注入新的活力，能让智慧交通的发展更加安全、有效、全面。

3. 运用便利化

伴随着数字通信技术、地理信息技术的快速发展，新兴信息技术在社会发展中的作用不断凸显。为了适应交通参与者的出行需求，交通运输行业不断研发、应用新兴信息技术以提高交通运输管理工作过程中的感知力和应变力，推动交通运输管理工作效率不断提升。作为"互联网之都"，杭州将会继续发挥互联网技术优势，不断推动交通运输行业服务向个性化、便利化方向发展。

4. 管理精准化

大数据、云计算、人工智能等新兴信息技术飞速发展，在实时监控、动态跟踪、数据收集、趋势预测、资源调度等方面具有明显优势。科技赋能，实现了人们对交通运行实际状态的全面掌控，也使城市管理精细化成为可能。近年来，杭州交警紧紧围绕"道路资源寸土必争、信号配时分秒必夺"的管理理念，积极探索城市交通精细化管理。未来十几年，杭州市城市人口

[①] 《智能建筑与智慧城市》编辑部：《交通强国，任重道远　科技赋能，智慧交通》，《智能建筑与智慧城市》2020 年第 10 期。

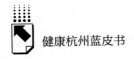

还将大幅扩张，机动车保有量将持续增加，交通供需矛盾愈加突出。面对日益增加的人口数量和机动车数量，杭州交警将继续坚持精细化管理理念，深化建设并应用城市大脑，加强交通综合治理，推进杭州交通治理体系和治理能力现代化。

B.6
杭州市智慧健康食堂运营效果评价

赵定东　卢瑶玥*

摘　要： 对美好生活的追求以及对健康问题的讨论是人类史上永不过时的话题。在信息化时代变革的背景下，我国食堂行业也紧跟时代步伐，用数字赋能，从以信息技术为核心向智慧化、健康化食堂发展。根据调研，杭州市健康食堂运营存在着诸如理论体系尚不完善、顶层支持和统一规划尚不健全、食堂行业发展的协调性仍需提高、食堂智慧化转型的程度仍需深化等问题。基于此，完善智慧健康食堂的理论体系、加强智慧健康食堂的顶层支持、提升食堂行业发展的整体性、优化智慧健康食堂的管理运行方式、将大数据与建造智慧健康食堂相协调、扩大智慧健康食堂的应用场景等是未来需要改进的方向和举措。

关键词： 智慧化　数字赋能　健康食堂

自美国 IBM 公司 2008 年提出"智慧地球"这一全新概念后，这个理念便进入大家的视野并引发各国热议，而在此之前的"数字地球"可谓为"智慧地球"的建成打下了坚实的基础。但不论是"数字地球"发展过程中取得的成就还是从"数字地球"迈向"智慧地球"的探索道路都离不开城

---

* 赵定东，社会学博士后，杭州师范大学公共管理学院教授，主要研究方向为基层社会治理、社会福利、志愿服务研究、社会工作理论；卢瑶玥，杭州师范大学公共管理学院硕士研究生。

市这一重要载体，且只有城市变得"聪明"了，才有希望实现"智慧地球"。IBM 的"智慧地球"中的诸多设想都是以城市为核心的，可以运用到智能交通、智能教育、智能健康卫生、智能食堂以及公共安全、社会治理、金融贸易等多个领域，在以互联网为应用领域的"数字地球"基础上，加强了数据间的互联互通，实现了人与物、物与物之间的物物互联。物联网便是让城市变得更智慧的重要基础。

智慧健康食堂源于健康城市建设，是新时代满足人民美好生活需求的具体举措。

一 智慧健康食堂建设与运营背景

与人们生活息息相关的饮食环节无疑是健康社会构建中必不可少的一部分，近年来，我国医疗卫生水平提升整体上取得了一定成效，但是对疾病的恐惧与对未来健康状况的忧虑仍是人们生活水平提高的主要障碍。我国慢性病增长率有提高的趋势。"中国的疾病谱已经开始从传染病转向非传染性疾病，到 2030 年，慢性非传染性疾病患病率将至少增加 40%。"[①] 这与生活水平不断提高，人们的生活习惯与饮食结构不尽如人意有密切关系。近年来，我国积极推进"健康中国"战略，也正是在各种疾病呈现年轻化这一严峻形势下提出的。"治未病"即未病先防，是指机体尚未发病时，提早采取多方面的措施进行干预，防止疾病的发生，可以从调理人的体质入手，利用饮食调护，提早干预，防止慢性病的发生。[②]

综合我国在 1959 年、1982 年、1992 年和 2002 年所进行的 4 次全国性营养调查发现，总的趋势是中国人粗粮越吃越少，动物性蛋白和油的摄入量越来越多；而细粮米饭的过多摄入导致中国人的健康和体质状况每况愈下，

---

① 《中国老龄化与健康国家评估报告》，世界卫生组织，2016，https：//www.who.int/ageing/publications/china - country - assessment/zh/。

② 周智慧、陈启亮、章小燕、闵莉：《从中医治未病理论谈饮食调护防治慢性病》，《福建中医药》2019 年第 6 期。

当前患血脂异常、血糖偏高、免疫力低、便秘、失眠、头晕等症状的人越来越多，其中肥胖以及相关疾病最受关注。[①] 饮食健康日益成为社会关注的焦点问题，首先，学生群体作为祖国未来发展的中坚力量，需要耗费体力和脑力，需要各种营养的摄入，而学生群体由于自身健康饮食知识的储备有限以及自控能力强弱有别，往往不懂得合理、理性饮食。其次，中年群体作为国家的有力建设者，社会财富的创造者，但工作压力的堆积、人际交往应酬也往往导致该群体常常无暇顾及自己的健康，这为以后老年的健康状况埋下众多隐患。最后，是年轻时为社会做出贡献的老年群体。我国 1999 年步入老龄化社会以来，老年人口增长速度不断加快，老龄化速度快于世界老龄化速度。对于老人尤其是年纪较高的空巢老人和部分独居老人来说，买菜、做饭并不是一件很容易的事，并且许多老人受消费观念的影响，一两个人很多时候就将就着解决一日三餐，这对于本就存在更高概率患慢性病的老年人来说更加不可取。因此，为了健康社会的构建，饮食作为决定人的基本健康状况的八个层面中生活方式层面的重要部分，其重要性不言而喻，而物联网、大数据、云计算的出现也为健康化、个性化的餐饮提供了新思路。

社会大环境决定了人们大多数时候采取集中就餐的方式，而食堂作为集中就餐的重要场所、饮食的重要载体，设于机关、学校、企事业单位，供应其内部干部职工、学生就餐。智慧健康食堂的打造，在于通过摸索出一种与现代生活方式相契合的饮食模式，仔细研究不同年龄阶段、不同身体状况群体的生活方式，分析其特点，从而有针对性地进行个性化的饮食设计，使长期处于亚健康状态的人们，通过智慧健康食堂这一平台逐渐向健康转变。

（一）智慧健康食堂的定义及内涵

智慧城市建设在我国不断推进，数字化时代外卖行业快速发展，加入的商家越来越多、可以配送的范围越来越广，这在无形中改变着人们所吃的食

---

① 张晓文、赵广才、宋清：《合理饮食结构对于我国国民体质健康的影响探讨》，《甘肃医药》2011 年第 8 期。

物及其制作地点，越来越多没有桌椅和客人，只有一个可以制作食物供应外卖的"暗厨房"改变着实体城市和交通。而食堂作为一个在城市工作办公区、教室图书馆之外，人们的重要实体用餐场所，也在进行从智能化向智慧化的转变，弥补着长期点外卖人群的"健康债"。所谓智能，《现代汉语词典》给出的解释如下：一指智慧与才能，如发挥智能，开发智能，智能发展；二指具有人的某些智慧和能力的智能化家电产品，如智能终端、智能机器人。所谓智慧，是指对事物分析判断和发明创造的能力。可见，智能和智慧两个词，在某些环境下所表述的意思相近，但智慧更强调事物"分析判断"和"发明创造"的功能。[①] 智慧健康食堂系统也正在努力实现从模仿一些人类行为的能力向可以与人类大脑一样进行分析与思考并从中得到启发从而创新的转变，即不是对已知的数据、已有的资源进行被动感知，而是更加能与使用者进行主动互动从而获得更加有利于社会健康的新发现。

由此可将智慧健康食堂定义如下："智慧健康食堂"是针对机关和企事业单位的干部职工、在校学生的饮食需求提出的一种解决方案，通过数据采集、分析，利用现代化的技术工具，准确了解食材从农田到餐桌的每一道关口的情况，确保就餐者吃下的每一口饭菜都是安全无忧的，并且实现预订、用餐、食堂管理各要素的全面感知、数据互联、纵向整合、整体协同、整体优化的全流程信息化服务；是基于物联网、大数据、云计算等现代信息技术，结合 AI 等工程技术实现从纯人工服务的食堂提升到满足不同人群饮食需求的综合性智慧食堂。它除具有传统食堂的基本功能外，同时具有满足人们对食物绿色、安全、个性化需求的供给系统，其目的是弥补各类人群在食堂用餐中饮食经验的欠缺，它增加了调配合理膳食、指导食物加工、节省等待时间等具体操作系统。

从内涵上来看，首先，智慧健康食堂是在智慧城市的大框架下基于健康社会这一理念提出的，但其离不开食物"主业"，智慧预订、智慧就餐、智

---

① 张盈盈、陈燕凌、关积珍、温慧敏：《智慧交通的定义、内涵与外延》，第九届中国智能交通年会，广州，2014。

慧管理是最主要的三部分。其次，智慧健康食堂不仅局限在食堂，其与农业、交通、能源等其他行业融合，智慧健康食堂系统将重心更多地放在如何将食堂系统更好地融入健康社会的构建之中、智慧城市的发展之中，食堂不再仅仅是一个独立的系统，而是将健康触角延伸到社会、城市的其他领域。另外，智慧健康食堂不是建立好一个系统后就静止不变，而是强调可持续和综合发展，创新是引领发展的第一动力，因此持续的科技创新也是重中之重。与以往的模式不同，就餐人员与智慧健康食堂系统的双向互动将是其创新的突出特点。

（二）智慧健康食堂的基本特征

目前，大部分的行政机关、企事业单位食堂采用的依然是传统的结算模式，其整体的消费流程大致包括职工/学生用户在窗口选取菜品，后勤人员打好并根据每日菜价进行人工计算后在结算器上输入总金额，职工/学生用户使用员工卡/校园卡进行支付并就餐。在现代科技和城市建设飞速发展的当下，这种流行了十余年之久的一卡通食堂系统的弊端也越来越多地显现出来。具体有如下几点。第一，随着就餐人数的增加，所需要的人力成本也随之增加，尤其是用餐高峰期所需要的服务人员、工作人员比非高峰时期多，导致人力资源存在浪费现象。第二，由于就餐时间很集中，往往到了吃饭高峰期就面临排队、拥堵等窘境，就餐效率低下。第三，目前食堂基本是后厨做什么菜，职工/学生就吃什么菜，没有提前做意向调查，采购基本是凭经验，没有对菜品做精确的用量分析，导致部分饭菜由于无法准确满足职工/学生每日的用餐需求而浪费掉，从长期来看，这与节约环保理念是相悖的。第四，由于传统食堂多为人工结算，用餐高峰期不可避免地会出现人为差错，这给后续对账工作带来了极大的不便。

智慧健康食堂最大的特征在"智慧"二字，其最终目的是提升人们的健康水平，构建健康社会。智慧是数字化、智能化、信息化的集中体现，具体表现为以下几个方面。

首先，智慧在分析上，一方面，通过对食堂用户在线上订餐系统上所预

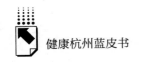

订的菜品以及线下消费的数据进行深度分析，与每位食堂用户建立一层联系网，了解其用餐喜好，进行菜品的优先推荐。另一方面，利用职能终端设备将每位食堂用户的身体信息录入智慧健康食堂系统，进行分析后，根据每位食堂用户的身体状况提供具有针对性和专业性的就餐建议。

其次，智慧在支付上，智慧健康食堂的支付系统支持多种支付方式，支付宝、微信、App、人脸识别，这避免了忘记带卡或者卡里余额不足等窘境，尤其是人脸识别支付，缩短了识别、支付的时间，提高了就餐效率。

再次，智慧在管理上，由于智慧健康食堂系统可以提前预订餐品，就餐方式多样，可以节省大量人工，而且系统自动结算，不仅节省了人工结算所浪费的时间而且精确无误，使得食堂就餐环境也更加安静、有序。

最后，智慧在健康安全上，通过大屏展示配餐间、消毒间、烹饪间等各个车间的工作情况，食材采购来源、农残检测指标等也十分明确，打造让食堂用户放心的"阳光厨房"。

（三）智慧健康食堂建设的政策支持与必要性

"将健康融入所有政策"的适用性、应用以及实施的有效性也已被证明。2015 年，中国共产党十八届五中全会提出要将"健康中国"上升为国家战略。2016 年 7 月，全国爱国卫生运动委员会发布《关于开展健康城市健康村镇建设的指导意见》，明确了健康城市和健康村镇是新时期的国家重点工作内容。2016 年，习近平总书记在全国卫生与健康大会上强调，"没有全民健康，就没有全面小康。要把人民健康放在优先发展的战略地位……加快推进健康中国建设"①。党的十九大报告更是明确提出实施"健康中国"战略，"健康中国"战略不论是在政治、经济、社会、政策哪一维度的意涵和作用都非同寻常。2016 年 8 月，中共中央政治局审议通过《"健康中国2030"规划纲要》。

---

① 《把人民健康放在优先发展战略地位》，新华网，2016 年 8 月 22 日，http：//www. xin huanet. com/politics/2016－08/22/c_ 1119429462. htm。

2016 年 11 月，全国健康城市健康村镇建设座谈会暨健康城市试点启动会在浙江省杭州市召开。杭州市为了贯彻落实《"健康中国 2030"规划纲要》和《健康浙江 2030 行动纲要》，推进健康杭州建设和提高人民的健康水平，特别制定《"健康杭州 2030"规划纲要》，把"将健康融入所有政策"作为指导，坚持政府主导、部门协作、社会共同参与工作机制，围绕七个人人享有的目标探索并形成了健康城市建设中的杭州模式。① 将健康融入所有政策的目标要求政府和部门将实现所有人的健康作为社会治理的重要目标，强调人民享有获得健康的权利，政府有责任和义务保护人民群众的健康。② 杭州市为响应"健康中国"战略的提出，将"建设惠及城乡居民的健康杭州"写进《杭州国民经济和社会发展第十三个五年规划纲要》，切实提高广大群众的健康素养和健康水平。③ 民以食为天，健康、智慧的饮食结构是"健康中国""健康杭州"战略落实到位的重要体现，也为实现中华民族伟大复兴中国梦打下坚实的基础。

为推进"健康中国"建设，提高人民健康水平，党的十八届五中全会将建设"健康中国"上升为国家战略。指出针对居民健康饮食问题，建设健康城市餐厅和健康村镇餐厅；重点加强健康学校建设，加强学生健康危害因素监测与评价，完善学校食品安全管理；加强食品安全监督，完善食品安全标准体系，加强食品安全风险监测评估；加强引导合理膳食，制定实施国民营养计划，深入开展食物营养功能评价研究，建立健全居民营养监测制度。

张永民等站在人文视角将智慧产业定义为与"智慧活动"、"智慧城市"、"物联网"和"智能化"等人们生活休戚相关的新一代产业。④ 基于

---

① 《中共杭州市委 杭州市人民政府关于印发"健康杭州 2030"规划纲要的通知》，杭州市人民政府网，2017 年 3 月 20 日，http：//www. hangzhou. gov. cn/art/2017/5/19/art_ 1345197_ 8361257. html。

② 《卫生计生委介绍关于健康促进指导意见有关情况》，中国政府网，2016 年 11 月 18 日，http：//www. gov. cn/xinwen/2016 – 11/18/content_ 5134266. htm。

③ 《健康浙江、健康杭州：G20 后时代倾力打造"健康中国示范区"》，搜狐网，2016 年 12 月 12 日，www. sohu. com/121308252_ 374902。

④ 张永民、杜忠潮：《追赶世界经济前沿，发展关中智慧产业》，《中国信息界》2011 年第 4 期。

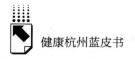
此定义，作为智慧后勤项目重要部分的智慧健康食堂系统的构建显得尤为必要。

从扩大食堂用户群体角度来看，2020 年开年，因为新冠肺炎疫情人员流动频率跌至谷底，大部分企业受创，效益下滑，其中餐饮业更是受到了直接且巨大的冲击。一方面，企业收益下降造成人力成本支出紧张，社会整体消费相对收紧；另一方面，新型冠状病毒的传播途径广、传播速度快等特点导致饭店餐馆等聚集性强的场所流量大幅减少，外餐流失，食堂恰好迎来了吸引流量的好时机，毕竟比起看不到制作过程的外餐，职工和学生对食堂的信赖程度高许多。并且智慧健康食堂具有多种预订方式和就餐选择，可以通过相应的小程序、App 进行预订，同时可选择自取、餐柜取或骑手配送，食堂后台接收到食堂用户的订单信息后进行配餐，自动存录从点餐到最终取餐/用餐的全流程，并且开放线上互动窗口方便之后食堂用户与食堂人员进行意见反馈。

从降本提利的角度来看，一个食堂最大的开支除了水、电、燃料等固定费用，人力资本费用是相对可控的。传统食堂需要若干打菜员兼顾结算的方式会导致的问题是打菜加结算的时间较长，人工结算慢，易出错；顾客排队时间长，易引发顾客消极情绪；易以每台结算机为单位形成多条队伍，不利于顾客流动和选餐。设置专门结账人员的方式会导致的问题是人工结算慢、易出错；容易导致顾客拎餐等待结账的时间较长，引起顾客不满。因此采用大数据和互联网技术的智慧健康食堂，集 ERP 管理、智能硬件、移动支付于一体，通过多维度的大数据分析优化食堂经营，让档口和菜品数据、用户和菜品数据、经营数据等实时链接，一体化的数据保证了在减少大量工作及服务人员的基础上提高精准度，使食堂运作更为高效、便捷，从长远看既降低了成本、提高了利润还缩短了对账期、降低了剩餐率，可谓事半功倍。

从食品安全的角度来看，食品追溯是世界公认的解决食品安全问题的有效途径，多年来，食品追溯相关问题在国内都是一个棘手的难题。人们虽然一直在想方设法攻克这一难题，无奈受制于食品监管难度大、食品安全意识低等各个方面的不利因素，一直都没能找到最佳解决方案。疫情期间，大到国家小到个人对食品安全问题都更为敏感，而食堂作为聚集性较强的场所，对食品安全的追溯、监管应表现得更为突出。应加强对智慧健康食堂系统的开发与应用，通过智慧食品安全监管系统更好地实现农残检测、菜品溯源、明厨亮灶、菜品留样等功能。另外，系统能够记录每天的食材出入库情况、菜品供应情况以及详细的消费记录，在发生饮食安全问题时，方便实时找到问题源头，也能够更好地做到食堂安全运营监管。这些方面对于更好地完善国内食品追溯体系、实现食品安全这一我们不懈追求的目标是十分迫切和必要的。

二　杭州市智慧健康食堂运营效果评价

健康是促进人类全面发展的必然要求，是经济社会发展的基础条件。《"健康中国 2030"规划纲要》指出，要引导群众形成科学的膳食习惯，推进健康饮食文化建设。按照"健康浙江"建设要求，杭州市机关事务管理局积极开展健康食堂建设，取得了良好的效果。

建设健康食堂是为了促进干部职工健康、加强食堂规范管理。经调研，机关干部职工工作压力大，饮食无规律，慢性非传染性疾病高发，癌症等重大疾病发病率逐年上升，对健康饮食的需求非常强烈。因此食堂管理工作以改善职工健康状况为出发点，在菜谱膳食结构、全过程监管、食品卫生安全管理及食物浪费等方面打造创新健康食堂管理模式，也是为干部职工提供更精准、更人性化的营养健康服务。

为了紧密衔接中央精神，2016 年，时任浙江省委书记、省人大常委会主任夏宝龙同志在全省卫生与健康大会上强调："浙江要成为全面建成小康社会的标杆省，'健康浙江'建设不能失速，更不能缺位。"①

浙江省杭州市直机关工会响应"健康中国"战略，结合落实"健康浙

---

① 《健康浙江建设　不能失速更不能缺位》，浙江新闻网，2016 年 12 月 1 日，https：//zj. zjol. com. cn/news/497365. html。

江"建设，立足杭州，积极联系和调研浙江省机关事务管理局、浙江省疾病预防控制中心、浙江大学医学院、浙江大学公共卫生学院、浙江大学饮食服务中心及部分机关食堂和相关企业，并结合省、市级机关食堂餐饮服务和干部职工健康管理工作及现阶段互联网、物联网、大数据等技术手段发展的现状，拟以建设市直机关"互联网＋智慧健康食堂"为试点，逐步推进对杭州市机关干部职工的健康生活方式指导和慢性疾病预防控制，从而提高全市干部职工的健康素养和健康水平，以人为本贯彻落实"健康中国""健康浙江"战略。

（一）杭州市直机关食堂智慧健康运营基础

1. 干部职工健康现状需要智慧管理

（1）工作压力大，饮食无规律

当前我国政府正处在政治经济内外交互的转型期中，政府职能在不断转变和提升，各级干部职工的工作内容日渐增多，工作责任重大。压力大且长期处于职业应激状态，会催生一些不健康的生活习惯，如抽烟、喝酒、缺乏运动、熬夜、饮食习惯差、膳食结构不合理、饮食不洁等，对干部职工的健康造成严重的影响。这些行为将使干部职工尤其是中年人患上心脏病、脑血管病、高血压、胃病、肾病、糖尿病、肥胖病、高胆固醇等慢性病。吸烟对癌症、心血管系统、呼吸系统、消化系统、生殖系统、造血系统等都有严重影响。与吸烟及被动吸烟相关的疾病包括心脏病、脑卒中、慢性肺部疾病、肺癌、喉癌、食管癌、口腔癌以及膀胱癌等在内的多种疾病。肺癌的发生率，吸烟者是不吸烟者的 220 倍。过量饮酒会破坏肝脏储糖功能，饮酒者容易出现低血糖。缺乏运动会导致心肺耐力下降，不运动会导致脂肪堆积；同时超负荷运转，工作过度劳累又缺乏休息还会使内分泌紊乱。

2018 年，我国男性每天吸烟率为 47%；每天食盐摄入量超过 5g 的人的占比为 80.9%，食盐过量主要会导致高血压、心脏病或肾脏病等问题；食用油摄入量每天超过 25g 的占比为 83.4%；蔬菜水果摄入量不足 400g 的占比为 52.8%；过去 12 个月饮酒者中过量饮酒的占比为 17.4%；而有好的生活习惯，经常锻炼的居民占 11.9%。由此可见，多数人具有不良的生活习惯。

（2）慢性非传染性疾病高发，干部职工整体健康状况堪忧

《2019 年中国公务员健康绿皮书》对 2018 年公务员人群的 30 多万个样本数据进行分析，干部职工健康状况堪忧。16 类指标中，2018 年中国公务员样本人群中至少一项指标异常的占到 92.0%，体检五项以上异常者近半。男性前三大健康问题是体重指数增高、脊椎异常、脂肪肝，女性前三大健康问题是脊椎异常、甲状腺结节、骨质疏松。在 2018 年公务员样本人群中，不同人群的健康指标状况亦略有差别。其中，领导干部的健康状况是最差的，近八成的领导干部至少三项指标异常，其次是退休干部职工。目前公务员发病率较高疾病（主要为颈椎疾病、高血脂、脂肪肝、高血压、糖尿病、体重超标和前列腺疾病等）的相关体检指标，领导干部样本人群的异常率都高于一般职工。绿皮书还发现，职务之间的指标差异与年龄无关。在各个年龄段中，领导干部样本人群的各种指标异常率均高于一般职工。以 30～39 岁年龄段为例，在 7 项重点异常指标上，领导干部的异常指标检出率全部高于同年龄段的一般职工。其中，颈椎异常的检出率差异达到 17 个百分点（分别是 57% 和 40%），其次是血脂异常、超重肥胖、脂肪肝等。也就是说，排除年龄因素，领导干部这一群体的健康状况相对较差。从全国的数据分析结果来看，不同城市的异常检出情况也略有差别，杭州在上海、北京、广州、南京之后位列第五。

（3）癌症等重大疾病发病率逐年增加

在中国，癌症已成为疾病死因之首，且发病率和死亡率还在攀升。据统计，2015 年中国有 280 多万人死于癌症，平均每天 7500 人。[①] 在癌症中与饮食有关的癌症占很大比例，据中国医学科学院肿瘤研究所的统计，与饮食营养有关的癌症在我国占 40% 以上。而我国省直机关困难职工大多数是因病致困，人数逐年增加，癌症病人最多。研究发现，许多癌症是可以通过均

---

① 金振娅：《世卫组织：中国 2015 年因癌死亡超 280 万人》，《光明日报》2016 年 2 月 5 日。

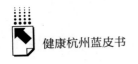

衡的膳食、良好的饮食习惯预防的。

2.食堂管理现状需要智慧健康管理

随着生活水平的提高，人们对饮食的要求也逐步提高。食堂是单位的后勤保障，关系到人们的身心健康、饮食健康与安全。但目前很多食堂在管理上还存在一些问题，主要表现在以下几个方面。

（1）菜谱膳食结构不合理

膳食结构对人体健康的影响最大，而人体每天对各类营养物质的摄入量是有要求的。例如，对所有的谷类、薯类、杂豆需求最多，每天需 250 ～ 400g；蔬菜 300 ～ 500g；水果 20 ～ 40g；畜禽肉类 50 ～ 75g；鱼虾类 50 ～ 100g；蛋类 25 ～ 50g；奶类及奶制品 300g；需求最少的是油脂类，仅需 25 ～ 30g。合理膳食指的是按照人体需要补充相应营养的过程。有人给干部职工食堂总结了三个"最"：覆盖人群最广，就餐次数最多，导致患病危害最大。事实的确如此，目前，大多数上班族是在单位的食堂解决午饭问题，有的甚至一日三餐都依赖单位食堂。但很多食堂的厨师长并没有接受过合理膳食相关知识的专业培训，没有按照季节、营养功能的不同，搭配出均衡合理的菜谱，也就不能为干部职工的健康提供基础保障。

（2）饮食品质与职工需求不匹配

目前的食堂管理只能做到"食堂做什么，干部职工吃什么"，干部职工的健康饮食需求如"想吃什么""能吃什么""不能吃什么""吃了多少"无法形成有效、科学的数据统计来指导食堂的生产，食堂每日的菜品生产，只能靠食堂管理人员的知识水平和管理能力来进行计划，导致就餐体验较差。

（3）食堂管理全过程监管不到位

如今科技发展迅速，信息化给人们的生活带来便利，但许多单位的食堂后勤管理部门却与时代脱节，只实现了部分管理流程的信息化，有的甚至依然使用较原始的手工抄写、对账的方法，给食堂管理者监督管理食堂商品的采购供应过程带来较大难度。且较多食堂采取承包经营方式，食堂经营缺乏有效的监督机制，或者监督弱化，致使食堂的经营者缺乏足够的约束，采购、制作和销售各个环节存在巨大的安全隐患，容易滋生腐败和危险。

（4）食品卫生安全管理不科学

食堂经营者在卫生安全管理问题上绝不能有半点马虎，因为一旦食品卫生安全出现问题，尤其是食物中毒问题，将会给食堂的经营者和管理者造成严重的损失，甚至涉及法律问题。作为食堂的管理者，必须加强原料采购环节、生产制作环节和销售环节的卫生和安全管理。

（5）食物浪费情况不可小觑

教育部为遏止部分高校食堂餐桌浪费情况严重的现象，推出"光盘"行动，但其实不止高校食堂，很多干部职工食堂也存在食物被大量浪费的现象。中国科学院院士王志珍曾经指出，近年来，全国每年浪费食物总量可养活约 2.5 亿人，折合粮食约 800 亿公斤，相当于我们粮食总产量的 15%。

（二）杭州市直机关食堂智慧健康运营建设目标

针对上述现状，本报告希望通过对智慧健康食堂的建设，为食堂内部管理人员制定一套合理精准的食品采购清单，优化采购、提升备餐效率、节省采购成本。另外，通过对食堂用户数据的深度分析，为每个用户提供快速结算和更加合理的饮食搭配服务，推动机关干部职工的健康生活方式，提供健康、营养的餐饮，同时开展个性化订餐服务。在健康管理方面，通过大数据的手段和精准营养分析，设计出一套高效、健康、智能化、个性化的食堂运营系统。对干部职工的身体健康进行提前干预，切实降低干部职工慢性疾病的发病率，降低高危人群重大疾病的发病率，提升干部职工的健康素养和健康水平。基于此，目前对智慧健康食堂系统的构架主要是从食堂用户订餐系统、食堂后台管理系统、食物采购管理系统、收银系统、"阳光厨房"系统这五大系统入手来提高食堂的智慧化程度，提升健康水平。

（三）杭州市智慧健康食堂运营的建设思路

智慧健康食堂的建设思路主要包括两大方面。一方面，基于用户体验的

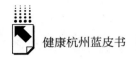

设计理念。"以人为本"与注重用户体验的观念不谋而合,"以人为本"理念最初由西方提出,是为了满足人们的需求与利益提出的。食堂与餐厅有所区别,食堂由于设在机关、企事业单位,是供应其内部职工、学生等就餐的场所,虽然也盈利,但是都由各单位进行一定的补贴且缺乏一定的竞争力,因此对于质量、用餐人诉求的把握没有那么及时与精准。而餐厅、饭馆则是指在一定场所,公开地向一般大众提供食品、饮料等餐饮的设施或公共餐饮屋。其中很重要的一个特点是竞争性,并且逐渐由单纯的价格竞争、产品质量竞争发展到产品与企业品牌的竞争、文化品位的竞争,而这些竞争都必须建立在餐厅对顾客体验感的完美掌握上。早期食堂的竞争意识很弱,但是随着现代化进程的不断加快,大数据以及智慧城市理念的不断深入,如今的食堂也越来越关注食堂用餐群体的体验感,特别是针对职工、学生等固定、特殊群体考虑其个性化、品质化需求,借助提升用户体验的理念为智慧健康食堂提供最基础也是最有力的支持,使智慧健康食堂有可持续的建设目标与动力。另一方面,物联网、大数据、云计算等技术的出现和日益成熟为智慧健康食堂的发展提供了技术和平台支持。首先,互联是构建协同的智慧化服务体系的关键一步。万物互联的物联网技术将食堂系统中的各要素信息通过传感设备与互联网进行连接,互联的前提是数据的感知与收集,因此要通过调研数据(访谈、观察、调研等)、网络数据(网络爬虫)、平台数据(数据库调取)确立一些基础性的数据标准。收集的数据主要针对企事业单位员工、行政机关干部职工、在校学生,包括其基本信息如健康状况、行为数据,如生活习惯。将获取的数据进行清洗、转换、规约等预处理,聚类、关联、序列化等深度挖掘。食堂系统本身是一个统一的整体,但是不同领域的数据、信息和运行在现阶段的联系是不紧密的。要将其进行紧密联系,需要运用数据驱动或社会物理学理论与应用。数据驱动有利于使不同领域的数据之间形成交互、互联,使不同类型的数据可以互相检索、作为基础形成联动的数据分析机制。其次,在大数据共享平台层面,依托智慧区域大脑、区块链接(BSN)服务网络平台,将智慧健康食堂系统涉及的核心数据、需要经常跨平台调取的数据标准化并存储于不同的系统中，建立不同层面的涉及职工、学生生活和健康等方面的大数据共享平台，对数据进行深挖。然后通过云计算根据系统间的评估和数据挖掘各要素之间的关系，通过整顿、协调、重新组合，实现信息系统的资源共享和协同工作，形成有价值有效率的一个整体。

（四）杭州市直机关食堂智慧健康运营举措

浙江大学的餐饮管理中心在食堂智慧健康综合管理方面进行了广泛的探索。如在后勤管理方面，已实现食堂内部管理流程的全面信息化，并支持对采购供应流程的监管；在就餐管理方面，以自动结算设备进行结算，提高食堂就餐效率，并对就餐者的就餐信息进行统计；在健康指导方面，可以实时推送膳食营养数据和健康宣教信息。杭州市充分利用浙江大学的经验，创新性地将"健康智慧餐厅"和干部职工的"健康生活方式管理"相结合，作为落实和推动职业人群健康宣教和健康管理，提升全市干部职工健康生活方式意识、主动预防慢性病的重要抓手，以人为本贯彻落实"健康中国""健康浙江"的战略目标。

杭州市机关事务管理局联合浙江校联信息技术公司为杭州市民中心职工四食堂引进"精准计量营养就餐系统"。其做法如下。

1. 健康环境建设

在市民中心职工食堂内采取多种形式宣传营养健康知识，营造健康环境氛围。在线下，张贴海报，摆放宣教材料，宣传有关膳食营养、慢性病防治等政策和知识并适时更新。在线上，通过食堂和单位其他 LED 电视、微信公众号、服务系统等渠道推送健康推文和视频，倡导合理生活方式。营造健康就餐环境，通过环境改造、清洗通风口、贴禁烟标识、添置健康测量仪等措施，为就餐者营造干净、舒适、无烟的就餐环境。

2. 营养餐设计与供应

为优化机关干部职工膳食结构，机关食堂于 2019 年 12 月 6 日推出营养餐预订服务。此次推出的营养餐，由后勤服务中心与浙江大学公共卫生学院共同合作研发，首次推出减脂瘦身、控制血糖、降低尿酸等三大健康营养套餐，设计开发"减脂增肌""糖尿病""痛风""心脏健康"营养套餐食谱共计 120 套，每日在职工二食堂供应营养餐。机关干部职工通过"杭州机关后勤"微信服务号预订所需套餐，并在规定用餐时段赴职工二食堂取餐，同时还有营养师在现场为大家提供咨询服务。夯实健康饮食基础，做好原材料检测；组织开展营养学知识等 3 场培训；根据季节变化，推出应季新菜、夏季防暑饮品、冬季养生汤等；拟定餐饮标准化初稿。推出健康餐饮服务，陆续推出在线点餐、年夜饭预订、"深夜食堂"、"打包菜"预订等暖心、暖胃服务，开展美食专场、"服务之星"评比、设餐桌呼叫器、改版微平台等精细化服务；改造职工二食堂售菜台，上线集成式出品系统。

3. 建设"互联网 + 智慧健康食堂"

通过大数据、人脸识别支付、移动互联技术，采用"精准计量备餐炉"进行备餐，进行健康饮食干预，提高就餐体验，配套建设有 1000 多道菜肴营养信息。"精准计量备餐炉"，打通干部职工与食堂之间的信息交互。让干部职工按需消费，精准记录营养摄入信息，减少食堂浪费，并结合智能设备和手机终端，记录干部职工每餐的就餐数据和营养信息，进行个性化、精准化营养分析和健康管理。"精准计量备餐炉"，采用自助餐炉，结合智慧健康食堂管理系统可详细记录每位干部职工的就餐信息，如菜品营养素信息、取菜数量（可精确到克）、菜品制作方式，通过手机 App 实时显示，提醒干部职工"吃了什么""吃了多少"，并结合每个人的身体状况提醒干部职工"哪些不能吃""哪些吃多了"，以及应该如何将饮食和运动相结合来提高身体机能。取消按份取餐模式，采用自主按需打菜模式，自动计量、自动计费结算，实现了每餐"吃多少拿多少"，开展"光盘"行动，自觉杜绝浪费。通过手机 App"你吃我做"功能，还能实现就餐者与食堂管理的互动，使食堂管理从粗放型向精细化、人性化、智能化方向转变，从而提高食堂管理的效率和效益，也可提高干部职工对食堂菜品的满意度。

营养餐线引入人脸识别技术，提高就餐体验，真正做到"刷脸吃饭"的无卡支付。简化就餐操作和流程，缩短就餐等待时间，提高了干部职工就餐服务体验。

职工二食堂自选餐台采用信息化出品系统，每一道菜肴都有详细的营养成分分析，包括能量、脂肪、蛋白质、碳水化合物等数据，精准的营养分析能让机关干部职工更直观地选择适合自己的菜肴，为打造健康、营养食堂奠定基础。

4. 营养师团队

目前已配备驻点营养专家 3 名、全职营养师 2 名、实习营养师 4 名、兼职营养师若干名。目前已在 R1 餐厅配备一名全职注册营养技师，计划将来继续招聘配备 2～3 名全职营养师。聘请营养专家对食堂管理人员及厨师进行食品安全和营养健康等专业技能的培训，重油、重盐的菜品将逐渐从干部职工食堂的菜谱上消失，取而代之的是按照季节、营养功能搭配出的营养均衡的健康菜品。定时以"营养与健康"为主题举办烹饪大赛，营造健康的智慧食堂氛围。同时以"食品安全和营养健康"为标准，评选出"健康餐厅"。

5. 召开专题会议推进智慧健康食堂建设

市民中心结合营养相关工作，指出健身房已搭配好 LED 屏，后期可做宣教；建成孕妇小屋，提供营养汤品，保证安全；营养师定点咨询并指定专人做好这块工作；服务数据统计，健康服务板块要用起来，视频或文案可以放上面。市民中心针对食堂干部职工等组织一系列培训，内容有食品安全等，营养膳食相关培训、减盐项目可以结合进来。

2019 年 12 月 12 日，杭州市民中心与浙江大学签订杭州市民中心职工食堂营养餐开发技术服务合同。技术服务内容包括菜肴库建设不少于 500 道菜肴、菜肴营养成分分析以及特殊功能菜肴制作等，旨在提供具有增肌减脂、提升精力、强健骨骼等功效，以及针对糖尿病、高血压、痛风等慢性疾病的营养套餐。

（五）杭州市智慧健康食堂运营问题

1. 理论体系尚不完整

当前，智慧健康食堂还处于起步阶段，人们对智慧健康食堂的认识各有不同，在理论和实践的层面都还未形成统一的认识。目前智慧健康食堂案例

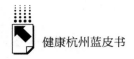

主要通过自动识别、智能化、数据化、共享化等形式来表现其智慧，这些形式也都是使食堂通向更加智慧化的道路的重要铺垫。智慧健康食堂想要更好地扎根落地需要一定的理论基础，但是各层面对智慧健康食堂认识的不同也反映出智慧健康食堂的理论体系尚未统一和完善。目前杭州市政府、企业对智慧健康食堂的研究日益增多，在特点、智能应用技术等方面取得了一定的成果，但在含义上还没有统一的阐述，对智慧健康食堂的目标、作用对象、食堂管理方式、组织运行方式以及人员管理等的研究尚不深入，未形成完整系统的智慧健康食堂基本理论体系。现有智慧健康食堂的研究多是在智慧城市的基础上展开的，信息技术比较先进，但是对技术工具的实际供需、管理、使用人及使用效果的研究还有所欠缺，长远来看，对智慧健康食堂的可持续发展有阻碍作用。

2. 顶层支持和统一规划尚不健全

智慧城市的建设、数字产业的壮大为智慧健康食堂的发展提供了很多可参考的经验。在国家发展和改革委主管，中国信息协会专家委员会指导下于 2018 年 1 月发布的《新型智慧城市惠民服务评价指数报告 2017》中，杭州市凭借"互联网＋"社会服务新城脱颖而出，不仅是全球最大的移动支付之城，也是"新型智慧城市"的标杆。随后杭州市便分别从政策、资源、产业、体系四方面，提出推动杭州智慧都市圈建设的办理意见。在政策方面，杭州市加强顶层设计，编制发展规划；在资源方面，建立开放的大数据平台；在产业方面，做强智圈信息产业链；在体系方面，促进智慧社区、智慧养老、智慧医院、智慧交通四大智慧城市应用体系并重发展。这体现了杭州市大范围投资建设智慧城市，并为国家层面所认可。智慧健康食堂建设是一个系统化的工程，但是现阶段杭州市还未从顶层层面对智慧健康食堂表现出足够的认可与支持，没有关于智慧健康食堂的相关文件，缺乏对智慧健康食堂建设的支持、规划和引导。这导致现阶段杭州市智慧健康食堂的发展既没有术语标准对其进行定义，也没有可参考的建设标准，顶层方向性的指导和约束标准缺失，会制约智慧健康食堂的建设步伐。

3. 食堂行业发展的协调性仍需提高

长期以来，我国对食堂行业投入不足，学界的相关研究也较欠缺，这影响了食堂行业的升级。随着社会经济的发展、食堂行业多年的演变重组以及2020年新冠肺炎疫情的影响，食堂经营的优势和重要性凸显出来，食堂也独立发展成为一个行业。在食堂行业中，政府行政后勤部门提供公共服务、药监局发挥监管职能；非政府组织，如中国食堂营养学会对政府与业内其他组织的沟通交流合作起到桥梁作用；各级各类的食堂是食堂行业的主体；食堂承包的服务企业也是食堂行业中较多的组织，其中食堂科技企业是引领食堂行业智慧化发展的先锋。食堂行业内各组织间的互动与协调发展能够进一步推动智慧健康食堂系统的全面建成。智慧健康食堂作为一个内外相连的大系统，也将整个食堂行业连接起来。但是就调研情况而言，目前杭州市食堂行业发展的协调性尚需提升。主要体现在企业将食堂业务作为总业务的一个方向，食堂行业发展的整体性较低以及政府层面在食堂行业整体中对食堂科技企业的关注度有限，缺乏政策助力、研发认可、资金支持以及大范围的实践尝试，这容易影响智慧健康食堂的可持续性。

4. 食堂智慧化转型的程度仍需深化

从食堂的组织变革来看，目前杭州市智慧健康食堂的运行与食堂组织结构以及食堂运营人员安排的匹配程度尚有欠缺。近年来，食堂企业、政府部门、科研院所等社会各方都加大了对食堂行业的研究与投入，食堂行业作为一个小的社会组织系统，包含人、社会与环境等相互作用的要素。杭州市现阶段关于智慧健康食堂的研究与实践更多的还是关注高新设备技术的研发，然而食堂不只有设备，还有设备的管理主体，人和组织管理都极具灵活性，也是智慧的原发力量。但是在智慧健康食堂建设起步阶段，很少有食堂能够随着智慧化建设及时调整组织结构和人员，若不及时调整，会对食堂的智慧化转型形成阻力。

三 杭州市智慧健康食堂的未来展望

现阶段我国智慧健康食堂的发展处于加速建设阶段，科技社会大环境的

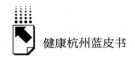

变化推动了智慧健康食堂的出现,本报告在大数据浪潮和城市化进程中对杭州市食堂进行实证分析,以智慧健康食堂系统为重点研究对象,构建智慧健康食堂评价体系,希望能有助于杭州市食堂规划向着与智能技术、健康理念深度融合的方向发展,为市民用餐创造智能的软硬件环境,构建方便、高效、舒适、健康、可持续的城市智慧健康食堂系统。

1. 完善智慧健康食堂的理论体系

根据目前已有的关于食堂定义、研究对象、业务管理、技术管理等的研究,可以从以下几方面进行智慧健康食堂理论体系的完善。首先,应当解决是什么的问题。智慧健康食堂的提出来自人们对健康社会大环境的现实需求,因此需要更进一步明确智慧健康食堂的外部发展需求和内部变革动力,确定智慧健康食堂的研究对象即菜品、技术、食堂组织、业务、食堂运作人员等,明确智慧健康食堂的定位、职能和任务。这有利于智慧健康食堂向着健康这一终极目标发展,防止在更新换代的技术中迷失。其次,应当解决怎么建的问题。智慧健康食堂的建设与运转不是一朝一夕能完成的,而是一个长期的工程,需要发挥持久性作用,因此智慧健康食堂体系应当包括具体的指导思想、原则,经济、科技、人文等社会环境条件,智能设备、技术更新与维护建设,体系评测及监管体系的建设以及人才等各类要素。最后,应当解决可持续发展的问题。智慧健康食堂是一个人、技术、设备、外部环境、政府组织、非政府组织等紧密联系的小型综合组织,应当将重心放在如何将这些分散的因素连到一根"连接绳"上,使其更好地互相协作,提高效率。

2. 加强智慧健康食堂的顶层支持

"智慧城市""健康城市"想要更好地发展,离不开国家顶层和省级层面在宏观上的指导和管控,更离不开其在基础设施和服务、用地制度、财税支持、金融保险、科技和人才支撑、环境保护、管理体制等方面的重视与支持。截至2019年,我国有包括术语、顶级设计指南、建设管理、评价指标体系等在内的21项有关智慧城市的国家标准。鉴于智慧城市的发展需要如此,智慧健康食堂的建设也可分为建设和运行两大类标准。建设标准侧重于顶层设计指南、数据标准与评价标准等方面，运行标准主要运用于智慧健康食堂的运行、管理和发展阶段，侧重于安全体系、监管体系、运营效果及反馈标准等方面。总之，智慧健康食堂的发展离不开国家层面以及省级层面的大力支持。

3. 提升食堂行业发展的整体性

从社会学的角度，健康的社会应该稳定有序，整个社会各系统组成要素之间有较好的相互依存、相互制约关系，能比较充分地满足人的各种需要。从管理学的角度来看，应当从食堂行业全局的高度来实现食堂在数字、智能化时代的转型。杭州市行政后勤部门需要关注食堂行业的各领域，并充分使其发挥各自职责以达到整体最优进而推动食堂的智慧化、健康化发展。尤其是新冠肺炎疫情，激发了人们的线上渠道潜力，食堂行业也应主动关注行业内与智慧健康食堂相关的互联网企业的发展。一方面，杭州市政府可通过多渠道、多途径来加大对智慧健康食堂相关技术、管理、服务以及高校和科研院所人才的政策支持与资金扶持，并且可以先扶持一些相关的龙头企业做大做强并推广经验，为其他中小企业的发展搭建平台，使整个智慧食堂行业形成一个稳固的市场，也有利于大范围地在全市各机关、企事业单位进行普及。另一方面，智慧健康食堂建设的内部整体性也需做实。比如采购供应流程规范化，为打造智慧化的干部职工食堂，运用完善的智慧食堂管理系统，对采购审批，库存出库、入库、盘点功能进行严格把关，管理者通过手机App 可以实时监控各个事项，提高食堂管理效率，避免滋生腐败；食品安全监管透明化，智慧健康食堂的食品安全监管机制，形成覆盖从原材料到餐桌全过程的监管，准确记录食品的来源、原材料加工和处理过程、菜品制作过程等，并记录各环节的负责人，任何一个环节出现问题，都可以准确锁定责任人。同时对供应商的诚信进行管理，监督其服务质量和供货商品质量，健康食堂管理智能化等，使整个食堂行业从外部到内部的运行都达到高效协同的状态。

4. 优化智慧健康食堂的管理运行方式

优化智慧健康食堂包括以下几个方面。第一，预订管理方面支持多终端

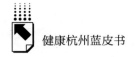

订餐方式、支持订餐在线支付、支持多种食堂餐饮模式以及灵活的餐时设置、菜品价格设置和点评互动。第二，就餐管理方面最主要的是如何缩短领餐时间，提高用餐效率，可选择的有凭领餐小票在食堂档口进行领餐、凭手机订餐码或饭卡在食堂档口进行取餐、凭手机二维码在智能餐柜进行取餐、配送自取、原材料预订清洗自取等模式。第三，食堂内部管理方面应当从菜谱管理、预订备餐管理、出品管理（生产计划、原料反算、菜品追溯）到成本核算、采购管理、库存管理、人员权限、报表统计形成全流程一体化的智能运营体系，各种灵活的食堂经营模式无缝对接，在原有管理模式的基础上进行优化，使其效果最大化，有了"云"的参与，单调乏味的食堂也变得更有乐趣。在引入智慧技术后，需要对智慧健康食堂用户对智慧技术的使用需求、操作情况、使用体验以及健康食堂工作人员各流程的变化程度、机器的替代程度和管理效率是否有明显提高等进行观察。还可以与一些服务型、技术型行业在智慧技术转型方面进行互相交流、实地参观，在反复的观察与调研中总结出适用于"互联网＋"时代智慧健康食堂的科学管理方法，推动智慧健康食堂不断发展。

5. 推动大数据时代与建造智慧健康食堂相协调

推进智慧健康食堂建设，是为了给机关、企事业单位提供优质的发展空间，为干部职工、学生提供更健康的饮食选择，让食堂成为适合人健康发展的根据地。食堂变得更加智慧后，人也会变得更加健康，城市也将更具活力。智慧健康食堂以智慧的理念规划食堂，做到食堂规划和管理更加智能化、服务更加个性化、健康更加到位，使社会更具有可持续发展的能力。但在推动智慧健康食堂建设的同时，需要尽快掌握其中所包含的核心技术，不可忽视信息化的力量。

信息改变了我们的社会，城市的不断发展、进步离不开数据的共享，在大数据时代，面对巨量信息的冲击，从中甄别出有效的数据信息能够更快速地推动智慧产业的进程。这种有效数据更加注重的是全方位的整体发展，着眼于多样性和长远性，利用信息技术，以整合、系统的方式管理食堂运行，让食堂的各种功能彼此协调运作。

　　智慧健康食堂的构建是一个涉及服务环境的智慧感知、食堂用户与服务系统资源的智慧管理、食堂用户个性化餐品的定制与推送、智慧健康食堂工作人员和智慧健康食堂用户培育等内容的复杂课题。因此，大数据决策只有覆盖智慧健康食堂的构建、管理与服务全过程，才能确保智慧健康食堂构建与食堂用户健康饮食初衷的契合性、科学性。

　　服务环境的智慧感知主要体现在食堂对食堂用户需求、服务系统资源和服务质量的智慧化感知、管理和优化上。首先，智慧健康食堂系统后台管理员对通过传感器采集到的食堂用户群体的行为数据、用餐请求数据、室内环境温度、系统运行效率、火灾事故监控等数据进行分析，结合食堂实际的系统资源总量、食堂用户的用餐需求、用户的用餐模式、食堂环境温度和湿度变化趋势等数据，制定科学、高效、经济和可控的智慧健康管理策略，更好地实现对食堂的系统资源、系统能耗、用餐环境安全性、环境温湿度等的智慧和自动化调度、管理、控制与优化。其次，智能点餐设备越来越成为当前大数据环境下食堂用户点餐的主要方式，智能点餐系统可以使就餐者提前了解食堂餐厅菜品及营养搭配指数，根据个人口味以及系统根据用户健康状况智能推荐的菜品提前预订，这在提升用户用餐体验感和愉悦感的同时，也使食堂的服务、管理大数据呈指数上升态势。因此，食堂应利用大数据技术，将食堂、食堂用户、智能设备服务系统和网络传输系统紧密结合起来，将食堂用户需求、服务系统资源和海量的用户数据、消费数据等进行协同预测、处理、分析、调度、分配和优化，实现智慧健康食堂系统管理与食堂用户满意度的整体最优化。最后，智慧的食堂工作人员是智慧健康食堂的核心组成要素，在智慧健康食堂员工的培养中，食堂应注重对员工大数据素养和应用能力的培养，尤其是应当加强员工自身对大数据价值的发现、强化相关数据的融合、大数据的管理以及数据知识获取能力的培养。这对于提升食堂服务、管理、系统开发人员的智慧服务与智慧管理能力都更加有利，也更能够推动智慧健康食堂工作人员、食堂运营业务与大数据技术相协调。

　　6. 各部分发挥效力使其成为高度协同的组织系统

　　从组织管理角度，新冠肺炎疫情导致多行业受到冲击，但同时很多行业

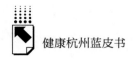

面临全新机遇，食堂行业可以说是其中之一。打造智慧健康食堂成为政府、企事业单位应对突发风险时用餐问题的硬核措施。智慧健康食堂需要各部分发挥效力使其成为高度协同的组织系统。一方面，还需鼓励多方参与食堂行业的投资与建设，政府、市场、社会把握好各自的角色定位；另一方面，通过用户反馈机制和信息搜集系统，搜集有价值的数据，实现多元共治格局，为智慧健康食堂的发展提供长远可持续的思路和应对办法。

不论人类社会怎么发展，饮食永远是人们日常生活中最密不可分的部分，如何使吃饭场所更加智慧，如何更加合理地均衡饮食结构，打造健康体质是当下食堂机构需要重点关注的，也是目前面临的重大挑战。未来可以结合更加专业的营养学和饮食健康学方面的知识，根据每个人的身体健康状况，将大数据技术融入智慧菜单的算法中，更好地挖掘分析菜品数据，根据食堂用户对食物的偏好推荐符合其自身营养需求又能够接受的菜品，使智慧健康食堂不只是智能，还要朝着更加个人化、人性化的方向发展。

7. 扩大智慧健康食堂的应用场景

杭州市民中心职工四食堂作为全国首家引进自助营养就餐模式的政府机关食堂，目前也只是刚刚起步。市民中心职工食堂之外的企事业单位食堂以及各种商业活动区、服务区的食堂机构更需要应用智慧健康食堂系统。由于这些食堂机构所接触的人群数量、年龄范围等繁杂不一，该系统普及应用于杭州市乃至全国各类型食堂机构可从以下几点着手。第一，由于市民中心职工智慧健康食堂的运营效果反馈不错，可将其智慧之处、营养菜品及干部职工的评价等制作成海报、宣传册、文件等在杭州市其他行政机关、企事业单位进行全面宣传推广。第二，由于智慧健康食堂比普通食堂的建设投入成本高，菜品加工更加精细，搭配也更具选择性、定制性，价格可能会比普通食堂略贵一些，对于还未具备完全独立经济能力的中小学校和高校学生来说可能存在经济上的压力与负担，他们可能对智慧健康食堂持中间态度。这就需要学校后勤行政部门、政府部门加大对学校食堂的补贴支持力度。第三，智慧城市是未来各城市发展的趋势，智慧健康食堂的建设若在杭州市覆盖范围不断扩大，其典型模式和系统设备可推广至全国。建设模式主要是集中模式和自建模式两种，集中模式为建立面向全国的智慧健康食堂系统云平台。其优势在于建设成本、维护成本低，需求和创意可以共享，促进平台的不断发展，有利于平台数据的深度分析和全国一体化的精确分析。劣势在于当地政府对各类型食堂用户数据安全的要求较高，业务承载负担较大，平台的复杂度也相对较高。自建模式为各省区市分建智慧健康食堂系统云平台，优势在于数据安全性较高，个性化需求响应较及时，资金、人才等的支撑更加到位。劣势在于建设成本、维护成本高，各省区市硬件投入较大。选择何种模式，可根据各地实际情况决定。

总之，智慧健康食堂的"智慧""健康"两方面因素是此次规划的重要创新点，智慧体现出"以人为本"的思想，监测食堂用户群体的体质、健康状况，提供关于食物营养的就餐知识和建议，都是智慧健康食堂智慧的体现。具备健康生活引导人本思想的食堂才能称为智慧健康食堂，才能为健康社会的实现打下坚实基础。

B.7
"舒心就医·最多付一次"服务
实践与探索

任建萍　方娟　贺梦妍　任理仙　邱先桃*

摘　要： "舒心就医·最多付一次"服务是杭州市卫生健康委员会对"最多跑一次"改革政策的积极响应和贯彻落实，是一项信用就医和"互联网＋医疗健康"相互融合的新型智慧医疗服务，实现就医全过程最多付费一次，为广大百姓就医提供便利。自该服务推出至今，已基本全面覆盖杭州市各级公立医院和社区卫生服务中心，并逐渐向省级医疗机构推广，服务惠及广大人民群众，"舒心就医"指数不断上升，广大患者和医务人员对该服务的认可度和满意度较高。但是，作为一项新型就医服务模式，该服务在服务覆盖人群、医保支付方式、费用催缴流程、信息安全、特殊服务对象等方面仍然存在一些问题，需要卫生健康系统、相关部门以及各医疗机构联合探索并着力解决。

关键词： 信用就医　智慧医疗　服务模式

计算机和信息技术的不断创新为收集和处理大量的健康信息提供了可能

---

* 任建萍，博士，教授，博士生导师，杭州师范大学公共卫生学院副院长，主要研究方向为健康服务评估、卫生经济与政策；方娟，杭州师范大学公共卫生学院博士研究生；贺梦妍，杭州师范大学公共卫生学院硕士研究生；任理仙，杭州师范大学公共卫生学院硕士研究生；邱先桃，杭州师范大学公共卫生学院硕士研究生。

性,随着个人可移动设备、云计算、人工智能、物联网和生物统计学的出现,医疗领域计算机和信息技术得到了更进一步的发展。智慧医疗的发展能有效节约医疗资源,节约时间成本,提升医疗卫生服务质量,提高百姓就医体验感和获得感。"舒心就医·最多付一次"(简称"舒心就医")服务是由杭州市卫生健康委员会联合多个相关部门共同打造的一项智慧医疗服务。杭州市在 2013 年启动"先看病后付费"新型就医模式,在总结工作经验的基础上,2018 年推出与城市信用体系相融合的"先看病后付费"服务,随后上线的"舒心就医"服务则是在两者基础上对新型智慧医疗服务的优化和升级,通过就医"最多付一次",真正实现指尖上的就医便捷。

一 "舒心就医·最多付一次"概述

(一)政策背景

2009 年,卫生部首次提出"先诊疗,后结算"的付费模式并开展试点工作,次年发布文件要求进一步推广。[①] 2013 年,该模式在全国 20 多个省份开展。2017 年"先诊疗,后付费"模式向农村贫困住院患者延伸。[②] "最多跑一次"改革以浙江省政府第一号工程成形于 2017 年,一直持续开展至今。2017 年,浙江省人民政府办公厅着力推进"最多跑一次"事项办理标准化。[③] 2018 年,"最多跑一次"改革延伸到医疗卫生服务领域。[④] 同年,浙江省卫

---

① 《卫生部关于进一步改善医疗机构医疗服务管理工作的通知》,中国政府网,2010 年 1 月 26 日,http://www.nhc.gov.cn/bgt/s10696/201001/3b87c24025784d6583c9a184ec770a38.shtml。

② 《国家卫生计生委办公厅关于印发农村贫困住院患者县域内先诊疗后付费工作方案的通知》,中国政府网,2017 年 3 月 2 日,http://www.nhc.gov.cn/yzygj/s7659/201703/745d8ec19f3d407490361542234c313c.shtml。

③ 《浙江省人民政府关于印发加快推进"最多跑一次"改革实施方案的通知》,浙江省人民政府网,2017 年 2 月 22 日,http://www.zj.gov.cn/art/2017/2/22/art_12460_290539.html。

④ 《浙江省人民政府办公厅关于印发浙江省医疗卫生服务领域深化"最多跑一次"改革行动方案的通知》,浙江省人民政府网,2018 年 5 月 11 日,http://www.zj.gov.cn/art/2018/5/11/art_12461_297106.html。

生健康委员会推出包括看病、付费、检查、住院、配药等十大便民惠民医疗卫生服务项目。2019 年，浙江省卫生健康委员会再次提出"费用结算医后付"等十大新项目，改善医疗卫生服务，使群众看病就医更便利和舒适。①同时，建立了完善的督导和监测机制，通过工作报告、暗访式体验督促相关医院落实工作。

2016 年，杭州市卫生健康委员会在"诊间结算"的基础上推出"医信付"服务。2018 年 12 月，杭州市卫生健康委员会通过城市大脑卫生健康系统将"先看病后付费"服务模式与"钱江分"城市信用体系相融合，在富阳区开展试点工作，同时上线城市大脑的板块之一——"舒心就医"板块。2019 年 2 月起逐步开展"医后付一次"服务探索，9 月发布文件做进一步指示②，正式提出城市大脑"舒心就医"服务并全面推广。"舒心就医"服务实质上是"先看病后付费"的升级和优化，通过与个人信用分结合最终实现就诊和住院"最多付一次"的目的。2020 年，"舒心就医"服务项目被纳入杭州市政府年度重点工作任务和杭州市"三化融合"专项行动，积极完成服务的扩容提标。

（二）杭州市"舒心就医"服务的内容与服务流程

杭州市"舒心就医"服务实现了"数据多跑路，患者少跑腿"，在"先看病后付费"的基础上实现群众看病"最多付一次"，就医更舒心，做实做细做好"最多跑一次"改革。"舒心就医"服务项目是杭州市的公共服务项目，也是信用就医、数字化健康和智慧医疗的品牌项目。服务项目的意义不仅仅局限于就医过程中付费环节的减少，更是对医疗卫生服务体系和社会信用体系的完善与健全。

---

① 《浙江省卫生健康委关于印发 2019 年医疗卫生服务领域"最多跑一次"改革十大项目工作细则的通知》，浙江省卫生健康委员会网，2019 年 3 月 26 日，https://wsjkw.zj.gov.cn/art/2019/3/26/art_ 1202194_ 33410071.html。
② 《关于征求〈关于推行城市大脑"舒心就医"服务 全力打造诚信文明医疗环境的实施意见（征求意见稿）〉意见建议的公告》，杭州市卫生健康委员会网，2019 年 9 月 16 日，http://wsjkw.hangzhou.gov.cn/art/2019/9/16/art_ 1229319289_ 1433420.html。

1. 服务内容

杭州市医疗保险正常参保，且杭州城市个人信用分"钱江分"在 550 分及以上的杭州市民均可享受"舒心就医"服务。杭州市在 2018 年面向年满 18 周岁的杭州市民推出"钱江分"，从个人身份、守法行为、商业行为、生活行为和社会行为等方面评价个人信用。

符合条件的杭州市民根据"钱江分"获得匹配的信用额度，包括门诊授信额度和住院授信额度，为 500～15000 元。门诊授信额度根据"钱江分"分值进行调整，550（含）～750 分每 50 分设置一档，每提高一个档次，授信额度随之提高，门诊授信额度不超过 5000 元。市民住院授信额度则以 550 分为界，分值小于 550 分，授信额度为 0 元；分值在 550 分及以上的授信额度均为 15000 元。如果市民觉得个人信用额度不足，可通过守信行为自动提高个人信用额度。具体信用额度见表 1。

表 1 "钱江分"信用额度对照

单位：元

钱江分	门诊授信额度	住院授信额度
<550 分	0	0
550（含）～600 分	500	15000
600（含）～650 分	700	15000
650（含）～700 分	1000	15000
700（含）～750 分	2000	15000
≥750 分	5000	15000

资料来源：浙江在线健康网，https://health.zjol.com.cn/ycxw/201904/t20190401_9808810.shtml。

在上述授信额度范围内，市民在门急诊就诊时，不需要在接受每项诊疗服务（检查、取药、治疗等）时依次付费，而是可以使用自己的授信额度进行相应的抵扣，等就诊结束后在 48 小时内根据所有账单一次性支付个人自付费用。住院时也不需要提前缴纳押金，可直接办理入院手续。医保部分费用系统在过程中自行结算。如果在就诊或者住院过程中个人授信额度已用完，市民则需要先行付费，待信用额度恢复后方能继续使用"舒心就医"服务。值得一提的是"最多付一次"服务不仅仅局限于同一科

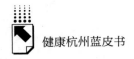
室，在不同科室乃至不同医院就医所产生的所有个人自付费用都可以合并支付。付费方式多样便捷，可以采用医院自助机自助付费，也可以通过手机 App 等在线付费。

如果在服务期间，患者出现欠费情况，服务平台则暂停其服务，欠费缴清后自动恢复。医疗机构负责认定失信行为，服务平台负责汇总失信行为人员名单，共享至各医疗机构、杭州市公共信用信息平台、杭州市医疗保障系统。医疗机构开展欠费催缴工作，并暂停欠费患者一般的院内医疗服务。杭州市发展和改革委员会联合相关部门实施惩戒措施。失信人员在一次性支付欠费后可继续享受正常服务。

2. 服务流程

"舒心就医"服务的开通和关闭本着自愿原则，符合条件的杭州市民（未成年人除外，未成年人需绑定家长的账户）均可在医院自助机或手机上进行操作。服务开通后，平台根据"钱江分"分值授权授信。

门诊患者进入医院后先在自助机上挂号并取号，若已经提前线上挂号直接取号即可。取号后在诊室门口候诊，待排队叫号系统叫号后进入诊室刷卡或者刷脸就诊，医生问诊后决定是否需要检查和化验，如需检查，则患者可直接一站式预约 CT、MRI、B 超等检查；如需化验，则可直接化验血液、体液等标本。检查和化验后若医生开药，先去药房取药，最后付费；若不开药则直接付费。若患者无须检查和化验，医生直接开药，则患者到药房取药后付费。患者在就诊未结束前进行的诊疗服务包括挂号、检查、化验、取药等，均无须付款，使用个人信用额度进行抵扣。若个人信用额度抵扣完则需要先缴清欠费，额度充足的情况下就诊结束后 48 小时内（从次日零时起计算）完成付款即可。付费可以在离院时通过医院自助机支付，也可在离院后通过 App、支付宝、银联等方式支付。针对未及时付费者，服务平台每天定时进行代扣付费。若代扣失败，则通过短信等方式进行缴费提醒。成人市民可绑定无法独立完成费用支付的亲属的账户实现代付功能。杭州市"最多付一次"门诊患者就诊流程见图 1。

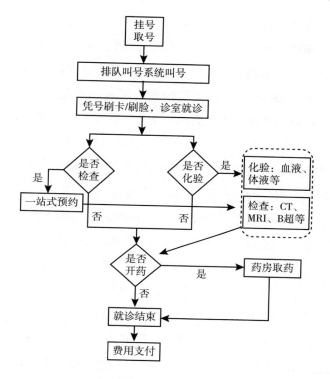

图1　杭州市"最多付一次"门诊患者就诊流程

资料来源：孙雍容、谢道溥、应旭旻、何炜、陈育庆：《杭州市创新"医后付一次"就医模式的探索》，《中华医院管理杂志》2019年第12期。

（三）智慧医疗服务现状

智慧医疗服务在医疗卫生领域创新应用云计算、物联网和人工智能等现代化信息技术，实现数字化、信息化、智能化相互交融，提升医疗机构服务能力，保障群众享受便捷、安全、公平和舒心的医疗卫生服务。随着智慧医疗服务的发展，信息化服务范围不断扩大，"治未病"理念不断深入，医疗卫生服务逐渐实现个体化。

在美国，医疗卫生服务正在经历一场深刻的变革，新型诊断数据不断增加，数据共享逐渐普遍，人们应用大数据的能力不断提高。新的诊断模式与人工智能、机器学习相结合，数据类型、数据源以及可操作信息三大领域的协同创新，提高了人们对疾病的理解力和照顾患者的能力。[①] 在荷兰，信息技术深度融入疾病诊断过程中，通过高度智能化的神经心理评估系统识别患者细微的面部表情，早期识别具有阿尔茨海默症潜在风险的患者，改变了对疾病诊断的传统认知。[②] 人工智能的快速发展重塑了老年人的医疗卫生服务。印度则通过将云计算和人工智能相结合搭建智慧健康服务框架预测和预防新冠肺炎，节省成本的同时节约时间。系统可以实时通过物联网设备收集、处理健康数据，预测新冠肺炎感染情况，并向被观察者、监护人和医生/专家发出预警、医疗报告以及预防措施等。[③]

国内智慧医疗的发展始于新医改，一直到如今的医疗设备、医疗机构、医疗服务等多方面的智慧化、智能化。全国各地的卫生健康委员会积极将信息化融入分级诊疗、远程医疗、医院监管和服务平台建设以及继续教育平台建设等。各地的医疗机构不断创新，建设智慧医院，构建智慧医疗服务系统，探索线上医疗服务模式，打造智慧医疗服务品牌。除了医疗卫生服务，公共卫生服务方面也进行了积极探索，"互联网+医疗健康"服务惠及家庭医生签约、结核病管理、慢性病管理、预防接种、医疗物资应急管理等多方面。尤其是在新冠肺炎疫情防控中，大数据发挥了重大作用，包括信息资源平台建设、远程医疗服务、线上心理服务和线上专业培训等，助力疫情精准防控，实现联防联控、群防群控。当前，中国已经进入5G时代，医疗卫生领域正紧锣密鼓地进行5G智慧医疗的探索，如湖北在远程手术中充分运用了5G技术、混合现实技术和云平台。5G技术在医疗卫生服务领域的运用要大胆创新，不断开发新的应用场景，比如在疾病防控、中医诊疗、健康管理等方面还有很大的探索和提升空间。

---

① Sorace James，"Payment Reform in the Era of Advanced Diagnostics，Artificial Intelligence and Machine Learning，" *Journal of Pathology Informatics* 11（2020）：1 - 8.

② Lize C. Jiskoot et al.，"Emotion Recognition of Morphed Facial Expressions in Presymptomatic and Symptomatic Frontotemporal Dementia and Alzheimer's Dementia，" *Journal of Neurology* 16（2020）.

③ Prabhdeep Singh et al.，"An Integrated Fog and Artificial Intelligence Framework to Predict and Prevent COVID - 19，" *Global Transitions* 2（2020）：283 - 292.

近年来，医疗保健已成为探索人工智能应用研究的主要领域之一。除了人工智能之外，可穿戴设备、机器人技术、辅助技术等都是满足人民群众日益提升的服务需求的重要手段和途径，在世界范围内得到了广泛关注。但是随着智慧医疗的快速发展，以人为中心的基本思想不能动摇，不仅要关注被服务对象的需求，也要关注服务对象的需求。医疗服务业不应随着科学技术的发展而变成制造业，失去人性化。此外，先进的技术、精密的设备要和医务工作者的经验相结合，避免出现唯仪器论，唯技术论。

二 "舒心就医·最多付一次"服务的实践成效

（一）"舒心就医"服务的运行情况

"舒心就医"指数指的是某医疗卫生服务机构某时段（日、周、月）"舒心就医"服务使用人数与就诊人数之比，反映的是"舒心就医"服务的占比。从2020年6月开始，杭州市"舒心就医"指数超过50%，并呈现不断上升趋势，10月（截至2020年10月21日）达88.18%（见图2）。截至2020年10月，杭州市"舒心就医"日均服务人数已达到133838人，5月仅为57305人，服务人数显著增加（见表2）。

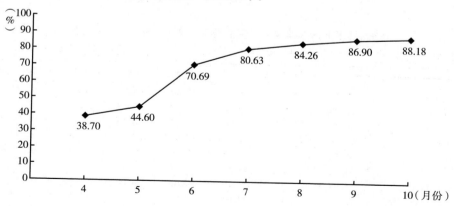

图2　杭州市2020年4～10月"舒心就医"指数趋势

资料来源：杭州市卫生健康委员会。

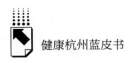

表2　杭州市2020年5～10月"舒心就医"服务情况

单位：人

时间	日均服务人数	日均就诊人数
5月	57305	128482
6月	93551	132338
7月	116904	144995
8月	125172	148546
9月	138939	159884
10月	133838	151777

资料来源：杭州市卫生健康委员会。

2020年4～10月，富阳区作为"舒心就医"服务率先推广的行政区，"舒心就医"指数有6个月居各县区（市）第一位，10月高达99.41%；西湖区、钱塘新区、余杭区、临安区连续3个月（8月、9月、10月）"舒心就医"指数在90%以上。上城区和下城区在统计的7个月内"舒心就医"指数均未达到90%，其余各县区（市）均有1次及以上超过90%。钱塘新区"舒心就医"指数涨幅最大，由4月的5.04%提高到10月的90.53%，增长了85.49个百分点。各县区（市）"舒心就医"指数差异在缩小，10月有12个县区（市）"舒心就医"指数超过90%，差异无统计学意义（$P > 0.05$），排在前三位的分别是富阳区99.41%、余杭区97.96%和江干区93.79%（见表3）。

表3　杭州市2020年4～10月各县区（市）"舒心就医"指数

单位：%

	4月	5月	6月	7月	8月	9月	10月
上城区	31.15	39.18	61.41	85.66	86.93	86.93	87.73
下城区	30.05	40.16	60.56	72.49	85.39	86.21	87.72
江干区	39.45	45.27	70.33	89.82	86.56	90.35	93.79
拱墅区	32.78	42.45	71.13	88.90	89.96	89.46	90.07
西湖区	48.56	53.84	78.81	93.76	93.16	97.30	92.79
滨江区	31.49	39.86	74.56	88.18	86.17	91.19	92.95
钱塘新区	5.04	39.45	80.19	94.08	94.06	94.75	90.53
西湖风景名胜区	15.71	32.17	72.05	90.09	88.35	89.55	88.54
萧山区	29.60	30.60	68.44	78.17	84.66	84.49	90.29
余杭区	20.68	27.17	71.75	79.46	94.28	98.17	97.96
富阳区	81.36	88.94	91.54	97.36	96.53	96.99	99.41

续表

	4 月	5 月	6 月	7 月	8 月	9 月	10 月
临安区	35.44	44.43	80.29	94.00	95.30	91.40	92.02
桐庐县	25.66	32.77	60.15	71.27	81.76	86.39	91.22
淳安县	27.94	27.69	61.49	51.66	56.06	83.76	93.68
建德市	45.65	50.19	81.96	96.13	93.63	86.54	92.84
χ^2 值	183.579	130.307	60.520	163.403	123.504	35.053	20.357
P 值	0.000	0.000	0.000	0.000	0.000	0.001	0.119

资料来源：杭州市卫生健康委员会。

2020 年 4 月和 5 月，杭州市西溪医院"舒心就医"指数位居市属医院第一位，分别为 65.27% 和 90.86%；6 月、7 月杭州市老年病医院以 84.79% 和 89.22% 居第一位；杭州市第九人民医院 8 月、9 月、10 月的"舒心就医"指数分别为 94.19%、92.04% 和 93.17%，均位列榜首。10 月各市属医院"舒心就医"指数超过 50% 的有 11 家，其中 7 家超过 70%，排前三位的分别是杭州市第九人民医院 93.17%、杭州市老年病医院 85.80%、杭州市第三人民医院 78.75%，最低的为杭州市儿童医院，仅 42.04%。杭州市儿童医院作为服务特殊群体的医院，其"舒心就医"指数 7 个月均未超过 50%，落后于其他市属医院，但是该医院 10 月的"舒心就医"指数是 42.04%，较 4 月 10.67% 提高了 31.37 个百分点（见表 4）。

表4 杭州市 2020 年 4~10 月各市属医院"舒心就医"指数

单位：%

	4 月	5 月	6 月	7 月	8 月	9 月	10 月
杭州市第一人民医院	47.09	51.96	57.83	59.65	58.27	60.27	58.75
杭州师范大学附属医院	44.22	51.31	60.57	67.31	63.69	64.34	63.64
杭州市第三人民医院	44.40	55.81	64.38	67.44	66.23	73.25	78.75
杭州市肿瘤医院	31.68	48.86	73.66	68.79	69.23	69.72	77.75
杭州市红十字会医院	29.36	32.97	57.85	68.27	64.08	67.15	63.98
杭州市西溪医院	65.27	90.86	63.65	66.40	66.83	72.30	74.95
杭州市第七人民医院	43.96	47.04	63.97	68.41	67.34	70.23	71.35
杭州市中医院	40.96	44.37	61.39	72.37	69.41	70.34	69.00
杭州市儿童医院	10.67	15.44	47.44	31.92	32.53	43.86	42.04
杭州市妇产科医院	38.35	40.31	55.09	72.5	73.59	77.47	77.36

续表

	4 月	5 月	6 月	7 月	8 月	9 月	10 月
杭州市老年病医院	45.74	48.63	84.79	89.22	86.02	85.66	85.80
杭州市第九人民医院	—	—	—	—	94.19	92.04	93.17
χ^2 值	74.482	133.630	42.199	81.304	109.498	77.810	95.963
P 值	0.000	0.000	0.000	0.000	0.000	0.000	0.000

资料来源：杭州市卫生健康委员会。

2020 年 10 月主城区 5 个行政区除上城区和下城区外，三个行政区（江干区、拱墅区、西湖区）社区卫生服务中心"舒心就医"指数均大于 90%，其中江干区位居榜首，达到 93.40%，其下属的 8 家社区卫生服务中心"舒心就医"指数均超过 90%，其中最高的为凯旋街道社区卫生服务中心，为 97.38%，最低的彭埠街道社区卫生服务中心也达到 91.07%。下城区社区卫生服务中心的"舒心就医"指数从 4 月至 10 月始终位居末位，其下属的 6 家社区卫生服务中心仅有个别中心在某一月份超过 90%。10 月，拱墅区桃源社区卫生服务中心"舒心就医"指数最低，仅为 58.18%，该社区卫生服务中心 4～10 月"舒心就医"指数高低起伏，4 月为 66.67%，7 月最高，为 82.57%，整体未见明显增长。在40 家社区卫生服务中心中，10 月"舒心就医"指数排名第一的是西湖区的袁浦社区卫生服务中心，高达 99.59%，江干区的凯旋街道社区卫生服务中心和西湖区的古荡街道社区卫生服务中心并列第二，为 97.38%（见表 5）。

表 5　杭州市 2020 年 4～10 月主城区各社区卫生服务中心"舒心就医"指数

单位：%

城区	社区	4 月	5 月	6 月	7 月	8 月	9 月	10 月
上城区	湖滨街道社区卫生服务中心	26.39	40.04	62.27	77.39	81.45	82.02	82.04
	南星街道社区卫生服务中心	30.13	36.81	60.9	86.11	84.49	87.45	87.89
	望江街道社区卫生服务中心	43.78	50.94	69.36	89.24	85.48	85.48	88.47
	清波街道社区卫生服务中心	32.42	39.23	57.69	80.58	81.26	81.51	82.23
	小营街道社区卫生服务中心	29.59	39.21	59.45	85.50	88.41	88.94	89.65
	紫阳街道社区卫生服务中心	32.17	39.38	58.98	88.60	90.31	90.00	88.83
	合计	32.61	40.87	61.41	85.66	86.24	86.93	87.50

续表

城区	社区	4 月	5 月	6 月	7 月	8 月	9 月	10 月
下城区	文晖街道社区卫生服务中心	35.13	34.56	60.15	75.98	82.83	83.01	82.74
	朝晖街道社区卫生服务中心	19.41	32.16	62.37	76.00	79.48	81.01	85.39
	石桥街道社区卫生服务中心	21.71	33.10	52.57	74.29	78.28	80.86	83.37
	东新街道社区卫生服务中心	36.52	51.56	65.18	69.58	91.52	89.58	89.71
	天水武林街道社区卫生服务中心	32.2	40.56	61.84	78.24	89.40	86.45	88.57
	长庆潮鸣街道社区卫生服务中心	27.91	39.70	60.24	77.92	88.68	90.86	89.49
	合计	29.15	39.01	60.81	75.44	85.63	86.01	86.97
江干区	采荷街道社区卫生服务中心	39.49	39.85	65.69	86.23	81.07	86.45	93.99
	丁兰街道社区卫生服务中心	22.45	36.02	72.46	91.95	90.88	92.44	92.35
	九堡街道社区卫生服务中心	29.97	38.54	68.04	90.67	88.31	89.95	91.67
	凯旋街道社区卫生服务中心	53.26	56.73	70.21	90.23	85.78	89.72	97.38
	彭埠街道社区卫生服务中心	38.72	44.25	65.74	87.98	81.14	88.83	91.07
	四季青街道社区卫生服务中心	41.16	48.62	75.13	89.19	91.30	92.08	92.58
	闸弄口街道社区卫生服务中心	44.88	47.99	77.4	92.58	89.48	92.06	95.00
	笕桥街道社区卫生服务中心	39.33	41.11	65.79	89.3	84.83	91.36	92.33
	合计	39.45	44.79	70.33	89.82	86.56	90.35	93.40
拱墅区	桃源社区卫生服务中心	66.67	71.21	66.24	82.57	75.88	70.50	58.18
	米市巷街道社区卫生服务中心	34.29	40.13	63.69	88.17	88.47	89.36	89.01
	小河湖墅街道社区卫生服务中心	41.11	46.64	70.32	88.27	88.34	87.57	88.22
	拱宸桥街道社区卫生服务中心	25.70	33.78	80.16	84.69	85.31	82.98	86.91
	大关上塘街道社区卫生服务中心	27.11	37.04	62.93	85.35	89.45	87.99	88.68
	康桥街道社区卫生服务中心	29.89	44.69	80.26	94.58	95.19	94.65	95.47
	半山街道社区卫生服务中心	31.30	43.83	71.55	93.63	94.24	93.89	94.05
	祥符街道社区卫生服务中心	28.68	42.61	77.02	90.12	90.78	91.43	91.56
	合计	32.48	41.72	71.07	88.87	89.94	89.46	90.20
西湖区	蒋村街道社区卫生服务中心	47.58	55.17	80.91	89.13	94.04	98.04	92.51
	北山街道社区卫生服务中心	71.00	69.87	84.35	92.57	88.68	96.43	91.69
	翠苑街道社区卫生服务中心	44.06	55.6	77.94	92.51	88.94	94.29	86.86
	古荡街道社区卫生服务中心	64.59	63.92	78.89	99.78	94.25	96.93	97.38
	文新街道社区卫生服务中心	39.23	49.88	78.77	89.02	87.57	94.17	84.70
	灵隐街道社区卫生服务中心	56.94	63.31	79.00	94.18	90.34	93.44	88.55
	留下街道社区卫生服务中心	50.60	59.31	82.96	97.51	95.73	95.76	95.38
	三墩镇社区卫生服务中心	37.03	43.91	83.64	96.94	96.32	109.91	96.77
	西溪街道社区卫生服务中心	60.48	59.47	80.99	97.03	92.98	102.48	91.07
	袁浦社区卫生服务中心	34.09	39.80	72.59	99.49	99.75	98.29	99.59
	周浦社区卫生服务中心	46.19	39.18	69.32	83.07	78.74	77.19	77.20
	转塘街道社区卫生服务中心	46.03	49.66	73.28	91.72	93.95	95.45	95.70
	合计	48.08	52.38	78.73	93.76	92.55	97.30	92.35

资料来源：杭州市卫生健康委员会。

143

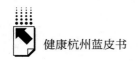

杭州市市属医院和主城区社区卫生服务中心"舒心就医"指数差异有统计学意义（$P < 0.05$）。2020年4～10月，杭州市市属医院"舒心就医"指数为41%～69.49%，均未超过70%；而主城区社区卫生服务中心从7月起"舒心就医"指数均高于75%，从8月起指数均高于85%，其中西湖区位居前列，4个月均超过90%。10月排名第一的是江干区社区卫生服务中心，指数为93.40%，比杭州市市属医院"舒心就医"指数高24.23个百分点（见表6）。目前"舒心就医"服务的服务对象局限于参加杭州市医保的市民，在主城区社区卫生服务中心就诊的患者大多为附近的杭州本地市民，参加杭州市医保的概率较大；而在市属医院就诊的患者人群范围更大，相对而言参加杭州市医保的概率要小一些。

表6　2020年4～10月杭州市市属医院和主城区社区卫生服务中心"舒心就医"指数比较

单位：%

	4月	5月	6月	7月	8月	9月	10月
杭州市市属医院	41.76	48.44	60.24	66.18	66.36	69.49	69.17
上城区社区卫生服务中心	32.61	40.87	61.41	85.66	86.24	86.93	87.50
下城区社区卫生服务中心	29.15	39.01	60.81	75.44	85.63	86.01	86.97
江干区社区卫生服务中心	39.45	44.79	70.33	89.82	86.56	90.35	93.40
拱墅区社区卫生服务中心	32.48	41.72	71.07	88.87	89.94	89.46	90.20
西湖区社区卫生服务中心	48.08	52.38	78.73	93.76	92.55	97.30	92.35
χ^2值	10.912	4.758	13.116	40.848	35.074	36.896	33.230
P值	0.053	0.446	0.022	0.000	0.000	0.000	0.000

资料来源：杭州市卫生健康委员会。

（二）"舒心就医"服务满意度

为了了解供需双方对"舒心就医"服务的满意度，"舒心就医"服务调研小组于2020年8月采用典型抽样方法进行抽样调查，共调查杭州市2家三级甲等医院、5家社区卫生服务中心。采用随机拦截方式，对调查时间段内的患者和医务人员进行问卷调查。总共发放患者问卷516份，回收501份，问卷有效率为97.1%；发放医务人员问卷339份，回收319份，问卷有效率为94.1%。

1. 患者满意度

共调查患者501人，其中门诊380人，住院121人；男性200人，占39.9%，女性301人，占60.1%。年龄集中在26～45周岁，平均年龄为42.35岁。

（1）患者对"舒心就医"服务的感知

第一，对"舒心就医"服务载体的感知。88.6%的患者认为医院自助机布局合理，位置突出好找。89.8%的患者知道医院自助机在每层楼或每栋楼都有设置。86.8%的患者认为医院自助机功能齐全且便于操作。79.2%的患者认为"舒心就医"服务相关线上程序、App 使用方便且便于操作（见表7）。

表7　患者对"舒心就医"服务载体的感知

单位：人，%

项目	非常不同意		比较不同意		一般		比较同意		非常同意	
	人数	占比	人数	占比	人数	占比	人数	占比	人数	占比
医院自助机布局合理,位置突出好找	3	0.6	3	0.6	51	10.2	239	47.7	205	40.9
医院自助机在每层楼或每栋楼都有设置	1	0.2	4	0.8	46	9.2	240	47.9	210	41.9
医院自助机功能齐全且便于操作	0	0.0	5	1.0	61	12.2	219	43.7	216	43.1
"舒心就医"服务相关线上程序,App 使用方便且便于操作	4	0.8	12	2.4	88	17.6	204	40.7	193	38.5

资料来源：抽样调查。

第二，对"舒心就医"服务的感知。79.4%的患者认为通过"舒心就医"服务，就医时间缩短。71.8%的患者表示清楚"舒心就医"服务的服务内容，76%的患者对"舒心就医"服务的服务流程是清楚的。79.4%的患者认为"舒心就医"服务能够满足其就医需求，72.2%的患者认为"舒心就医"服务促进了其与医生的沟通交流。67.3%的患者表示医务人员会主动向其介绍"舒心就医"服务，81.2%的患者表示医务人员能够及时解

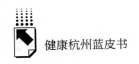

决其在"舒心就医"过程中遇到的问题。65.9%的患者觉得"舒心就医"服务总是"以患者为中心",优先考虑患者的就医需求(见表8)。

表8 患者对"舒心就医"服务的感知

单位:人,%

项目	非常不同意		比较不同意		一般		比较同意		非常同意	
	人数	占比	人数	占比	人数	占比	人数	占比	人数	占比
通过"舒心就医"服务,就医时间缩短	3	0.6	12	2.4	88	17.6	247	49.3	151	30.1
清楚"舒心就医"服务的服务内容	4	0.8	28	5.6	109	21.8	214	42.7	146	29.1
清楚"舒心就医"服务的服务流程	3	0.6	12	2.4	105	21.0	205	40.9	176	35.1
"舒心就医"服务能够满足我的就医需求	3	0.6	9	1.8	91	18.2	220	43.9	178	35.5
"舒心就医"服务促进了我和医生的沟通交流	2	0.4	18	3.6	119	23.8	230	45.9	132	26.3
医务人员会主动向我介绍"舒心就医"服务	3	0.6	22	4.4	139	27.7	214	42.7	123	24.6
医务人员能够及时解决我"舒心就医"过程中遇到的问题	2	0.4	9	1.8	83	16.6	224	44.7	183	36.5
"舒心就医"服务总是"以患者为中心",优先考虑患者的就医需求	2	0.4	20	4.0	149	29.7	226	45.1	104	20.8

资料来源:抽样调查。

(2)患者对"舒心就医"服务的满意度

85.1%的患者表示对"舒心就医"服务感到满意,其中23.6%的患者表示很满意,61.5%的患者表示满意。14.6%的患者表示一般。不同性别、不同职业类型、不同健康水平的患者以及患者是否患有慢性病对"舒心就医"服务的满意度差异有统计学意义($P < 0.05$)。女性比男性对"舒心就医"服务的满意度高,相较于男性患者而言,女性患者更善于沟通,能在使用"舒心就医"服务的时候及时和相关人员交流,解决使用过程中存在的一些问题,从而得到更好的就医体验感。在不同职业类型中,企业/公司人员对"舒心就医"服务表示很满意的比例较高,与被调查的其他职业(个体户、农民工、

灵活就业、学生等）相比，企业/公司人员受自身工作的影响，对智慧医疗服务的接受度更高，更能体会"舒心就医"服务带来的便利。健康水平为好的患者和未患慢性病的患者对"舒心就医"服务表示很满意的比例较高，相对而言，健康水平欠佳的患者和患有慢性病的患者受疾病的困扰就诊时的不良情绪会增加，不容易接纳新型就医模式。

2. 医务人员满意度

共调查医务人员 319 人，其中男性 128 人，占 40.1%，女性 191 人，占 59.9%；年龄集中在 21~66 周岁，平均年龄为 38.83 岁。

调查结果显示，影响医务人员参与推广"舒心就医"服务的前三个因素分别是患者配合程度，为 86.5%；文化水平，为 81.2%；是否具备相应设备，为 76.8%。诊疗时间长短和医院、政府等要求影响较小，分别为 40.4%、35.4%。

（1）医务人员对"舒心就医"服务的认识及使用意愿

第一，"舒心就医"服务的宣传力度。被调查医务人员中 90% 的人员认为所在医院或社区卫生服务中心对"舒心就医"服务的宣传力度大，不同年龄、不同职称、不同科室的医务人员对宣传力度的感知有显著差异（$P < 0.05$）。在认为"舒心就医"服务宣传力度大的医务人员中，中青年医务人员所占比例较大；中级职称人员所占比例最高，其次是初级职称人员和副高级职称人员（见表9）。内科医务人员认为"舒心就医"服务宣传力度大的比例最高，其次是中医科、妇产科医务人员。

表9 不同职称医务人员对医院/社区卫生服务中心"舒心就医"服务宣传力度的认知

单位：人，%

	大		一般		不大		合计	
	人数	占比	人数	占比	人数	占比	人数	占比
初级职称	64	20.1	11	3.4	4	1.3	79	24.8
中级职称	125	39.2	11	3.4	0	0.0	136	42.6
副高级职称	60	18.8	4	1.3	0	0.0	64	20.1
正高级职称	38	11.9	2	0.6	0	0.0	40	12.5
合计	287	90.0	28	8.8	4	1.3	319	100.0

注：$\chi^2 = 16.701$，$P = 0.010$。

资料来源：抽样调查。

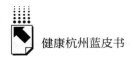

第二，"舒心就医"服务相应设施设备的齐全程度。72.7%的被调查医务人员认为所在医院或社区卫生服务中心"舒心就医"服务相应设施设备（如挂号结算自助机）非常齐全，22.6%的医务人员认为设施设备基本齐全，4.7%的医务人员表示一般。不同部门、性别、年龄、学历、职称、工作年限、科室的医务人员对设施设备齐全程度的感知没有显著差异。

第三，"舒心就医"服务开放后患者平均就诊时间。50.7%的被调查医务人员认为"舒心就医"服务开放后患者平均就诊时间缩短，9.1%的医务人员认为几乎没有差别，35.7%的医务人员认为患者平均就诊时间有所增加。不同部门、性别、年龄、学历、职称、工作年限、科室的医务人员对设施设备齐全程度的感知没有显著差异。

第四，对"舒心就医"服务优点及推广过程中存在的不足的认知。关于"舒心就医"服务的优点，排在第一位的是"患者合理分流，提高就诊效率和质量"，第二位为"缓解人工压力，降低医疗服务成本"，第三位则是"减轻医务人员的工作负担，改善医患关系"，其占比分别为85%、80.9%和66.5%（见表10）。而"舒心就医"服务在推广过程中存在的不足之处排在前三位的分别是"某些患者如老人、文化程度较低的等需进行线上服务的指导，浪费时间""需采取多种措施培养患者习惯，给医务人员带来新的工作负担""异常支付无专人处理"，三者占比分别为88.7%、67.4%和56.7%。

表10　医务人员对"舒心就医"服务优点的认知

优点	人数（人）	占比（%）	顺位
患者合理分流,提高就诊效率和质量	271	85	1
缓解人工压力,降低医疗服务成本	258	80.9	2
减轻医务人员的工作负担,改善医患关系	212	66.5	3
减少医疗乱象,规范医疗行为	191	59.9	4
保证医保基金的安全性	138	43.3	5
为医院带来社会效益和经济效益	124	38.9	6
说不清	14	4.4	7

资料来源：抽样调查。

第五，对"舒心就医"服务的使用意愿。超过半数的医务人员表示政府政策的支持、医疗保障局的建议等会影响其使用"舒心就医"服务的决定。77.1%的医务人员认为使用"舒心就医"的流程是清楚和可理解的，73.1%的医务人员认为学习如何使用"舒心就医"服务是容易的，73.7%的医务人员愿意学习如何使用"舒心就医"服务，72.7%的医务人员表示经常使用"舒心就医"服务。65.2%的医务人员认为使用"舒心就医"服务能够增加对患者的了解，提高问诊效率。

（2）医务人员对"舒心就医"服务运行情况的满意度

70.2%的医务人员表示对"舒心就医"服务运行情况感到满意，其中20.7%的医务人员表示很满意，49.5%的医务人员表示满意。26.6%的医务人员表示一般。不同职称的医务人员对医院/社区卫生服务中心"舒心就医"服务运行情况的满意度见表11。在对"舒心就医"服务运行情况表示满意的人员中，中级职称人员所占比例最高，为30.4%，其次是初级职称人员和副高级职称人员，正高级职称人员所占比例最低，仅为7.5%。

表11　不同职称医务人员对医院/社区卫生服务中心
"舒心就医"服务运行情况的满意度

单位：人，%

职称	很满意		满意		一般		不满意		很不满意		说不清		合计	
	人数	占比	人数	占比	人数	占比	人数	占比	人数	占比	人数	占比	人数	占比
初级职称	16	5.0	41	12.9	19	6.0	1	0.3	1	0.3	1	0.3	79	24.8
中级职称	30	9.4	67	21.0	36	11.3	1	0.3	2	0.6	0	0.0	136	42.6
副高级职称	14	4.4	32	10.0	16	5.0	1	0.3	0	0.0	1	0.3	64	20.1
正高级职称	6	1.9	18	5.6	14	4.4	0	0.0	1	0.3	1	0.3	40	12.5
总计	66	20.7	158	49.5	85	26.6	3	0.9	4	1.3	3	0.9	319	100.0

资料来源：抽样调查。

（三）"舒心就医"服务的典型案例——以杭州市某市属医院为例

1. 实施背景

杭州市某市属医院是全国首批三级甲等中西医结合医院。作为一所现代

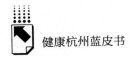

化综合性市属医院，该医院是杭州市卫生健康系统"舒心就医"服务的首批试点单位之一，于2019年4月初开始试点。医院始终坚持"以人民健康为中心"，积极参与项目试点建设工作，优化就医流程，提升服务质量，推广新型医疗服务模式，营造舒心、和谐、安全的就医环境，使市民看病就医更加方便、舒心，同时推进"健康杭州""健康浙江"建设。

2. 具体举措

（1）倡导"最多付一次"

"舒心就医"服务自2019年4月初投入使用，通过自助服务系统、诊间系统及杭州健康通App等提供多途径、全流程服务。患者只需要在自助机或者手机上开通"舒心就医"服务，就能享受一定的信用支付额度，门急诊就诊过程中不需要付费，住院享受免押金服务。就诊结束后或者出院时，患者可以通过医院自助机、手机等完成个人费用的支付，也可以在就诊后48小时内通过手机支付。服务平台可以通过支付宝账户等进行定时批量代扣。

未成年人开通"舒心就医"服务须关联家长的账户。开通"舒心就医"服务的老年人若存在付费困难，可由子女等亲属绑定的账户代付。"舒心就医"服务避免了由费用问题导致的病情延误，真正从患者的角度出发，以"钱江分"为载体，通过城市信用的担保，实现就医的无障碍服务。

（2）共享电子健康档案

目前，该医院医生已经实现在诊室调阅整个杭州市共享的电子健康档案，方便医生了解患者在不同医疗机构的就诊记录，更好地掌握患者的病情，也便于记录和会诊。同时，共享的电子健康档案通过手机向广大市民开放，市民一方面能在就诊时向医生提供更为全面的信息，另一方面在日常生活中也可以更加科学地掌握自己的健康信息，分析自己的健康状况，提高自身健康管理水平，促进个人健康。

（3）加强宣传推广

自"舒心就医"服务推出以来，该医院致力于宣传推广工作，大力发动医务人员开展"舒心就医"服务使用培训，在医院醒目位置放置宣传材料，门诊大厅 LED 屏幕滚动播出"舒心就医"宣传视频。门诊医生人人知晓并熟练掌握使用流程，积极向患者推荐"舒心就医"新举措。财务科、门诊办公室工作人员及志愿者做好"舒心就医"服务工作。

3. 工作成效

通过不懈的努力，该医院在"舒心就医"服务建设推广方面取得了一定的成效，多次被电视台媒体报道。此外，在由杭州市卫生健康委员会和共青团杭州市委员会联合举办的城市大脑舒心就医"数字先锋"技能竞赛中，该医院的参赛作品《依托城市大脑打造舒心就医新模式》获得一等奖。该医院在信息化建设和就医流程优化中发挥了积极的引领作用，向社会提交了一份满意的答卷。

通过医务人员的积极宣传，市民对"舒心就医"服务的认可度和接受度逐步提高，"舒心就医"指数总体呈上升态势。2020 年 4 月"舒心就医"指数不到30%，随后逐月显著提升，7 月高达68.27%，随后维持在65%左右（见图3）。5 月的日均服务人数为730 人，9 月的日均服务人数高达1569人（见表12）。

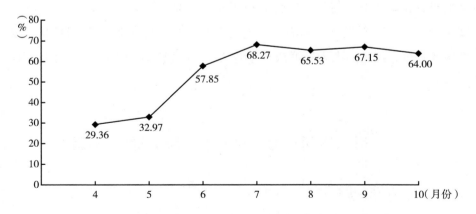

图3 2020 年 4~10 月杭州市某市属医院"舒心就医"指数趋势

资料来源：杭州市卫生健康委员会。

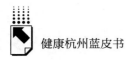

表 12　杭州市某市属医院 2020 年 5~10 月"舒心就医"服务情况

单位：人

时间	日均服务人数	日均就诊人数
5 月	730	2213
6 月	1287	2225
7 月	1498	2195
8 月	1400	2184
9 月	1569	2337
10 月	1372	2144

资料来源：杭州市卫生健康委员会。

　　"舒心就医"服务是数字化医疗服务和信用就医服务的深度融合，通过减少就医过程中的付费环节，节约市民就医时间，提升市民就医体验以及医疗改革获得感。

　　该医院落实"舒心就医"服务，需要进一步开展的工作如下：一是深入调查分析患者欠费的原因，加强和完善催缴服务，在缓解欠费情况的同时改善患者的就医体验；二是实时监管医院的"舒心就医"服务运行动态，掌握患者就诊情况，加强针对性服务工作；三是让更多的市民享受"舒心就医"服务，不断优化服务系统，完善管理机制，拓展服务应用场景，创新服务平台，满足广大人民群众日益增长、与时俱进的多样化、个性化医疗卫生服务需求。

三　"舒心就医·最多付一次"服务对策与建议

（一）存在问题

　　"舒心就医"服务通过城市大脑联通卫生健康系统、医疗保障系统和发展改革系统，实现信息的交互与共享。自上线运行后，其改变了传统的就医模式，重塑就医流程，省去就医过程中挂号付费、取药付费等流程，就诊结束后通过手机或者自助机支付，真正实现就医全程"最多付一次"，方便群众舒心就医。但是，在"舒心就医"服务推广实施的过程中仍然存在一些问题，需要各个部门联合探索。

1. 服务覆盖人群需进一步扩大

"舒心就医"服务的服务对象目前仅限于正常参加杭州市医疗保险的人群，非医保人群则无法享受该服务。[①] 如何将非医保人群纳入服务新模式，将惠及人群扩展到非医保人群和非常驻人群，使更多的群众可以享受"舒心就医"服务需要多部门联合制定政策方案，也需进一步完善医疗保障体系。

2. 医保支付方式需进一步完善

医疗费用包括两部分，一部分是医保支付的费用，另一部分是患者自付的费用。"最多付一次"目前只能实现个人自付费用的"最多付一次"，无法实现医保各类基（资）金部分费用的"最多付一次"。如何联合医疗保障部门实现医保移动支付，推动医保费用和自付费用"最多付一次"的双重实现需要进一步探索。

3. 费用结算催缴流程需进一步优化

目前，"舒心就医"服务存在就诊后未及时付费的问题。一部分患者可能是恶意拖欠，也有一部分患者可能是在自助机开通服务，但是没有安装App，就医后不知道有欠费情况，也不清楚还款途径，从而出现费用拖欠情况。而医院频繁催款会降低患者的服务使用体验。如何针对新模式下患者欠费的"难点"优化催缴流程和服务，在保障医院的权益同时维护患者的利益值得进一步探索。

4. 信息安全需进一步强化

智慧医疗服务是以云计算、物联网等为基础，收集、处理海量健康数据，并对健康数据进行高效利用的一种新型数字化服务方式。但是，大数据时代的信息安全性、隐私性、保密性涉及政策、法律和伦理等多方面，是一

---

① 孙雍容、谢道溥、应旭旻、何炜、陈育庆：《杭州市创新"医后付一次"就医模式的探索》，《中华医院管理杂志》2019年第12期。

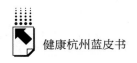

个值得特别关注的问题，也是一个极具挑战性的问题。"舒心就医"服务通过"城市大脑"中枢交互，在打造智慧城市、智慧医院的同时要注重安全防护体系的加固，确保网络、系统和数据的安全性。

5.特殊人群服务需进一步关注

老年人和未成年人是需要特别关注的群体。"舒心就医"服务允许未成年人和开通服务的老年人绑定亲属的"舒心就医"账户完成代付，为特殊群体提供就医便利，实现全年龄段的覆盖。但是，目前开通过程较为复杂。因此，老年人和儿童，尤其是儿童"舒心就医"服务的使用率还偏低。

此外，老年人、文化程度较低的患者、无智能手机的患者缺乏对服务内容和服务流程的了解，就医过程中困难重重，需要医务人员和志愿者加强引导和帮助，真正实现"舒心就医"服务的全人群覆盖。

（二）对策及建议

要做实做细做好"舒心就医"服务这项举措，就要求卫生健康系统和各医疗机构创新服务理念，优化服务体系，完善管理机制，共享服务信息，攻克服务障碍，打造服务流程，提升服务水平和质量。

1.提高认识，加强领导

"舒心就医"服务与城市信用体系相互融合，是杭州市数字化治理的重要组成部分，是卫生健康现代化治理的重要举措。有关部门要提高医疗卫生服务改革的思想认识，勇当"重要窗口"的建设者，做实党建引领，加强组织领导，综合协调各个部门和机构的工作职责，积极发动力量做好宣传推广工作，稳妥有序推进这项便民惠民服务项目在全市开展[1]，解决市民就医难题，提高市民满意度和幸福感。

2.建立规范性的法规规章、政策

"舒心就医"服务是"互联网+医疗健康"的一种新型服务模式，仍处

---

[1] 《关于征求〈关于推行城市大脑"舒心就医"服务 全力打造诚信文明医疗环境的实施意见（征求意见稿）〉意见建议的公告》，杭州市卫生健康委员会网，2019年9月16日，http://wsjkw.hangzhou.gov.cn/art/2019/9/16/art_1229319289_1433420.html。

于发展的新阶段，需要不断探索以形成稳定有效的可供推广的服务模式，这要求管理者高瞻远瞩，把握服务发展方向，科学制定规范的法规规章等，引导其有序发展、持续发展。[①]"舒心就医"服务是浙江省"最多跑一次"改革在医疗卫生领域的体现，杭州是国内第一个全面实施"最多付一次"改革的城市，也是受益人数最多的城市，要逐步完善与"舒心就医"服务相关的规章、政策等，以此为约束，引导市民建立程序机制，积极发展形成一套完善的可借鉴模式，力争发挥引领作用。

3. 加强多部门联动

"舒心就医"服务涉及政府部门、医疗机构和市民等多方面，不仅行为主体众多，涉及的环节和因素也十分复杂。服务的落实需要卫生健康委员会、发展和改革委员会、医疗保障局、数据资源局等多个部门共同参与，必要时应引入第三方机构，根据职责分工强化责任落实，加强信息互联互通，齐力推进，协同发力。

4. 实现服务全人群、全过程、全方位覆盖

"舒心就医"服务需要在总结运行经验的基础上加强多部门合作，联合制定政策方案，进一步完善医疗保障体系，扩大服务范围，逐步实现服务向非医保人群推广普及，并简化、优化服务流程，以保证儿童、老年人、文化程度较低人群等特殊人群的服务使用，真正提高就医服务的便利性，增加服务使用比例。

勇于改革创新，打破陈规，联合医疗保障部门逐步实现医保支付移动化，同时实现个人自付费用和医保费用的一次结算，真正实现就诊全过程的"最多付一次"，优化就医环节，节约就医时间。

进一步开发"舒心就医"服务应用新场景，深入挖掘医疗卫生服务便民惠民项目，着力解决市民重点关注的就医问题，实现"舒心就医"服务的全方位覆盖。对已开发的服务场景结合实际进一步普及推广优化。

[①] 糜泽花、钱爱兵：《智慧医疗发展现状及趋势研究文献综述》，《中国全科医学》2019年第3期。

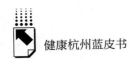

5. 推进服务系统改造建设

系统建设不仅需要卫生健康系统工作人员的参与，更需要医保相关人员的参与。一方面医院自身的信息系统需要进行比较大幅度的接口改造，另一方面卫生健康的信息系统要和医保的信息系统实现互联互通，同时实现不同级别医保的打通，最后实现不同地区医保的联通。①

搭建医院端的"舒心就医"数据监控平台，以便于医院通过数据平台及时获得与城市大脑数据同步的完整服务信息，掌握患者就诊情况，通过数据反馈及时整改落实服务。

6. 引导信用就医行为，优化费用催缴流程

积极宣传"舒心就医"服务的意义、内容和流程，加强服务推广和引导，教育引导广大群众遵纪守法，诚实守信，严格履行相应的义务，同时强调失信惩戒措施，降低患者欠费的比例，防止给患者和医院造成损失。

完善城市信用体系，构建信用监管机制，营造信用就医和谐环境。针对因为未下载 App 而未及时付费的患者，建议通过信息推送引导患者进入 App 或公众号进行认证后支付费用。对于部分长期没有付费的患者，由政府相关部门和医疗机构共同协商解决②，可以设立医务团队进行催缴，建议通过友好的机制促使患者完成付费，减轻医院工作量的同时保障医院利益。在美国，患者除一次性支付外，还可以选择分期付款，支付方式灵活多样。选择一次性支付的还可以享受一定的费用减免。当产生欠款时，医院可通过法律途径、委托催款公司等方式追回欠款。

7. 加强信息安全保障

完善信息安全的法律法规，健全信息安全管理制度，确保网络信息安

---

① 孙雍容、谢道溥、应旭旻、何炜、陈育庆：《杭州市创新"医后付一次"就医模式的探索》，《中华医院管理杂志》2019 年第 12 期。

② 《关于征求〈关于推行城市大脑"舒心就医"服务 全力打造诚信文明医疗环境的实施意见（征求意见稿）〉意见建议的公告》，杭州市卫生健康委员会网，2019 年 9 月 16 日，http：//wsjkw. hangzhou. gov. cn/art/2019/9/16/art_ 1229319289_ 1433420. html。

全，高度重视工作机密及个人隐私保护，维护个人的合法权益。加强应急平台建设，完善日常事件处置流程，提高突发事件追踪溯源能力。同时个人也要提高自我隐私保护意识，加强自我信息安全防范。①

---

① 糜泽花、钱爱兵：《智慧医疗发展现状及趋势研究文献综述》，《中国全科医学》2019 年第 3 期。

B.8
智慧养老模式的改革与实践

周驰 谈芳 吴爽 赖思宏*

摘　要： 近年来杭州市在智慧养老领域的实践取得了一定成效，在此基础上形成了一网服务"集成化"、一键呼叫"智能化"、一卡支付"便捷化"、一码办理"数字化"的特点。但目前杭州市智慧养老模式还面临着不少问题，如养老政策体系有待完善，智慧养老的标准化建设有待推动；智慧养老覆盖人群较少，服务供需匹配度不高；智慧养老产品"适老化"水平有待提升，社区智慧设施使用率有待提升；专业养老服务人才和护理型人才匮乏、人员结构不合理。未来杭州市的智慧养老服务将朝着打造智慧养老大数据中心来构建"互联网+养老"平台，深化医养护一体化家庭医生签约工作，以及着重发展健康养老产业群等方向努力。

关键词： 智慧化　养老模式　养老产业

一　智慧养老模式的背景和发展历程

（一）智慧养老模式的背景

党的十九大报告提出，构建养老政策体系和社会环境，加快老龄事业及

---

* 周驰，博士，杭州师范大学健康管理系副教授，主要研究方向为特殊人群的健康管理、健康管理服务体系和政策；谈芳，杭州师范大学健康管理专业研究生；吴爽，杭州师范大学健康管理专业研究生；赖思宏，杭州师范大学健康管理专业研究生。

养老产业发展，以应对老龄化带来的挑战。积极应对老龄化挑战是民生实事的一项重大工程，关乎着老年人的福祉，"老有所养""老有所医""老有所学""老有所乐"是国家和社会共同的追求。

截至 2019 年底，杭州市 60 岁及以上老年人已达 179.57 万人，占全市人口总数的 22.55%，老龄化率由 2016 年的 21.55% 增长至 2019 年的 22.55%，老年人口数量较 2018 年上升了 2.94%，老龄化程度愈加严重。随着年龄增长，老年人生理机能逐渐老化、身体行动能力逐步降低、身体健康状况日益下降，不仅对医疗卫生资源存在需求，对长期护理、健康养老等也存在巨大需求。

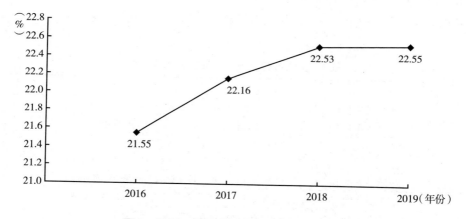

图 1　2016～2019 年杭州市老年人口比例

资料来源：2016 年数据摘自中商产业研究院、2017～2019 年数据摘自杭州市老龄事业统计公报。

（二）智慧养老模式的发展历程

随着经济和科技的不断进步，智慧城市的不断发展，"智慧养老"（Smart Care for the Aged）也在不断发展，它是借助信息技术手段，通过整合公共服务资源与社会资源，打造面向居家老人、社区及养老机构的传感网系统与信息平台，为老年人提供实时、快捷、舒适、安全的养老服务。

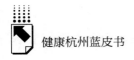

1. 杭州市智慧养老相关政策梳理

在顶层设计上，国家注重"智慧养老"服务体系建设。2013 年国务院出台的《关于加快发展养老服务业的若干意见》中指出要应用信息技术来提升养老服务。杭州市结合自身经济发展及老龄化情况，市委、市政府制定了一系列相关政策，为支持、规范和促进养老服务的发展提供了制度保障。2017 年杭州市民政局发布的《杭州市老龄事业发展"十三五"规划》指出，要推进智慧养老服务全面升级。同时，杭州市还出台了《杭州市智慧养老综合服务监管考核办法（试行）》，加强对智慧养老服务的监管和考核。2019 年，杭州市民政局颁布了《杭州市"互联网＋养老"服务工作实施方案》，进一步深化了养老服务业综合改革。杭州市智慧养老政策主要文件见表1。

表 1　杭州市智慧养老政策主要文件一览

年份	部门	主要文件
2014	杭州市人民政府办公厅	《深化农村居家养老服务实施办法的通知》
	杭州市人民政府	《关于加快养老服务业改革与发展的意见》
2015	浙江省人民政府	《浙江省社会养老服务促进条例》
	杭州市人民政府办公厅	《关于推进医养护一体化智慧医疗服务的实施意见》
	杭州市人民政府	《杭州市医养护一体化智慧医疗服务促进办法》
2016	杭州市人民政府办公厅	《杭州市健康产业发展"十三五"规划的通知》
2017	杭州市民政局	《杭州市老龄事业发展"十三五"规划》
	杭州市人民政府办公厅	《杭州市社会发展(基本公共服务均等化)"十三五"规划》
	杭州市民政局	《杭州市智慧养老综合服务监管考核办法(试行)》
2018	浙江省人民政府办公厅	《浙江省人民政府办公厅关于深化养老服务综合改革提升养老服务质量的实施意见》
	杭州市民政局等三部门	《关于进一步推进示范型居家养老服务设施建设的通知》
	杭州市卫生计生委等三部门	《关于做好杭州市医养结合及护理型养老体系建设的实施意见》
2019	杭州市民政局	《杭州市"互联网＋养老"服务工作实施方案》
	杭州市卫生健康委员会等三部门	《2019 年杭州市医养护一体化家庭医生签约服务评估方案的通知》
2020	浙江省人民政府办公厅	《关于印发浙江省新型基础设施建设三年行动计划(2020—2022 年)》

资料来源：笔者整理。

2. 杭州市智慧养老从1.0时代到2.0时代的变迁

杭州市已进入中度老龄化社会，空巢化、失能化叠加，老年人日益增长的美好生活需要与不完备的城市养老服务体系存在矛盾，杭州市养老服务体系建设面临严峻挑战。为积极应对人口老龄化挑战，杭州市以信息化技术创新养老服务，探索破解传统家庭养老模式难以发挥作用的现状。

（1）以"关爱手机"为支撑的智慧养老1.0时代

在过去信息技术尚不发达的时期，杭州市曾以普通电话、通信手机为呼叫终端，以为老年人提供通话服务为核心，迈进智慧养老1.0时代。杭州市于2010年启动"关爱手机"试点，向老年人免费发放，手机具备定位功能，以通话服务为主，设有红色按键用于紧急呼叫，绿色按键用于日常需求咨询。2013年，杭州市开始智慧养老模式探索，通过呼叫终端和服务平台，可以为老年人及时提供智慧养老服务。

（2）"互联网＋养老"的"线上＋线下"智慧养老2.0时代

随着互联网技术、大数据、云计算等快速发展，智慧城市建设步伐加快，杭州市作为国家"互联网＋"先行示范区，率先将以互联网为核心的信息技术应用到智慧养老服务中，2017年初，杭州市开启新一轮"智慧养老"项目，如开发"互联网＋养老"服务平台，搭建市级监管平台，构建统一的监管评价体系等，使得智慧养老进入2.0时代。在2.0时代，智慧养老具有以下突破，在智慧养老服务商遴选上，杭州市以服务质量为标杆，遴选了6家服务商。在服务人群上，杭州市明确三类服务人群：70岁及以上空巢、独居、孤寡老人，80岁及以上高龄老人，以及享受政府养老服务补贴的老人可以由政府买单，其他老人可自行付费。在服务内容上，杭州市提供三大类服务，一类服务主要为"助急"服务，与上一轮服务相比，增加对孤寡、独居老人的主动关怀等服务，所有老年人免费使用。二类服务为"七助"服务，包含"助餐""助洁""助医""助行"等内容，主要由服务商提供服务，并在价格上给予一定优惠，由老年人自主购买。三类服务为具有区域特色的服务，

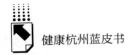

以服务商为运营核心，提供区域政府购买及公益服务，老年人可免费或以较低费用获得服务。在技术设施上，杭州市养老服务终端从1.0时代的固定式终端拓展为五大类终端，主要包括无线呼叫器；传统红绿按钮的老人手机；可穿戴类设备，如智能手环等；跟固定电话绑定的居家式终端；安装在家中的智能门禁设备，以满足个性化需求①。在服务监管上杭州市构建市级养老服务综合信息平台、市级监管平台；设立全市统一的养老服务热线平台："96345100"呼叫中心、市"智慧养老"展示平台②。具体详见图2。

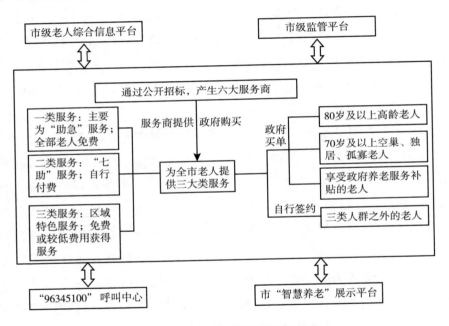

图2 2.0时代杭州市智慧养老服务

资料来源：笔者自制。

---

① 《杭州智慧养老：准公共服务的智慧治理模式》，搜狐网，2017年11月20日，https://www.sohu.com/a/205669572_655713。

② 谷穗：《杭州市：推进"智慧养老"项目的全新探索》，《中国民政》2018年第2期。

二　智慧养老模式的实践及运行成效

杭州市近年来在智慧养老模式的实践探索方面取得了一定成效，主要分为基于物联网的居家养老服务平台模式、"医养护"一体化服务的智慧养老模式、街区式智慧健康养老模式等三种实践模式。

（一）基于物联网的居家养老服务平台模式

1. 基于物联网的居家养老服务平台模式内容介绍

居家养老具有深刻的现实意义。一方面，机构养老存在如床位不足、运作成本高等问题。另一方面，家庭养老功能日益弱化，与老年人较高的居家养老需求之间存在矛盾。全国各地都对基于物联网的居家养老服务平台进行探索，如乌镇智慧养老综合服务平台，它采取在老年人家中安装各类终端设备的方式，为老年人提供远程监护和及时救助服务等。又如洛阳居家养老信息服务平台，它开通了 12349 服务号，老年人按动求助按钮就可以获得生活照料等服务项目等。随着杭州市信息技术水平的飞速发展，以居家养老服务为依托、将物联网技术融入养老服务为解决居家养老困境带来了新的转机。

基于物联网的居家养老服务模式是指在政府的引领下，以物联网技术为载体，采用云计算、4G 通信、身体传感、红外线感知、智能识别信息等手段，以居家老年人为服务对象，融合社区、医疗机构、护理机构、义工志愿者团队、线下服务商家等资源，构建物联网服务平台，为老年人提供高科技养老服务的一种模式（见图 3）。

目前，杭州市基于物联网的居家养老服务平台主要分为以下三类。

（1）以家庭养老照护床位为终端的物联网居家养老服务平台

该养老平台主要是以家庭照护床位为载体，采用体感技术，感知老年人身体健康状况，采集老年人体温、脉搏、呼吸、血压、离床时间等信息，将这些信息通过通信手段，上传到物联网平台，再由物联网平台实时传递给社区和老年人亲属。

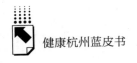

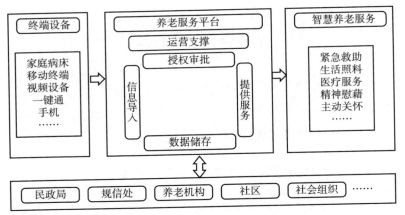

图3 基于物联网的居家养老服务平台运作模式

资料来源：笔者自制。

（2）以"一键通"为终端的物联网居家养老服务平台

该养老服务平台主要以"一键通"为载体，老年人点击"一键通"按钮后，物联网信息平台就会接收到老年人诉求并通过信息传递技术将其传递给线下相应的服务人员，相应人员上门为老年人提供帮助。

（3）以"智能手机"为终端的点单式物联网居家养老服务平台

该养老服务平台主要是以智能手机为载体，老年人通过智能手机中安装的App，前往"点单"，物联网平台收到"点单"信号后，将其传递给相关的商家、志愿者、医护人员，这些人群再上门为老年人提供一对一服务。

2. 基于物联网的居家养老服务平台实际运行成效

（1）以家庭养老照护床位为终端的平台实际运行成效

杭州市的家庭养老照护床位，不仅实时监测老年人身体健康，也为社区开展老年人照护工作提供了便利。杭州市的上城区、下城区、西湖区等地区均已开展家庭养老照护床位，其中上城区是全省首个开设家庭养老照护床位的地区。

上城区搭上信息发展的快车，引进家庭养老照护床位。该项服务主要面向有上城区户籍、居住在上城区且经评估确实有需求的老年人。家庭养老照护床位可以提供包括信息平台监测、生活照护等在内的共计 17 项基本服务项目。该平台每天会安排相关人员进行早、晚查房并做好记录，同时通过居家智能设备对老年人的身体状态和居家生活状态进行实时监护。此外，除去提供的 17 项基本服务项目，该物联网养老服务平台每周还会安排专业人员前往老年人家中提供 5 次生活服务，如上门健康检查服务和维修服务①。

西湖区运用信息科技手段，有效整合了线上和线下资源，较早开展健康养老"智能床"的实践探索。在西湖区家庭养老照护床位的获得需要达到一定条件：必须满足户籍在该区并且长期在此居住，且为中、重度失能的老年人等。在这些老年人家中，家庭养老照护床位可以满足紧急呼叫、身体状况监控、视频监测等功能，老年人的健康数据可实时上传至物联网平台，为老年人安心的养老生活提供了保障。

（2）以"一键通"为终端的平台实际运行成效

"一键通"是杭州市自大力推进智慧养老建设以来便开始在各个区进行试验的一种按钮简单、操作简便、普及程度广的设备，充分考虑到了老年人的需求。

上城区引入"一键通"养老服务终端，为老年人安享晚年生活保驾护航。"一键通"所服务的人群主要是独居老人，该终端主要包含三个按键②。首先是紧急求助的 SOS 键，按下该按钮便可进行紧急呼救，信息及时传递给社区和亲属，可以有效避免独居老人一人在家发生意外的情况。其次是可以点单的生活服务键，该按钮主要通过物联网平台连接到志愿者团队，老年人点击该按钮即可提交进行生活服务的申请。最后是可与亲属通话的亲情电话键，该按钮解决了老年人记忆力差、记不住儿女电话的问题，按下该按键，便可实现与儿女通话。

下城区的人口老龄化水平高于浙江省、杭州市的平均水平，下城区构建

---

① 常敏、孙刚锋：《整体性治理视角下智慧居家养老服务体系建设研究——以杭州创新实践为样本》，《中共福建省委党校学报》2017 年第 3 期。
② 吴蕾蕾：《现代物联网技术在居家养老服务中的应用——以杭州上城区智慧养老为例》，《当代社科视野》2014 年第 3 期。

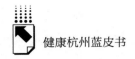

了"一键通"物联网应急救助平台，保障老人生命安全。目前，下城区的为老呼叫服务系统已覆盖全区①，在独居和高龄老人家中安装具有呼叫、报警、服务三大功能的援通呼叫器。老年人按红键便可提出服务请求，获得紧急救助服务；按绿键，便可获得生活照料等日常所需服务。同时，该区依托公益社会组织"公羊会"的资源，开发了智能定位器，老年人家人可以实时掌握老年人的行动轨迹，可有效预防老年人走失事件的发生。

（3）以"智能手机"为终端的平台的实际运行成效

杭州市作为全国信息化发展水平走在全国前列的城市，在智能设备的开发和应用上积累了一定经验。为实现智慧养老，杭州市结合智能手机，推出了"点单式"物联网居家养老服务平台，丰富了老年人的养老生活。

拱墅区引入物联网养老服务平台"阳光大管家"，以手机 App 为依托，为老年人提供丰富便捷的养老服务②。该物联网平台将老年人个人信息、家人信息、身体健康信息等汇集成数据库，并整合全区养老资源，实现服务的"数据化"管理和过程的"智能化"监管。截至 2019 年，"阳光大管家"在拱墅区 10 个街道的 94 个社区启动运营，涵盖了 8 个服务商，可以进行网上订单服务。

上城区以呼叫器为依托，构建物联网居家养老服务平台。上城区在 2009 年便推出了智慧养老服务平台，当时由于技术不成熟、人手不足等原因以提供紧急呼叫服务为主。随着物联网技术的发展，上城区在 2014 年推出了基于物联网技术的居家养老服务平台 2.0 版，实现了呼叫器"点单"、平台"接单"、线下"送单"的完整闭环养老服务。点单的服务价格每小时支付费用不超过 25 元。

3. 经验与展望

杭州市积极探索构建智慧居家养老服务平台，以老年人为中心，通过物联网信息技术的运用，以家庭为最小单位，依托社区、养老机构等，

---

① 《"美丽杭州幸福养老"模式下杭城老年人的居家养老生活》，《杭州（周刊）》2014 年第 6 期。

② 黄雯绮、汤忠良：《杭州市拱墅区：全力构建"阳光老人家"社区居家养老服务体系》，《社会福利》2018 年第 11 期。

通过不同的智能终端，如智能手环、智能卡、定位器、热线电话、手机等，获取到老年人的服务需求，并传递给服务机构，为老年人提供方方面面的服务，努力打造"线上＋线下"的服务模式，促进居家养老服务健康发展。

（1）物联网技术深入居家养老的日常生活，带来便捷居家养老服务

物联网的技术已经深入居家养老的日常生活，"一键通""家庭照护床位"等形式多样的服务，一定程度上满足了老年人对物质和精神生活的需求，让老年人居家养老更便利、更安心。随着物联网技术的进步，这种在技术层面的融合能更大程度上创造出多样化的合作方式来提高老年人居家养老生活的品质。

（2）信息化技术融入供需对接平台，促进养老服务高质量发展

在居家养老服务平台成立之前，存在一些弊端，如养老服务的供给与需求不匹配、社区居家养老服务中心及养老机构不多且分布零散、缺乏统一的养老服务供需对接平台、老年人获取养老信息的渠道较少、老年人的需求得不到满足等。为此，搭建物联网居家养老服务平台来畅通供需双方信息十分重要。老年人可借助该平台获取信息和服务，服务机构可通过该平台了解老年人服务需求，机构间形成竞争关系，提供优质服务，促进养老服务高质量发展。

（3）居家养老服务平台发挥多方资源的优势，完善了政府公共服务

基于物联网的居家养老服务离不开政府的统一规划和支持，也离不开社会组织的参与合作。为给老年人提供优质的养老服务，需进一步整合各方力量和资源，可将辖区内的养老机构、医疗机构等纳入居家养老服务信息平台，使得老年人生活更便捷、更舒心。此外，政府可借助该平台对各职能部门负责的服务进行监督考核，以此来促使相关部门提高工作质量和效率，增强辖区内民众的满意度和获得感。

总体而言，在数字时代，基于物联网的居家养老服务平台是一种新模式，它的发展需要政府、市场和社会组织协同发力来为老年人谋福祉，促进养老事业蓬勃健康发展。

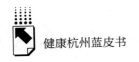
（二）"医养护"一体化服务的智慧养老模式

1. "医养护"一体化服务模式的内容介绍

我国长期以来面临着医、养、护三者分离的问题。在 2014 年，杭州市政府以解决该问题为导向，制定并下发了《杭州市人民政府办公厅关于推进医养护一体化智慧医疗服务的实施意见》[①]，在实施意见中提到：需发挥政府主导作用，依托智慧医疗，构建具有杭州特色的"医养护一体化"健康养老服务体系，要统筹利用各种资源，让养老与医疗、家政服务、健康保险、体育锻炼等方面进行融合发展。

"医养护"是医疗、养老、护理的统称。"医养护"一体化服务模式是指将医疗、养老、护理服务进行融合，开展疾病医治、护理服务、健康管理、日常照护、健康养老等服务项目，解决老年人面临的"有医无养、有养无医"的困境，以应对我国老龄化要求的一种服务模式。结合不同的养老形式，针对不同的养老内容，可将杭州市"医养护一体化"服务模式分为以下三种。

（1）家庭型"医养护一体化"

老年人主要以家庭作为养老地点，基层医疗卫生服务机构（如社区卫生服务中心/乡镇卫生院）作为支撑，其他医疗机构（如中医馆、私人医疗机构、上级医疗机构等）作为补充，医务人员/志愿者上门或是依托社区给老年人提供健康体检、慢性病管理、健康咨询、家庭病床等服务。

（2）日托型"医养护一体化"

这种模式主要的服务对象是平时无人照料的老年人，是以社区养老日间照料中心、养老机构等为主体，为老年人提供医养照护的一种模式。

（3）机构型"医养护一体化"

老年人以养老机构或护理机构为养老地点，机构内引入疾病诊治、长期

---

① 《杭州市人民政府办公厅关于推进医养护一体化智慧医疗服务的实施意见》，杭州市人民政府门户网站，2014 年 6 月 27 日，http://www.hangzhou.gov.cn/art/2014/6/27/art_807287_1401.html。

护理、健康养老、生活照料等服务，为老年人提供个性化服务。

2. 医养护"一体化服务模式实际运行成效

（1）家庭型"医养护一体化"实际运行成效

①杭州市家庭型"医养护一体化"智慧养老实践

自杭州市推进依托"互联网＋"实现"医养护"融合发展的服务体系建设以来，在居家智慧养老的探索上取得了较好成效。

江干区以家庭医生团队为依托，为居家老年人提供智慧养老服务。由于老龄人口比重高，闸弄口家庭医生无法实现对高龄、空巢、残疾老年人的一对一服务，因此与互联网公司合作研发了智慧养老服务平台，并在社区配备"健康小屋"①，该小屋内安放了血压、血糖、心电图检测仪等自检仪器，行动较为方便的老人可自行进入"健康小屋"进行测量；腿脚不便的老年人则需要家庭医生或志愿者上门为其进行检测，所有的检测数据均通过共享平台实现实时共享，家庭医生和老年人亲属在给老年人进行检测、获取检测结果的第一时间同步收到老年人所有的测量数据，为及时掌握老年人身体健康状况、实现健康晚年生活提供了保障。

拱墅区采用科技手段，构建智能化养老服务系统平台②，实现了线上下单、线下上门的"7助"服务。拱墅区建立了居家养老智慧服务平台，该平台可实现线上下单"助洁""助餐""助医""助行"等7项服务，如需要挂号时，不用再辛苦排队，通过平台下单，线下社区医院便可协助挂号；如需要洗澡洗头、剪指甲、送饭等服务，也可通过平台"点单"，专业的社会组织和志愿者便会前往老年人家中提供其所需要的服务。

西湖区开发康养一体化信息平台，依托信息网络平台，助力居家智慧养老服务发展③。西湖区为促进老年人居家获得优质养老服务，开发了康养一体

---

① 《江干：闸弄口街道医养结合成了全国示范》，杭州市人民政府网站，2017 年 5 月 25 日，http：//www. hangzhou. gov. cn/art/2017/5/25/art_ 812264_ 7338616. html。

② 索嘉岑：《互联网＋"城市社区互助养老模式研究——以杭州市为例》，硕士学位论文，杭州师范大学，2019。

③ 刘金玲、沈勤、季聪华：《杭州市家庭型医养护一体化服务内容的研究》，《中华护理杂志》2017 年第 3 期。

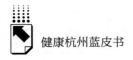

化信息平台，该平台融合了健康评估、健康干预、家庭养老照护床位服务、体育锻炼等功能，可为老年人提供健康档案建立、申请、入户评估等康养服务。

②"智能健康养老设备"为家庭型健康养老保驾护航

智能健康养老设备是杭州市为实现居家老年人健康养老，采用高科技手段，如电脑、无线传输等技术，以养老设备为载体，植入芯片装置，以实现实时掌握老年人位置、身体健康状况等功能的一系列养老设备的总称。杭州市智能健康养老设备包含种类见表2。

表2　智能健康养老设备种类和功能

分类	具体种类	功能
可穿戴智能养老设备	智能定位手环、智能卡、智能手表等	此类智能养老设备大多包含 GPS 定位、声光报警、防丢失定位等功能；此外，部分可穿戴智能养老设备还包含血压、心率测量的功能
便携式智能养老设备	智能手机	智能手机内装有 GPS 芯片，可以实现定位。此外，还可实现通过智能手机进行线上"点单"，平台接单后，线下服务人员上门提供服务的功能
	急救呼叫器	主要有两个按键：红色按键提供紧急呼叫功能，按下可进行紧急呼叫，后台根据老年人的情况联系 120 或者亲属；绿色按键提供个性化的服务，例如送餐、理发、维修、上门打扫卫生、上门为老年人提供护理、帮助老年人挂号等
家用智能养老设备	智能床垫	不同于普通的床垫，智能床垫可以 24 小时监测老年人身体健康状况：如睡眠质量、心率、血压、离床情况等
	智能血压仪、血糖仪、心电监测仪	可以检测老年人血压、血糖、心率等状况。这些检测数据实时更新传递到信息服务平台，如果出现异常，智能信息管理平台会进行预警，紧急情况时刻上门提供医疗服务
	智能药箱	主要实现的功能有：提醒老年人按时服药、紧急呼救、远程关护等

资料来源：笔者整理。

③"重阳分"积分兑换服务

"重阳分"是杭州市实现"互联网＋养老"服务的特色措施，是为了避免纸质的"服务小时券"和"通知券"等因保管不当丢失，导致老年人无法获得相应服务的一种融入高科技信息技术的手段。

"重阳分"是指将"服务小时券"、通知券等转换为"重阳分"，然后将这些积分充值进入老年人市民卡专户的一种形式。随着杭州市各个区推进"重阳分"的建设步伐加快，养老服务补贴也相应转换成为"养老服务补贴重阳分"充值入市民卡内，老年人只需要携带市民卡便可享受养老服务。每个季度任何一个月充值的"重阳分"都会在下个季度末进行清零。如果是新申请的老年人，则需要前往社区进行办理，社区对老年人进行能力评估后，根据结果发放相应的"重阳分"。具体详见图4。

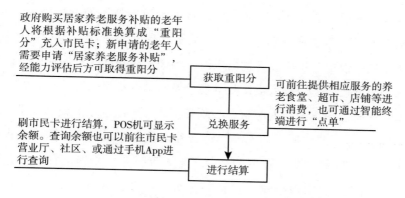

图4 "重阳分"兑换—使用—结算流程

资料来源：笔者自制。

智能终端设备点单、市民卡刷"重阳分"结算，方便老年人的日常生活。当老年人在家需要服务，但又不方便出行时，便可使用智能终端进行"点单"，志愿者或养老服务中心工作人员会上门给老年人提供其所需要的服务（如生活照料、上门理发、助餐等），老年人在享受服务后，便可使用市民卡刷POS机进行结算，刷卡机器会出具小票并显示账户余额。若老年人想要查询所剩余的"重阳分"，则可前往市民卡营业厅、社区，或是通过市民卡App进行查询。采用"重阳分"后，老年人再也不会因为忘记携带纸质"消费券"而无法享受服务。

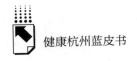

（2）日托型"医养护一体化"

①杭州市日托型"医养护一体化"智慧养老实践

为使居民安享晚年，杭州市在推进居家智慧养老服务建设的同时，也建立了日间照护中心、养老服务站等，采用信息化手段为老年人提供精准、优质的服务。

江干区建设医养护一体化养老服务综合体系，开启"离家不离社"的养老模式。2018 年，江干区首个"医养护一体化"养老机构在笕桥街道开业。该养老机构配备养老床位共计 14 张，其中有 4 张是专门为行动不便的老年人提供的医疗床位，包含了医疗、养老、护理、健康咨询、健康评估、康复锻炼、文娱活动等众多功能，还具备中医康养技术的健康服务。此外，该机构引入了"互联网 + 智慧养老"元素，在机构里配备了智能血压仪、智能血糖仪等设备，这些设备均已上线，当老年人身体出现问题时，便可上传数据到平台，线下医务人员接收信息后及时为其提供医疗服务。

拱墅区打破传统老年人照料中心服务模式，关注老年人精神需求。拱墅区在 2018 年建立的"阳光老人家"综合养老服务体系，可根据老年人的不同需求，因地制宜地提供健康服务①，融生活服务、文娱活动、兴趣课程（烘焙、舞蹈等）、中医推拿、膳食餐馆等于一体，在该养老服务机构内，老年人不仅可以得到照料，还能培养自身爱好，和一群志同道合的伙伴一起聊天喝茶，前往微电影院看怀旧电影。此外，有需要的老年人还可以通过"阳光老人家"的"虚拟中医馆"与专家面对面进行网络问诊。

西湖区"幸福汇"在关注老年人身体健康的同时更关注他们的幸福感。"幸福汇"是西湖区成立的首个融合医疗服务、聊天室、运动场所、文娱演出等的服务民政综合体系。"幸福汇"医疗服务、聊天室、运动场所等各个功能区块每周均为 6 天全勤服务，成为许多老年人在消磨时光、休闲娱乐的好去处。2020 年由于疫情原因，"幸福汇"考虑到老年人无法熟练使用智能

---

① 滕建荣、周智林、周华、崔威武：《创建医养护一体化智慧医疗服务模式》，《中国医疗管理科学》2015 年第 1 期。

手机的现状，便在西湖区引入了智能查询设备，通过这种手段，老年人使用市民卡进行刷卡便能获得健康码情况。不仅有效助力了疫情常态化管理，更提升了老年人的幸福感。

②"时间银行"志愿积分兑换服务

"以志愿分数换养老服务"是杭州市以时间币为核心的服务兑换和激励机制，其目的是解决社区人手不足，无法对高龄、失能、独居老年人等提供一对一服务的问题。

为了解决志愿者人手不足的问题，杭州市民政局与市民卡公司合作创建了"互联网 + 信用 + 养老"的养老服务模式，建立"时间银行"。那些身体健康、体格健朗的老年人，或是想要参与志愿活动的中青年均可通过做志愿活动获取志愿者积分。获取志愿者积分的形式多种多样：可以前往社区养老服务中心帮忙照顾生病的老人、可以前往老年人家中为老年人提供上门服务、也可以提供其他如维持老年食堂秩序等服务，当志愿服务完成，便可将公益时长转换为志愿积分，这些志愿积分可以兑换矿泉水、免费早餐、住宿优惠等，也可以不取用存入信用平台个人账户，待到年老时使用志愿积分兑换养老服务（见图 5）。以拱墅区为例，2020 年 12 月，总共登记在册的志愿者人数为 3446 人，总计获得服务的人次达 5.24 万次，而志愿者所存储的时间已达 4413 小时。这样的形式，不仅可以激励社会提供志愿服务，也能缓解社区养老服务中心人手不足的状况，应对越来越严重的老龄化带来的挑战。

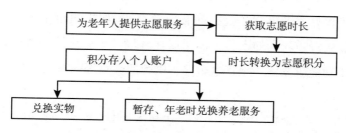

图 5　"时间银行"志愿积分获取—兑换流程

资料来源：笔者自制。

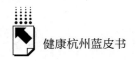

（3）机构型"医养护一体化"

机构型"医养护一体化"服务模式，可有效解决"家庭型"以及"日托型"机构数量不足、人手不够的问题。目前杭州市养老机构主要包括：养老院、敬老院、护理院、养老服务照料中心等公办或民营机构，为老年人提供了温暖、便捷、贴心的养老服务。

①公办养老机构智慧养老实践

公办养老机构决定了养老事业的发展前景[①]，为建设好公办养老机构，杭州市进行了许多探索。杭州市第三福利院是杭州市最大的公办养老机构，主要负责收养社会上的"三无"老年人以及其他愿意自费寄养的老年人。杭州市第三福利院主要提供医疗保健、康复、生活照顾、护理等服务。

杭州市第三福利院采用信息化手段，帮助入住老年人实现方便快捷获取服务。老年人通过手机端扫码，便可享受"一码"入住、"一码"预约点餐、"一码"预约修脚洗面等服务。在老年人居住的房间内，安装了烟雾传感器等智能设备，此外，还为老年人配置了可紧急呼救的智能腕表[②]、智能血压仪、血糖仪等，这些智慧终端均与信息平台联网，通过这些智能设备，亲人便可及时了解老年人身体健康状况。此外，为了使老年人享受健康、快乐、充实的晚年生活，福利院开办了老年大学，免费向杭州市第三福利院入住的老年人开放，设立了包括广播体操、书画在内的9门课程，并计划开设烘焙、戏曲等课程。

②民营养老机构智慧养老实践

杭州市民办养老机构是公办的有力补充[③]。如杭州市某国际医养中心，为老年人提供舒适养老的康养一体化居住环境。中心定位为高端医养中心，机构包含了功能康复室、感官电影院、棋牌活动室等一系列功能项目；开设

① 张梦林：《公办养老机构中社工角色及困境研究——以C社会福利院为例》，硕士学位论文，重庆大学，2019。
② 张翔、徐秋涵：《公办养老机构价格管理改革个案研究——以杭州市第三社会福利院为例》，《社会政策研究》，2018年第4期。
③ 陈沛沛：《优化机构养老，缓解"421"家庭养老压力》，《杭州》2020年第9期。

了中医养生会所，提供针灸、拔罐、推拿等服务；开办了西医护理，提供健康教育、健康咨询等服务。此外，中心为了符合时代发展的需求，运用信息技术，为入住的老年人建立"一卡通"。通过"一卡通"，老年人在中心便能享受高效、便捷的各项服务。同时，为了及时了解和掌握入住的老年人身体健康状况，该中心采用智能管理系统，对老年人健康档案进行智能化的管理，为入住的老年人提供专人专项的健康管理服务，时刻关注老年人健康状况、及时有效地提供健康干预服务。

3. 经验与展望

为应对人口老龄化带来的巨大挑战，杭州市各辖区相关主管部门因地制宜，充分利用新型互联网技术手段，如物联网、大数据、智能穿戴设备等，为老年人提供高效、便捷、温暖的"医养护一体化"养老服务，以线上更高效的信息技术赋能与线下充分流动的养老服务专业人才联动，打通智能信息技术与养老服务市场的"任督二脉"，杭州独特的"医养护一体化"智慧养老服务"示范模板"初见成效。

（1）"医养护一体化"养老服务模式依托数字化管理

于 2020 年 10 月 1 日正式施行的《杭州市居家养老服务条例》①，对智慧养老服务平台搭建、功能匹配及服务内容等进行梳理，从顶层规划上丰富智慧养老内涵，市级"互联网＋养老"平台接入各类采用高科技手段和信息算法平台，整合并统筹养老服务线上与线下资源，形成共享、互联、畅通、动态的城市养老数字化场景。

杭州市自从养老服务热线"96345100"开通后，已累计接听 32970 人次，主要为老年人提供相关政策答疑、服务内容和项目、获取服务方法的咨询等。借助手机智能终端，老年人年龄、户籍等实名认证信息，系统将实时推送个人能享有的政策待遇、开通渠道及所需材料。智慧养老服务平台根据服务情况，通过智能终端对养老服务涉及的人、事、物等进行追踪管理，并

---

① 《杭州市居家养老服务条例》，杭州网，2020 年 4 月 16 日，https://hznews.hangzhou.com.cn/xinzheng/yaolan/content/2020-04/16/content_7715348.htm。

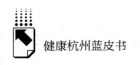

打造从认证、监测、评估、服务、支付、评价等循环的模式。

（2）"医养护一体化"养老服务模式促进多平台融合

杭州市借助"城市大脑"重要大数据平台，重点布局包含"服务管理、机构运行、移动支付、数据运用"等平台的"互联网＋养老服务"体系，与卫健、医保、人社等部门的数据进行联动交互，充分运用老年人年龄、慢性病分布状况等信息，将数据与养老服务平台对接，形成信息共享、资源聚合的平台化格局。

2019年7月试运行的养老服务商城，加入其中的养老服务商家共235家，商家提供助餐、保健等53项服务。3262名互联网养老服务员可随时接收订单，累计提供养老服务项目74.94万单，日均2271单。对低收入的高龄、失能老年人提供兜底保障工作，将养老服务补贴充值到老年人市民卡中，建立养老服务专门账户，并成为全国范围内率先设立全市通用养老服务电子货币"重阳币"的城市，老年人有了更多自我选择和管理的自由，消除了区域之间的市场壁垒，养老服务市场得到了进一步的完善和统一。截至2019年，有11.57万老年人活跃在养老服务市场，累计发放6270.81万重阳币，服务结算5418.56万重阳币。

此外，积极推动帮扶式志愿服务，逐步改进和完善以信息化为依托，以"时间银行币"为主线的服务交易和多方融合机制，将社会多元力量，如社会组织、公益团体、市民等纳入养老服务圈，织紧固牢养老服务网。

（3）"医养护一体化"养老服务模式推进多元化响应

杭州市民政部门联合各相关机构，总共为高龄、失能等困难老年人发放智能养老服务终端14万余台，在突发紧急情况时，老年人只需按下终端上的功能按钮就能快速响应，便捷呼救。而提供以"助急"为核心，"助洁、助餐"等12项服务为补充的智能养老服务商则24小时"待命"，实时提供服务。

同时，上城区最早开展家庭养老照护床位建设试点工作。"家庭养老床位"是以智能床垫为工具，感知并向信息平台传递老年人呼吸、心律、脉搏、血压、是否离床等数据信息。目前主要为失能老年人提供3类17项康复护理服务，并实现了与就近医院、基层医疗卫生机构［主要是社区卫生服务中心（站）〕建立畅连通道，对应急响应做好预案，让老年人在家中也能安心接受专业的康复服务。

总体而言，杭州市"医养护一体化"智慧养老服务模式日渐走向成熟，"家庭型""日托型""机构型"三种类型的养老模式互为补充，为杭州市的智慧养老"模板"提供了基础。但目前仍存在许多问题。首先，服务人手不足，虽然采用了"时间银行"志愿积分激励手段，但是随着社会劳动力人口数量的下降、工作压力的增加，提供志愿服务的人数并不会有明显增长。其次，老年人对增值服务项目"点单"不多。许多老年人对生活服务等增值服务仍持观望态度，若收费超出他们的预期，老年人将舍弃这些服务[1]。最后，智慧养老服务平台有时在反映老年人需求方面存在滞后性。杭州市在未来的"医养护一体化"探索中，仍需要解决以上问题，打造更为"成熟"的"杭州模板"。

（三）街区式智慧健康养老模式

1. 街区式智慧健康养老模式的内容介绍

街区式智慧健康养老模式以街道、社区为最小单位，引入高科技手段，以智能手环、智能手表、人脸识别技术等为载体，实现老年人依托社区和街道进行健康养老目标的一种模式。根据功能范围，可以将街区式智慧健康养老模式分为以下两类。

（1）智慧养老生态圈

智慧养老生态圈是以街道、社区整体为依托，纳入老年食堂、水果店、洗衣店等全方位服务场所，以智能手环为载体，在智能手环内装入芯片，以实现老年人"一环"享受街道、社区所有服务的目标。

（2）智慧养老食堂

智慧养老食堂除注重老年人养生，提供清淡饮食外，还搭上杭州市互联

---

[1] 刘金玲：《杭州市居家老年人健康状况与家庭型医养护一体化服务需求的调查研究》，硕士学位论文，浙江中医药大学，2017。

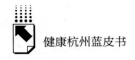

网发展的快车，采用 AI 智能人脸识别等高科技手段，并通过信息通信技术
与智慧养老服务平台进行连接，为那些需要"刷脸"支付的老年人提供便
捷的支付方式。智慧养老食堂还可以通过智能手环绿色按钮、老年手机一键
点餐实现点餐到家等服务。

2. 街区式智慧健康养老模式实际运行成效

（1）智慧养老生态圈养老实践

杭州市为了构建智慧养老生态圈，纳入了涵盖老年人生活方方面面的服务
项目，目前已经有效整合社区、街道资源，逐步满足多样化的养老服务需求。

西湖区智慧养老生态圈，给居民方便和温暖。由于社会信息化发展迅
速，许多老年人年龄渐长，无法跟上时代发展的步伐，在生活中遇到各种各
样的问题。为方便老年人的生活，西湖区北山街道对老年人的"智能手环"
进行了升级，除以往一键呼救、定位功能外，智能手环还加入了二维码和软
芯片，以手环为载体，搭建起北山街道智慧养老服务生态圈。西湖区智慧养
老服务生态圈各主体功能见图 6。

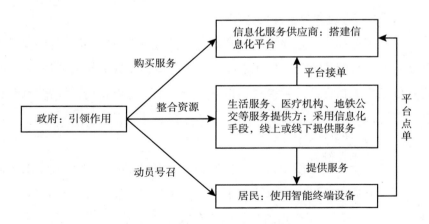

图 6　西湖区智慧养老服务生态圈各主体功能

资料来源：笔者自制。

第一，实现送餐、购物等"一环支付"功能，为老年人提供生活服务。
北山街道计划纳入街道管辖范围内的所有店铺，为老年人提供各种各样的服

务。老年人可以将钱充值入手环，以实现手环当"钱包"的功能。食堂就餐扫二维码支付；助老员送餐上门，通过手机刷手环完成支付；超市、家电维修等街道辖区内的店铺均加入扫码支付的范围。

第二，实现乘公交、地铁等"一环刷卡"功能，方便老年人出行。北山街道老年人的手环除当作钱包外，还可当作"卡"刷。乘公交地铁不用再携带公交卡，只需要刷手环便可完成乘车；老年人住进养老院、护理中心，门上会安装读卡器，手环刷一刷便可出门；小区门禁进行设定，可以通过刷手环进出小区。

第三，实现"一环"紧急救助，为老年人提供医疗服务。当老年人健康状况有问题时，只需要按动红色按钮，平台工作人员接收到求助信息，便可将老年人位置直接发送到 120 急救中心，并将消息同步发送给老年人家属和社区工作人员，实现紧急救助①。未来，西湖区还将在智慧养老生态圈纳入更多便民服务，采用高科技手段，为老年人提供多样化的养老服务。

街区养老整合了街道资源，方便了老年人的生活②。拱墅区针对辖区内老年人的特点和需求，同样搭建起智慧养老服务生态圈。拱墅区和睦街道是杭州城北老工业区之一，老年人口比重大，国企退休老年职工多，他们较为习惯集体生活，对街区一体化养老有着较高的需求。为了满足该地区老年人的需求，和睦街道以老年人群对美好生活的向往为立足点，构建"居家、社区、机构"一体化的街区式养老服务生态圈。以"颐养、乐享"为目标、"健养、康养、休养、乐养"四大中心为依托，搭建起以和雅街、睦邻街为载体，实现老年人健康养老、快乐养老的颐乐和睦养老服务综合街（见图7）。在这里，老年人可以和友人聊天喝茶，可以享受街区内超市、水果、理发店等生活店铺提供的服务，也可以享受医疗机构提供的医疗服务，真正实现了"化整为零，整合资源"的目的。

---

① 向运华、姚虹：《养老服务体系创新：智慧养老的地方实践与对策》，《西安财经学院学报》2016 年第 6 期。

② 陈天卫：《温州市南门街区养老方式现状调查报告》，硕士学位论文，安徽大学，2013。

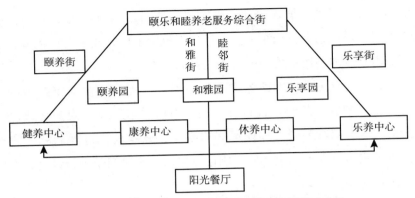

图7 拱墅区和睦街道智慧养老服务生态圈构成主体

资料来源：笔者自制。

（2）智慧养老食堂养老实践

杭州市养老食堂的推行已积累了多年经验，实现了市区大范围服务的覆盖①，在饮食口味、菜品等方面均以老年人口味和身体健康为主要参考依据。大数据时代的到来，给传统老年食堂带来了极大的改变，也丰富了老年人的生活。

西湖区灵隐街道夕阳红膳厅，为老年人提供刷脸支付服务。夕阳红膳厅是一家示范性养老食堂，也是杭州市第一家使用人脸识别技术进行支付的老年食堂。由于菜色口味清淡、价格适中，备受老年人喜爱。以往许多老年人会由于年龄大、记忆力差而忘记携带市民卡，餐后无法结账，只能采用记账的形式记录餐费。由于科技高速发展，杭州市引入了"互联网+养老"改革创新项目，夕阳红膳厅携手云澎科技，采用 AI 智能人脸识别技术，将老年人餐后结算方式由市民卡转变为人脸支付。这样的举措，不仅方便了老年人，更有效减少了餐厅由于老年人忘记携带市民卡只能记账的情况发生。

拱墅区于蓝孔雀社区养老食堂引入人脸识别支付智慧餐台，给老年人提供便捷的支付方式。除去以往采用市民卡刷卡就餐的方式外，忘记携带市民

---

① 杨丹：《基于演化博弈的社区老年食堂合作伙伴选择策略研究》，硕士学位论文，浙江大学，2020。

卡的老年人还能在智慧餐台进行"刷脸支付"。这种就餐支付方式的改变，给老年人的养老带来了便捷。此外，智慧餐台还连接了社区信息平台，老年人通过智慧终端（如智能手环、智能手机）点单，智慧餐台进行接单后，由配送员将饭菜配送至老年人手中，截至 2019 年 6 月，总计叫餐 156 次，消费金额达 2416 元。

3. 经验与展望

杭州市街区式智慧养老方式通过整合街道、社区资源，结合高科技手段，可给老年人安享晚年提供丰富多彩、各式各样的养老服务项目。目前，街区式养老模式已积累一定的经验。

（1）化零为整，整合街区服务资源

以街道、社区为最小单位，整合社区资源。生活服务包括理发店、修鞋店、水果店、餐饮店等；出行服务包括地铁、公交等；医疗服务包括急救、护理、康复、中医诊疗等服务。采用"一环支付"方式，佩戴智能手环便可享受涵盖生活各方面的服务项目，有效实现了资源化零为整、智能养老服务项目丰富多样的目的。

（2）政府引领、搭建养老服务生态圈

养老服务生态圈的成功构建依靠多方的通力合作。首先，杭州市政府起到了引领作用；其次，信息化服务供给公司负责智慧养老服务平台的搭建以及维护，餐饮水果等店铺提供生活服务，医疗机构/卫生服务机构等提供医疗与保健服务，地铁/公交公司提供出行服务；最后，居民的配合与参与是养老服务生态圈能够成功建立的关键。

（3）信息技术，提供便捷养老服务

在信息化高速发展的今天，老年人的养老生活已离不开信息化技术的支撑。通过人脸识别技术、智能芯片、物联网互联网、大数据等技术，实现了智慧养老生态圈、智慧养老食堂等服务场景，也实现了老年人通过"一环""一卡""一码"享受便捷养老服务。

总而言之，当前杭州市街区式养老服务模式仍处于发展阶段，未来随着信息化技术的快速发展，将全面推进街道整体智慧养老体系和各社区养老服

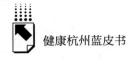

务中心的智慧赋能，完整打造医养护康一体化平台，融合建设智慧型、融合型、互助型养老服务圈。

三 智慧养老模式的特色、存在的问题及未来展望

（一）智慧养老模式的特色

杭州市智慧养老模式运行至今，已粗具杭州特色，形成具有一网服务"集成化"、一键呼叫"智能化"、一卡支付"便捷化"、一码办理"数字化"的特点。

1. 一网服务"集成化"

杭州市积极融入城市大脑整体规划，建设养老服务数字"驾驶舱"。同时，搭建包含五大平台十多个子模块的"互联网+养老"系统，汇聚全市养老服务核心指标，做到市、区、街道、社区四级养老工作人员可共用一套系统，分属不同账号权限，一站式办理各类涉老业务。养老工作人员通过部门数据共享，动态掌握老年人年龄、户籍、健康状况等基础信息，将各项养老政策待遇主动告知老年人。

在移动端为全市老年人定制专属页面，老年人及家属通过市民卡 App 即可搜寻周边养老设施并定位导航，借助 VR 全景图片，足不出户就能了解心仪的养老机构情况；通过智能养老顾问，老年人只需输入年龄、户籍等少量信息，便可精确匹配能够享受的政策待遇及办理渠道、办理材料；老年人可进行点单式预约服务，就像网上购物一样方便。

2. 一键呼叫"智能化"

杭州市政府为三大类老年人发放智能终端设备超过 14 万台，老年人可享受三大类 13 项服务，包含了老年人日常生活所需。遇到突发情况，老年人只需按下终端上的红色按钮即可实现一键呼救，平时则由签约服务商组织专人开展电话慰问、定期巡访等多种形式的关怀服务，这样简单易用的模式深受广大老年人欢迎。截至 2019 年 12 月底，累计为签约老年人提供紧急救助服务 1055 次、主动关怀服务 140.89 万次，回访满意率在 96% 以上。

3. 一卡支付"便捷化"

杭州市政府在社保卡中设立养老服务专项账户，养老服务补贴对象可凭电子货币"重阳分"进行消费，实现全城通用"一卡支付"。截至目前，"一卡支付"已实现杭州市主城区全覆盖，居家养老上门服务日均刷卡超过3000单，日均消费金额达20余万元。杭州市政府在全国率先实现服务监管与支付结算一体化，通过移动端对服务对象、内容、过程进行留痕管理，不断提升服务质量。在"一卡支付"的基础上，西湖区夕阳红老年食堂、拱墅区蓝孔雀社区老年食堂等更是引入人脸识别支付智慧餐台，杭州市老年人正式迎来"刷脸吃饭"新时代。未来老年人便可"一脸"吃遍全城。

4. 一码办理"数字化"

作为全省养老服务数字化转型试点，杭州市充分发掘养老服务"码上办"应用场景，老年人凭借身份证就可以享受养老服务，养老企业凭借一个社会信用代码加入养老服务活动中，努力实现养老机构入住"一码办理"、服务"一码享受"、餐品"一码预约"。

（二）智慧养老模式存在的问题

杭州市已迎来"银发浪潮"时代，养老形势严峻，智慧养老模式无疑会大大缓解社会养老的压力，但目前杭州市智慧养老模式还面临以下问题。

1. 养老政策体系有待进一步完善，积极推动智慧养老的标准化建设

杭州市在探索智慧养老服务方面出台了许多行之有效的政策措施，但政策内容适应性、可操作性以及配套政策的规范监管的执行还有待加强，主要体现在：一是政府及相关职能部门要统一规划，在智慧养老服务标准、市场规范、产业监督、评估机制等方面出台具体可操作的政策；二是政府完善扶持制度和补贴政策，确定不同老年人群体的补贴标准等，为智慧养老的稳定高效发展奠定坚实基础。

2. 智慧养老覆盖人群较少，服务供需匹配度不高

杭州市大部分城区在推广智慧养老服务模式时，先对试点地区进行推广，并未全面推开，因此覆盖人群并不多。另外，智慧养老服务应该属于

准公共产品，理应所有老年人都享有。但杭州市政府目前仅为三类老年人购买服务，惠及的老年群体有限。老年人的智慧养老服务需求呈现多样化和特殊化，表现为从以物质生活服务为主转向物质生活服务与精神生活服务相结合的服务需求①。目前杭州市提供智慧养老三大类服务，在一类服务中新增主动关怀服务，二类服务涵盖生活照料和医疗服务。但由于智慧养老还处在初级发展阶段，在实际运作中可以提供全方位养老服务的社区、养老机构、服务平台较少，整体提供的服务内容也与老年人的需求匹配度不高，尚不能充分满足老年人对主动关怀、医疗服务、娱乐活动等的需求。

3. 智慧养老产品"适老化"水平有待提升，社区智慧设施使用率有待提升

西湖区的一项智慧养老产品使用调查显示，仅有40%的老年人会使用智能养老产品②，智能养老产品"适老化"水平有待提升。在对智慧养老产品进行设计时要切实满足老年人的需要，智能产品和系统应尽可能简单易操作、价格合适、实用。同时，老年人对社区智慧服务设施使用率不高，设施闲置率较高。一方面是因为老年人使用智能设施设备等素养不高，难以使用智慧养老设施。另一方面与杭州市对现有智慧养老设施的宣传力度不够有关，很多老年人不了解智能设施的功能和用法。另外，政府对相关补贴和申领流程的宣传不够，老年人难以进行申领等。因此政府要促进各类智慧养老产品发展，加强智能设施与养老补贴政策宣传等。

4. 专业养老服务人才和护理型人才匮乏、人员结构不合理

杭州市现有养老服务业专业人员短缺、部分服务人员素质不高、结构不合理，与养老服务业的发展需求有很大差距。现阶段从事养老服务的人员缺乏专业性的培训，缺乏对于如何科学有效与老年人沟通、了解老年人需求等方面的知识和技能。同时，具有医疗护理、心理咨询和计算机技术的复合型人才较少。因此，政府一方面要联合高校，加大专业养老人才的培养，另一

---

① 向运华、姚虹：《养老服务体系创新：智慧养老的地方实践与对策》，《西安财经学院学报》
2016 年第 6 期。
② 李成力：《杭州西湖区智慧养老探究》，《商》2015 年第 40 期。

方面要采取措施鼓励相应人才到养老领域就业，对养老服务人员发放一定数额的补贴，提高其从业积极性[①]。

（三）智慧养老模式的发展前景

1. 打造智慧养老大数据中心，构建"互联网＋养老"平台

杭州市依托数字经济和互联网技术，全力推进智慧场景的应用。2019年3月，杭州市"互联网＋养老"平台正式投入运营，它由七大服务平台组成，将互联网引入养老服务，打通供需双方、融合更多资源、提升服务效能，致力于打造智慧养老大数据中心。在平台运营上，机构平台运营方负责养老呼叫中心和运营中心的日常工作；民政局负责平台的规划和建设。在服务上，养老机构、居家养老服务中心等服务机构可进行服务接单、服务派单、上门服务、服务收费等；老年人及其家属通过"互联网＋养老"平台，采用"一线三屏"（电话、手机、电脑）方式来进行服务查询、服务预约、服务下单、服务评价等。

2. 深化医养护一体化家庭医生签约工作，发展健康养老产业群

在未来，杭州市政府将推进医养护一体化家庭医生签约服务工作；推进互联网医养融合服务，探索居家健康监测服务，探索云上护理；着重发展以中国智慧健康谷、阿里健康等为代表的健康养老产业群。

[①] 单忠献：《智慧居家养老服务的实践模式与发展对策——以青岛市为例》，《老龄科学研究》2016年第8期。

B.9
杭州市农村文化礼堂农民健康
素养提升策略

许亮文　张诗妍　郭淑丽　郑建良*

摘　要： 农村文化礼堂是复兴乡村传统文化、实现乡村文化治理方式转型的基层公共文化场所，旨在满足农村居民日益增长的物质文化需求，也是进行健康宣教、促进农民健康素养提升的主阵地。2012 年起杭州市开展了农村文化礼堂的实践；2016 年开始将健康教育融入农村文化礼堂活动中；2018 年实现全市村（社区）公共文化场地无线网络全覆盖，利用新媒体，开展健康教育。本报告立足于杭州市近年农村文化礼堂发展现状与健康素养进农村文化礼堂实践情况，以科技创新和信息化为支撑，利用新媒体，提出数字赋能背景下提升杭州市农村居民健康素养的建议，以期为未来杭州市建设新型数字化农村文化礼堂、提升农民健康素养提供借鉴。

关键词： 农村文化　文化礼堂　健康素养

农村文化礼堂是基于杭州市农村居民精神文化需要，是构建村民精神文化世界、建设村民精神家园、体现社会主义核心价值观的文化新载体，是建

---

* 许亮文，教授，杭州师范大学医学部副部长，公共卫生学院院长，主要研究方向为人群健康素养监测和干预、慢性病监测与干预；张诗妍，杭州师范大学公共卫生学院博士研究生；郭淑丽，杭州师范大学公共卫生学院博士研究生；郑建良，杭州图书馆技术支持部馆员。

设精神富有现代化农村的有效举措之一。农村文化礼堂是农村居民沟通、交流、休闲、娱乐的重要场所，具备信息交流与知识普及的功能，是健康教育与促进的理想场所，对健康保健知识普及、优质健康服务、居家养老服务进农村社区提供了渠道，以促进农村居民健康素养的提升。杭州市自 2012 年起开展农村文化礼堂的实践，打造杭州城市品牌；2016 年开始将健康教育融入农村文化礼堂活动中。2020 年 6 月《杭州市强化数字赋能推进"六新"发展行动方案》印发，旨在通过以"城市大脑"为核心的数字治理模式向全国推广，初步建成全国数字经济和数字治理第一城，倡导数字赋能新健康。数字赋能健康治理行动中，健康文化的传播与营造发挥了举足轻重的作用，对探讨数字赋能背景下居民健康教育与促进的新途径、新方法具有重要意义。

一 杭州市健康素养进农村文化礼堂基本情况

（一）杭州市农村文化礼堂建设背景及意义

我国农村地区精神文化建设与服务供给相对匮乏，城乡之间存在巨大差距，基于此，发展农村精神文化和基础文化设施建设，提高农民文化与健康素养成为现阶段丰富农村精神文化生活、打造农民精神文化家园、保障民生的重点建设工作。2012 年，临安开始了农村文化礼堂建设，成为样板，具有示范性意义。2013 年，杭州市委办公厅、杭州市政府办公厅印发《关于推进全市农村文化礼堂建设的意见》，以"农村文化礼堂、精神家园"为定位，充分利用农村自然资源禀赋，发掘和传承农村优秀传统文化资源，重视传统民俗文化与现代文明的融合创新，扎实推进农村文化礼堂建设。建设农村文化礼堂是杭州市政府加强文化治理与政府公共服务体系建设、促进农民精神文明建设的重要组成部分。其强调公共性与公益性，是凸显文化传承，促进知识传播，提高社会效益的有效途径。

农村文化礼堂依托旧祠堂、闲置校舍、大会堂和文化活动中心等场所，借助其传统文化沉淀，发掘本地乡土特色，做到"一村一品"，为农村居民提供文化活动与服务或以传播文化知识为目的的文化展厅与公共基础文化设施①，其受众广泛，涵盖所有村民——儿童、青年、老人等不同年龄段群体。在开展文娱休闲活动的同时，承载着本土宗亲文化、集体记忆、礼仪教化、文化传承等，对文化记忆保存与村民精神世界建设具有很大的意义，以构建农民精神家园为主题，依托农村文化礼堂，构建农村新型公共文化服务三级体系②。近年来，杭州全市以临安区为样板积极开展农村文化礼堂实践，并取得一定成效，截至 2020 年，杭州建成农村文化礼堂数量为 1939个，基本实现 500 人口规模以上村农村文化礼堂全覆盖。杭州市农村文化礼堂为村民获取外界知识文化提供了场所，是一次极具意义的实践与探索，为丰富农村居民业余生活，加强农村人际关系纽带，构建其精神文化世界做出了贡献，并在全国范围内做出了示范。

（二）杭州市农村文化礼堂健康活动内容与参与情况

农村文化礼堂是开展健康活动，普及健康知识，提高农民健康素养的理想场所。2016 年富阳等区率先将健康教育融入文化礼堂，取得积极成效；2017 年起，杭州市各区县利用农村文化礼堂逐步开展农民健康教育。但是，当时健康教育活动开展得不够规律，内容系统性不够，要求不明确。2019年 5 月，杭州市委宣传部、市卫生健康委、市文广旅游局、市体育局、市红十字会联合开展"健康素养进农村文化礼堂三年行动"，通过"健康讲座、健康支持性工具、健康活动、健康服务、中医药"等"健康五进农村文化礼堂"方式，打造新型农村健康促进平台。杭州市有关部门高度重视，决定到 2021 年，实现健康讲座、健康活动、健康服务等健康素养进农村文化礼堂工作的全覆盖。杭州市政府部门依托农村文化礼堂积极开展健康活动，活动内容与参与情况如下。

---

① 邵毅霞：《杭州市农村文化礼堂可持续发展研究》，《杭州研究》2015 年第 4 期。
② 陈建胜：《农村社区文化营造何以可能与何以可为——以杭州农村文化礼堂建设为例》，《山东社会科学》2015 年第 9 期。

1. 以政府部门为主导，推进健康进农村文化礼堂

"健康素养进农村文化礼堂三年行动"是杭州市有关部门主导的，以农村居民为主体、农村文化礼堂为场所进行的农民健康教育与促进活动，共分为"构建体系、明确任务"（2019年1~5月）、"择优试点、探索经验"（2019年6~12月）、"提质增效、全面推进"（2020年）和"循序渐进、巩固提升"（2021年）四个阶段。市委宣传部、市卫生健康委员会、市文化广电旅游局、市体育局、市红十字会充分重视，联合下发《关于印发杭州市健康素养进农村文化礼堂三年行动计划的通知》，并制定行动方案。

第一，制定实施方案，确定行动目标，建立协助组织、明确职责分工。杭州市有关部门响应"浙江省健康素养进农村文化礼堂三年行动计划"要求，制定行动目标与实施方案。成立由宣传、卫生、文化、体育、红十字会等部门组成的行动领导协调组织，负责本辖区"组织领导、沟通联络、统筹协调、监督管理、考核评估、信息报送"等各项日常管理等工作；多数镇村两级也相应成立了行动实施组织和办公室。对"组织管理、宣传动员、文化礼堂配合责任、健康讲座进文化礼堂、健康支持性工具进文化礼堂、健康活动进文化礼堂、健康服务进文化礼堂、中医药进文化礼堂"8个一级任务指标和相对应的27个二级任务指标进行了具体任务分工。

第二，全市集中启动，全民组织动员。2019年6月12日，由市委宣传部、市卫生健康委、市文化广电旅游局、市体育局、市红十字会、富阳区人民政府联合在富阳区春江街道新建村友谊文化礼堂举办启动仪式，150人参加启动仪式，启动仪式现场发放了全市首批健康大礼包，开展了首场急救技能培训、八段锦站桩等全民健身运动指导、首场市级名医义诊、针灸（推拿、拔罐）等中医互动体验和首场合理膳食现场展示等一系列健康服务活动。

第三，依托数字技术，进行村（社区）公共文化场地网络基础设施建设。在农村文化礼堂建设实践中，杭州市各区、各部门充分重视网络、媒体、数字技术的同步建设，利用新技术进行健康信息传播。部分村于2016

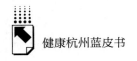

年开始在公共文化场地建立 Wi‐Fi 设施，利用新兴技术辅助健康教育活动的开展。2018 年，由杭州市文化广电旅游局牵头，开展高质量加快推进全市村（社区）公共文化场地 Wi‐Fi 全覆盖建设，"在村（社区）公共文化场地建立 Wi‐Fi 设施"项目入选杭州市政府十件民生实事项目。2018 年 8 月，615 个村（社区）Wi‐Fi 设施建设项目竣工，后续又对 2016 年和 2017 年的实施项目进行了提升改造，到 10 月底，全市村（社区）公共文化场地 Wi‐Fi 设施建设及提升项目提前完成，实现全市村（社区）公共文化场地无线网络全覆盖，农村文化礼堂亦包括在建设范围内，利用新兴数字技术推动健康信息传播，进一步提升农民健康素养水平。2019 年，在全市村（社区）公共文化场地实施 Wi‐Fi 网络全覆盖的基础上，依托现有的杭州智慧文化服务平台进一步提升和完善平台服务功能，促进平台集群化、社会化、智能化、便捷化，杭州市文化广电旅游局积极倡导各区充分利用智慧文化服务平台开设健康专栏、健康知识角，举办网上健康沙龙、健康展览展示等活动，不断加强健康宣传，普及健康知识，强化健康意识，培养健康文明的生活方式。

第四，利用新媒体，开展健康教育。各地、各有关部门充分利用传统媒体和新兴媒体相结合的宣传模式，建立杭州农村文化礼堂官网和微信公众号"杭州掌上文化礼堂"，打造农村文化礼堂资讯服务共享平台。杭州农村文化礼堂官网是一种以区、县（市）、乡镇（街道）为引入主体，以农村文化礼堂为重点服务对象，以文化管家派驻为主要服务形式的创新型管理运行与宣发模式。2020 年，杭州农村文化礼堂开始实施"文化管家"社会化管理，探索引入第三方社会文化服务企业参与农村文化礼堂运行。该管理模式试点工作被列为市委重大改革任务、市政府报告重点工作。6 月开始试点，全市 9 个农村文化礼堂建设区、县（市）均已全面铺开农村文化礼堂"文化管家"社会化管理工作。此外，官网内设"健康生活"健康科普专栏，共享优秀教师的讲座视频，提供正确的健康生活指导工作，及时交流各区县健康科普活动现况。同时，新媒体提供了灵活有效的教学与健康宣教模式，使村民掌握学习主动权。据健康杭州建设领导小组办公室（以下简称"杭州市健康办"）统计，2020 年全市累计微信发布 507 次，微博发布 96 次，网站发布 113 次，媒体报道 57 次，手机短信通知 167491 条。

第五，建立考核机制，完善效果评估。杭州市本级将健康素养进农村文化礼堂行动作为市委"六大行动""文化兴盛"部分考核内容，纳入市政府年度综合目标考核，实施季度活动总结和绩效评估工作；杭州市健康办将行动纳入健康杭州建设年度考核任务，对"健康五进"的具体指标和时间节段予以明确；将活动推向力度大、成效显著、群众满意度高的先进地区、礼堂和个人，作为市政府"健康杭州"行政奖励重要参考。各级行动办定期对本辖区内行动开展情况进行实地督查和评估，开展考核评估。

第六，各地因地制宜，积极组织推进。各地区按照全市统一部署，结合实际，推进健康进农村文化礼堂，富阳区、建德市、临安区、江干区、钱塘新区、桐庐县、西湖区、萧山区、余杭区、淳安县均结合本地实际情况与本土特色，积极开展活动。

2. 各地区开展农村文化礼堂"健康五进"实践

《关于印发杭州市健康素养进农村文化礼堂三年行动计划的通知》提出了"每个试点礼堂至少开展 2 场健康讲座，至少举办 1 次中医药进文化礼堂活动，至少举办 1 次健康活动、健康服务进文化礼堂活动（各地每年组织开展集中性"健康活动进文化礼堂"活动不少于 1 次）；每个新纳入试点礼堂健康书籍、健康工具、健康影像资料实现全覆盖（每个种类至少配备 1 种）"的活动目标，以及"开展健康讲座、健康活动、健康服务、中医药进文化礼堂等活动不少于 4000 次，年度总受益人数不少于 50 万人次"的工作计划。据杭州市健康办统计，2019 年健康素养进农村文化礼堂工作计划取得一定成效。根据初步统计，2019 年全市工作开展"健康五进"活动总数量为 12013 场次，总参与受益人数 919069 人次，全市集中性组织开展活动数量共 15 场次，具体情况如下。

第一，健康讲座进农村文化礼堂。健康讲座是通过知识讲座，让村民了解健康知识，增加健康意识，引导村民改变不健康的生活方式，达到提高群众健康知晓率、推动卫生服务发展的目的，是一项科普性行为。自杭州市农

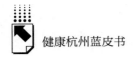

村文化礼堂建设以来，各地区重视村民的健康素养教育问题，陆续开展了健康知识讲座的实践：塘栖村文化大礼堂开展"送科普、健康、美丽"活动，为妇女群众送上知识讲座；唐昌村文化礼堂举办了"更年更美丽，更年更健康"的女性健康知识讲座，为女性群众普及更年期综合征、两癌预防监测知识；常安镇董家村礼堂道德讲堂内开展"痔疮的防治"健康教育讲座；富阳区举办以"消化道疾病的预防保健"为主题的健康知识讲座；闻堰街道长安村文化礼堂科学讲解"饮食文化大观园"。2019 年随着"健康五进"活动的开展，各地区农村文化礼堂更加重视健康教育对于提升村民健康素养的作用。其中，2019 年，余杭区依托区、镇街道两级专业师资力量，开展疾病预防、急救、心理健康等健康讲座；临安区开展"临安特色"——健康讲座、中医讲座、胃肠癌等筛查活动进农村文化礼堂；江干区依托专业团队开展急救讲座，提供健康讲座，提供村民"点课"等。此外，农村文化礼堂发挥"文化管家"的职能，依托新媒体手段，在余杭区率先开展直播宣教的实践，并逐步推广，共享优质健康教育资源，激发基层公共文化与居民健康教育与促进服务的活力，以破解农村本土人才不足、礼堂服务效能不高、群众需求难以满足等问题，余杭区积极开展农村文化礼堂文化管家社会化服务试点工作，举办文化活动一百余场。并借助新媒体工具，通过"天天看余杭"和"余杭之声"微信公众号和"看余杭"App 对活动现场进行全程同步微信直播，并有超 2 万的网友观看量，收获了 1 万多的点赞量，开启了数字赋能农村文化礼堂新实践。据杭州市健康办统计，2019 年开展健康讲座进农村文化礼堂的礼堂数量为 756 个，开展 2 场及以上活动的礼堂数量为 722 个，两场覆盖率达 67.23%，健康讲座总数量为 3351 场次，参与（受益）人数达 246110 人次。

第二，健康活动进文化礼堂。开展多样化健康活动能广泛普及健康知识，培养村民健康意识，提高村民健康素养，并增加趣味性与参与感。据杭州市健康办统计，2019 年度，全市开展健康活动进文化礼堂活动的礼堂数为 706 个，总覆盖率达 65.74%，活动总数为 2498 场次，参与（受益）人数为 263140 人次。各区积极响应，村民反响热烈，其中，钱塘新区开办了钱塘新区首届健康讲师比赛，组建健康讲师团与专家的讲师指导团；萧山区楼塔镇各村文化礼堂与院校结对子，杭州师范大学大学生暑期社会实践团队"医系桑榆，爱满夕阳"医疗小分队走进楼塔各村文化礼堂，为老年人提供量血压、测血糖、建立健康信息档案、按摩操等健康服务，提供个性化的饮食与用药建议；富阳区环山乡环二村文化礼堂为抗击疫情献爱心，开展了2020年度无偿献血活动；常安镇举办抗击疫情主题的朗读会等。多种形式健康活动的开展丰富了杭州市农村居民的文娱休闲生活，激发了群众自发关注自身健康促进的热情，提高了村民健康素养。

第三，健康服务进农村文化礼堂。随着医学目的改变，疾病谱由传染性疾病向慢性非传染性疾病转移，我国慢性病患者呈井喷式增长，提供基层健康服务，使广大农村居民受益，是提高居民健康水平与素养势在必行的举措。2019年5月19日，富阳区300多名家庭医生及医共体专家走进25个文化礼堂，开展家庭医生签约咨询，并提供全科咨询、中医药咨询、预防保健、妇幼保健咨询、免费的测量血压、测量血糖等服务。同年11月开展健康素养进礼堂活动，临安区河桥镇开展让"乡村健康生活"触手可及活动，健康素养进文化礼堂暨第二批健康家庭创建活动启动，并在全镇范围内通过调查摸底确定第二批110户健康家庭，为其进行"健康家庭，健康生活"专题辅导，提供健康服务。此外，各地区文化礼堂还开展大型义诊活动，如临安区天目山镇桂芳桥村的文化大礼堂等。数据显示，2019年全市开展健康服务进文化礼堂的礼堂数为733个，总覆盖率达68.25%，活动总数为4432场次，参与（受益）人数达249009人次。

第四，中医药进农村文化礼堂。中医药是我国民族文化的瑰宝，是几千年来中华民族对生命与疾病发展的探索。近年来，国家大力发展中医药事业，发挥中医药在治疗疾病与健康服务中的优势。2018年8月杨袁村文化礼堂开展"回乡讲一课"中医专题讲座，为村民科普五行学说、阴阳学说、整体观念、脏腑的相互关系与中医诊病原理等，并讲解阴虚体质、过敏体质的症状表现与调摄方法并开展中医健康服务。此外，据统计，桐庐县2019年开展中医药科普知识和中医治未病理念普及活动45场，开展中医药健康

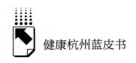

咨询、中医体质辨识，提供中医体质干预方案 34 场，开展中医药互动体验，提供中医传统运动示范指导和中医保健服务等 9 场，开展中医药文化展览以及其他类型活动 19 场，共计受益人数达到 18692 人次。2019 年，全市开展中医药进农村文化礼堂的礼堂数为 686 个，总覆盖率达 63.87%，活动总数为 1732 场次，参与（受益）人数达 160810 人次。

第五，健康支持工具进农村文化礼堂。健康支持工具在健康活动与服务中发挥重要作用。2019 年杭州全市开展健康支持性工具进文化礼堂的礼堂数为 742 个，其中，配备 3 种及以上礼堂数的为 702 个，工具总数为 137421 个，使用（体验）人数达 434414 人次。钱塘新区在农村文化礼堂和社区文化家园中开辟健康角或健康屋 21 个，放置电子血压计、体重仪、身高仪等健康仪器供群众无偿使用；临安区健康办组织集中采购了 60 套健康支持性器材，合计 15000 多个（台），包括血压计、身高体重仪、控油壶、限盐勺、腰围尺、BMI 健康指数测试盘、心理健康指数测试盘、科学健身指数测试盘、健康饮食模型等多种类型，一一分送至各礼堂，2019 年 11 月，在"临安区河桥镇健康素养进农村文化礼堂活动"中，镇健康办为健康家庭发放了《中国公民健康素养》知识手册、电子血压计、体重秤、腰围尺等支持性工具。

（三）农村居民积极参与"健康五进"活动

健康素养进杭州市农村文化礼堂行动，受众面广、服务覆盖全人群，与农村居民的健康需求相适应，受到杭州市农村居民的欢迎。自活动开展以来，农村居民积极性、参与度高，获得了强烈反响。

二 杭州市农民健康素养现状

（一）健康素养与农民健康素养的定义、内涵及影响因素

健康素养是指个体具有获取、理解和处理基本的健康信息，并运用这些

信息做出正确判断，以维持、促进健康的能力①。2005 年，第六届全球健康促进会议通过的曼谷健康促进宪章，把提高人们的健康素养作为健康促进的重要行动和目标②。党的十六大报告把提高全民族健康素质、科学文化素质与思想道德素质列为全面建设小康社会的奋斗目标之一。提高公民健康素养的有效手段是健康教育与健康促进。

健康素养受个体文化差异、信息可读性差异影响③。有研究显示，影响农村居民健康素养的主要因素是文化程度和经济收入④，由于城乡经济水平、居民文化程度等因素差异，健康素养在城乡之间也呈现较明显的差异。农村居民在知识性健康素养上较城市居民对基本的防病治病知识掌握不够，无论是城市还是农村居民"知道怎样获取健康知识"这一技能普遍较低，以农村居民更为严重⑤。健康信息对于掌握卫生保健知识，提高健康素养具有重要意义，基于农村居民文化程度较低且获得健康信息的渠道较为匮乏，依托数字技术，开展健康素养进农村文化礼堂活动，为居民提供健康信息交流与传播的场所具有重要的意义。

（二）杭州市农民健康素养现状及存在问题

1. 杭州市农村居民健康素养现状

第一，农民健康素养水平呈增长趋势。杭州市健康办组织团队采用中国健康教育中心编制的《全国居民健康素养监测调查问卷》，采用分层多阶段随机抽样方法，分别抽取各个区县人群，进行健康素养监测。监测对象为15~69 岁杭州市农村居民。数据结果如下，2017 年杭州市农村居民健康素

---

① 肖瓅、陶茂萱：《健康素养研究进展与展望》，《中国健康教育》2008 年第 5 期。
② World Health Organization, "The Bangkok Charter for Health Promotion in A Globalized World," *Prevention and Control* 1 (4), 2005, pp. 331–332.
③ 孙琦、陈俊国：《健康素养的内涵及影响因素分析》，《西北医学教育》2009 年第 2 期。
④ 肖瓅、马昱、李英华、胡俊峰、程玉兰、陈国永、陶茂萱：《中国城乡居民健康素养状况及影响因素研究》，《中国健康教育》2009 年第 5 期。
⑤ 陈国永、马昱、胡俊峰、程玉兰、肖瓅、陶茂萱：《城乡居民健康素养比较研究》，《中国健康教育》2009 年第 3 期。

养水平为 8.16%；2018 年杭州市农村居民健康素养水平为 10.85%；2019
年杭州市农村居民健康素养水平为 18.27%，总体上农民健康素养水平呈增
长趋势（见图 1），健康素养进农村文化礼堂颇具成效。

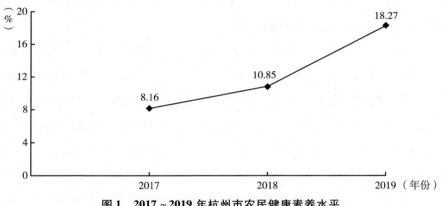

图 1　2017～2019 年杭州市农民健康素养水平

第二，农民健康素养水平与总体健康素养水平比较。杭州市于 2017～
2019 年开展全市健康素养监测工作，据统计，2017 年杭州市居民总体健康
素养水平为 30.15%；2018 年杭州市居民总体健康素养水平为 33.94%；
2019 年，杭州市居民总体健康素养水平为 34.96%。农村居民健康素养水平
虽呈增长趋势，但与杭州市居民总体健康素养水平差距较大（见图 2）。

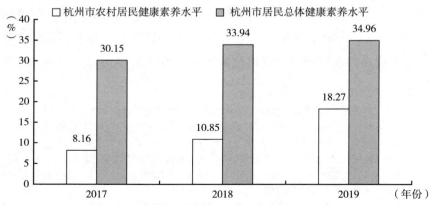

图 2　2017～2019 年杭州市城乡居民健康素养水平比较（标化率）

第三，三方面健康素养水平比较。2017～2019 年农村居民基本知识与理念方面素养水平分别为 18.88%、22.02%、30.62%；健康生活方式与行为分别为 13.30%、13.58%、19.07%；健康技能分别为 8.40%、12.00%、18.87%。2017～2019 年基本知识与理念、健康生活方式与行为、健康技能均呈增长态势（见图 3）。

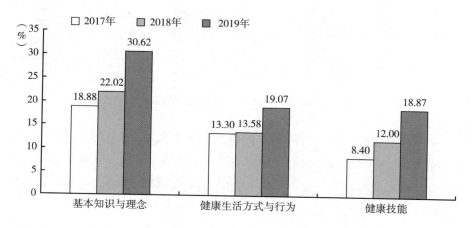

图3　2017～2019 年农村居民三方面素养水平比较

第四，六类健康素养水平比较。2017～2019 年农村居民六类健康素养水平比较如图 4 所示。其中，2017～2019 年农村居民安全与急救素养水平分别为 37.79%、45.82%、45.56%；科学健康观素养水平分别为 40.45%、39.31%、43.12%；传染病防治素养水平分别为 8.16%、9.96%、15.25%；健康信息素养水平分别为 14.08%、17.55%、27.26%；基本医疗素养水平分别为 9.16%、11.17%、18.74%；慢性病防治素养水平分别为 16.42%、19.53%、24.78%。

2. 杭州市农村居民健康素养存在的问题

第一，农村居民健康素养水平较杭州市居民总体健康素养水平低。数据统计显示，杭州市农民健康素养水平明显低于居民总体健康水平，基于此，应针对重点人群，如农民等受教育程度较低者开展有针对性的健康教育活动。

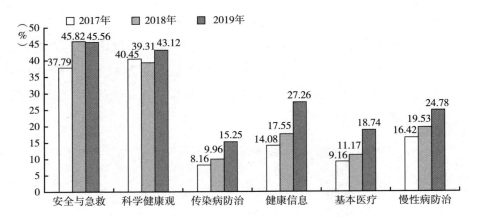

图 4 2017～2019 年农村居民六类健康问题素养水平比较

第二，健康生活方式与行为和健康技能水平较弱。2017～2019 年农民基本知识与理念、健康生活方式与行为、健康技能均呈增长态势，但健康生活方式与行为和健康技能水平与基本知识与理念水平存在较大差异，应加强农民健康生活方式与行为、健康技能的培育与塑造。

第三，六类健康问题的素养水平差异明显。近三年来农村居民六类健康问题素养水平差异明显，其中，农民安全与急救、科学健康观素养水平较高，传染病防治、基本医疗较低，以传染病防治为最低，应加大传染病防治健康教育与宣传力度。

三 数字赋能背景下提高农民健康素养的建议

2020 年，杭州重点实施"强化数字赋能、推进'六新'发展"行动，加快布局以数字基建为核心的新基建，全面赋能和推进"新健康"，加快发展大健康产业、深化杭州健康码常态化应用、建立数字化居民生命全周期健康管理体系、实施智慧医联体建设、夯实基层健康服务体系，增强城市的健康科技竞争力。以农村文化礼堂为基础开展健康教育与健康促进，是农村文化礼堂基础职能下服务的延伸，依托数字赋能技术手段，打造杭州市农村文化礼堂线上、线下相结合的健康教育模式与健康促进方式，共建健康数字赋能平台，推进杭州市健康素养进农村文化礼堂发展，提高农村健康素养，建议如下。

（一）落实相关健康促进政策

健康促进是运用行政或组织手段，广泛协调社会部门、群体、个人、集体力量共同履行健康责任，共同维护促进健康的社会行为、战略，广泛动员社会力量，落实相关健康促进政策，发挥健康促进的重要作用，引导居民养成健康的生活方式，全面提升杭州市农村居民的健康素养水平。

1. 制定促进健康的公共政策，推进农民健康素养建设

政府有关部门应积极制定促进健康的公共政策，保障杭州市健康进农村文化礼堂行动顺利进行，推动将健康融入所有政策，推进数字赋能贯穿农村文化礼堂建设实践始终，创新数字化文化礼堂新模式，构建健康数字赋能平台。以农村文化礼堂"健康五进"活动为抓手，研究、部署优化健康进农村文化礼堂服务工作，努力落实农村居民的健康素养建设，支持线上线下共享健康教育资源，利用新媒体手段，加强农村居民精神文明建设，把全生命周期健康管理理念贯穿于杭州市健康城市建设的全过程。加强杭州市农村居民健康促进顶层设计建设，推动大健康体制机制改革，推进数字赋能健康城市建设与治理。以杭州市及各地方政府为主导，转变卫生健康服务方向，以"治病"为中心的疾病医学向以"健康"为中心的健康医学转变，更加注重杭州市农村居民的健康教育与健康服务，发挥杭州市农村居民主观能动性自行进行健康与慢性病管理，采取健康的生活方式，推动杭州健康乡村建设。

2. 创造健康支持环境，发挥社区基础功能

健康支持环境对健康有深远影响，同时能促进居民行为改变，是促进其健康行为保持的重要措施。制定杭州市农村健康社会规划和实施方案，加强健康文化、社会、物质环境的构建，重视农村数字化、信息化、智慧化健康环境建设，解决城乡"数字鸿沟"，创造健康氛围。加强杭州市健康治理能力建设，为杭州市农村居民创造健康支持环境。把杭州市农村居民健康促进纳入构建杭州市农村居民健康素养评价体系，为杭州市农村居民创造健康支

持环境，提升杭州市健康治理体系和治理能力现代化。增强社区健康教育与促进服务的能力与水平，把杭州市农村居民健康促进纳入日常工作任务中，提高杭州市农村居民的健康素养水平，如开展志愿者服务活动、居家养老中心、个体化健康教育活动、开设健康教育宣传栏、开展全民科学健身指导和建立社区全人群大数据健康素养档案等。同时加大社区健康设施的投入，优化健康服务体系，倡导和引领全民的健康生活方式，提升居民健康素养水平。

（二）构建健康数字赋能平台

健康教育是通过信息传播的形式为个体及群体传递卫生保健知识，树立正确的健康观念，使其最终采纳有益于健康的行为与生活方式。农村文化礼堂是群体接受文化熏陶的场所，承担着教育的职能。以农村文化礼堂为主阵地，构建健康数字赋能平台，推动健康教育数字化转型，广泛开展健康知识讲座和知识普及，树立积极的健康信念，改变村民生活方式，提高农村居民健康素养，合理控制健康危险因素。

1. 创新农民智能化健康教育评估平台，开展精细化管理

健康教育需求评估与健康素养状况测量是衡量本地区健康教育水平与健康服务质量的重要指标之一，为农村文化礼堂现阶段提供不同类型的健康教育与促进服务的优先次序指明了方向。创新农民智能化健康需求评估与健康素养状况测量系统，利用大数据、云计算技术，依托数字电视、微信公众号、智能手机、iPad 平板电脑、移动互联网 App 社交功能软件、大数据云平台等载体，构建健康素养智能检测平台，研发手机端健康管家，智能统计农民健康知识学习情况，不断收集农民生活方式信息，利用健康大数据并进行系统模型算法，定期进行农村居民健康需求评估与健康素养评估。此外，智能识别搜索服务对象引擎里搜索的关键词、健康信息，利用大数据分析、理解、满足服务对象的健康服务需求，实时匹配推送健康信息，定制个性化的慢性病健康宣教。针对健康需求提供合理的健康教育与促进服务，监测信息、评估结果发布与健康风险提示由专人管理，并对数据分析结果进行反馈，

对低分个体进行个人的健康素养随访指导，使农村居民能提升自我意识感和自我效能，为健康教育人群细化、分类提供依据，为农村居民提供供需对等的健康服务。

2. 家庭医生利用智能平台，开展农民个性化健康教育

家庭医生签约加盟智能平台，实现区域内的健康信息共享，有助于全面提高健康教育实效性和效率质量。家庭医生通过农村文化礼堂智能服务平台熟悉农民健康档案与体检报告，利用手机端在线推送健康问卷和体检结果、早期筛查，智能化进行疾病风险预警，发现健康隐患，定期进行针对性知识科普与健康服务，便于一对一在线问题解答与提供健康服务，开展有针对性的健康教育，最终实现全人、全周期的健康管理。

开展农民个性化健康教育，迎合当下村民的健康需求，杭州农村文化礼堂手机端健康管家、微信公众号根据形势、趋势实时推送常见病、地方病、季节性疾病的预防、干预、治疗知识信息并智能监控学习、干预情况。基于农村文化礼堂不同年龄层跨度广，进行新生儿、儿童、青年、孕妇、老年人全人群的健康素养与健康管理，建立数字化居民生命全周期健康管理体系。此外，聘请专业讲师与医师队伍进行慢性病知识宣讲、义诊；与医学院校大学生结对子，提供健康志愿服务等。

3. "线上＋线下"双轨并行，提升农村文化礼堂健康教育模式

线上健康教育具备不受时间和地点的限制、汇集专家资源、节约时间成本、录播后可重复观看的优势，故应创新"线上＋线下"健康教育双轨并行模式，实现线上虚拟网络和线下现实载体方式与路径平台的双轨融合①。杭州市农村文化礼堂举行知识讲座，线上同步直播，充分整合线上与线下资源，升级农村文化礼堂健康教育模式，开展特色健康教育。

其一，开展线上中医药健康教育，普及中医养生保健与治未病服务，为农村居民提供一系列中医健康服务，服务涵盖未病、欲病、已病、病后人

---

① 吴丽玫：《"互联网＋"时代高职院校线上线下融合心理健康教育模式探讨》，《高等职业教育》（天津职业大学学报）2017 年第 3 期。

群，通过利用数字化技术如传感器、数字中医、人工智能、在线量表等进行中医健康咨询评估、体质状态辨识、干预调摄等治未病体验服务。其二，宣传传染病防控知识。利用线上、线下相结合的方式，在农村文化礼堂经常性地开展传染病防控知识健康教育和定期的传染病预防接种宣传，利用新媒体手段在微信公众号上同步更新推送，提高村民传染病防控意识和救治能力，为应对突发公共卫生事件、构建乡村传染病防控体系提供基础，以应对防范卫生健康领域风险。

（三）利用新媒体提高个人健康知识普及效率

基于新媒体的互动性、集成性和超时空性等特点，以杭州市农村文化礼堂为基础，通过使用新媒体，推进杭州市健康素养进农村文化礼堂行动，健康知识向农村地区全人群渗透，发展与普及新媒体在健康教育与健康促进方面的应用，充分利用新媒体提高健康知识普及效率。

一方面，政府在制定有关健康方面公共政策的同时，也应强化公众的社会参与意识，让杭州市农村居民积极参与健康活动，培养参与意识，发挥个人技能，提高健康素养水平。杭州市农村文化礼堂开展农村村民健康基本技能与健康生活方式宣教，普及常见病预防、突发事件施救、妇幼保健、疾病筛查、慢性病管理等方面的知识与技能，此外还应加强农村居民新媒体手段的使用教学，普及新媒介的基础使用，发展杭州市农村居民个人技能，制定健康、亚健康、慢性病人群的培育实施规划和实施方案。

另一方面，完善杭州市农村文化礼堂官网、公众号，定期在官网、微信平台上推送图文、视频形式的健康知识。为患者提供电子健康素养情况，帮助他们认识自己的健康素养情况，并对重点人群推送个性化、定制化的健康教育信息，展现媒介关怀。开展健康专题讲座直播，为增强互动性，以文化礼堂为单位建立微信群，进行健康知识的交流、科普，开展线上主题活动，并定期对粉丝提出的健康问题进行回复。重大卫生宣传日开展微信推送提醒、直播宣传，提高健康知识及普及率，从而达到促进健康的目的。

总之，数字赋能背景下健康素养进农村文化礼堂是营造因地制宜的健康文化、为农村居民提供优质的健康服务、提高农民健康素养的重要抓手，是推进杭州市健康乡村建设的重要举措。杭州市农村文化礼堂的建立计划到2021年底，实现健康素养进农村文化礼堂工作的全覆盖，全面提升农民群众健康素养，率先在全省建立起覆盖农民群众的健康教育工作体系，为实现健康中国和实施乡村振兴战略奠定基础。此外，利用新媒体手段提高农民健康知识普及与健康素养，运用大数据、云计算、人工智能等前沿技术推动杭州市健康治理，让城市更"聪明"一些，更"健康"一些。今后，也将持续深化数字赋能，为进一步挖掘城市发展潜力，推进杭州市数字化健康城市进程提供技术支持与内在动力，为切实打造全国数字化农村文化礼堂提供可推广的经验。

B.10
"母子健康手册"智慧应用与实践

袁贞明　张艺超　朱旭红　吴卫红[*]

摘　要： 母子健康手册承载了政府提供的妇幼健康服务内容，传统的纸质手册存在诊疗数据难以保存、手册利用程度低、缺少医患互动等弊端，难以满足医务人员工作衔接需求和孕产妇的个性化健康需求。电子版母子健康手册旨在推进妇幼数据信息化，以实现医疗资源、社区资源、妇保机构资源、全民卫生健康信息资源以及社会资源的统筹规划及整合，包含生育登记、孕产期保健、儿童保健、免疫接种服务、"出生一件事"等功能，既满足了服务对象充分参与孕期和儿童健康管理，又满足了行政部门和医务人员的高效业务管理，真正实现由医护人员和服务对象共同参与的妇幼全过程健康管理模式，是统筹做好妇幼健康服务工作的重要举措，在新时期具有重要的现实意义。

关键词： 母子健康手册　智慧医疗　妇幼保健

---

* 袁贞明，博士，教授，博士生导师，主要研究方向为人工智能、医学信息学、智能健康管理；张艺超，杭州师范大学公共卫生学院博士研究生；朱旭红，杭州市妇产科医院（杭州市妇幼保健院）保健部主任；吴卫红，杭州市卫生健康委员会基层卫生与妇幼保健处副处长。

一 "母子健康手册"智慧应用概述

（一）"母子健康手册"智慧应用背景

1. "母子健康手册"的政策背景

人口问题影响着我国的全方面协调可持续发展，同时是促进经济社会稳步提升的重要因素。妇幼保健直接影响到人口供给中最重要、最核心的部分——妇女和儿童，妇女和儿童的健康指标不仅是国际上公认的健康指标，也是衡量经济社会发展的综合性指标。

"母子健康手册"（以下简称"手册"）由国家卫生计生委组织专家编写并在 2016 年开始在全国范围内推广使用，手册主要介绍了国家的妇幼惠民政策和服务项目，以及相关的健康科普知识，记载了孕产妇管理和儿童健康管理的详细过程。手册分为孕前篇、孕产篇、儿童篇、预防接种篇共 4 个篇章，服务对象包括备孕妇女、孕产妇和 0 ~ 6 岁儿童，既包括每次孕期检查、孕妇学校学习、住院分娩、产后 42 天随访、儿童保健、预防接种等医疗健康数据，也鼓励自我监测和自我记录，将孩子印记、父母笔记与医生手记融为一体。

考虑到"手册"的服务人群是一批年轻的孕产妇和家长，他们渴望通过手机等互联网方式来获得权威的妇幼保健知识、记载孕期和育儿期的历程、得到个性化的妇幼保健指导。因此，"手册"的信息化是实现现代化妇幼健康管理的重要发展趋势。2018 年 7 月 12 日，国家卫健委发布的《关于深入开展"互联网＋医疗健康"便民惠民活动的通知》指出，要创造精准的公众服务，通过推进母子健康手册的信息化，促进个性化的妇幼保健健康管理和服务进程，优化相关业务员流程改革，满足日益增长的卫生医疗服务对服务对象的需求。这也是落实《中共中央国务院关于实施全面两孩政策改革完善计划生育服务管理的决定》的重要举措。

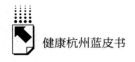

2. "母子健康手册"的杭州实践

杭州市从 2008 年就建立起以市级妇幼保健院为龙头、14 家区县级妇幼保健院为枢纽、198 家基层医疗机构的妇幼保健门诊为网底、56 家助产技术服务机构为技术支撑的保健体系。杭州市范围内还有 5 家产前筛查中心、4 家产前诊断中心、1 家新生儿疾病筛查中心、15 家婚前医学检查机构、21 家孕前优生检测机构作为预防出生缺陷的技术支撑机构。

2016 年初，国家卫生计生委妇幼司制定了《母子健康手册试点工作方案》，方案要求各试点地区制作由孕前保健、孕期保健、儿童保健、计划免疫合四为一的纸质版《母子健康手册》。杭州市下城区作为全国六个试点地区之一，在杭州市妇产科医院（杭州市妇幼保健院）的牵头指导下，实现了杭州市妇产科医院（杭州市妇幼保健院）的产科专科电子病历和下城区卫生信息平台中的孕妇保健数据互联互通，率先在全国试点研发并推广应用与产科专科电子病历互通的"母子健康手册 App"。在总结下城区"母子健康手册 App"试点工作经验基础上，根据浙江省卫生计生委办公室《关于印发浙江省推广母子健康手册实施方案的通知》（浙卫办妇幼〔2017〕3 号）文件要求，杭州市从 2017 年 7 月起在全市全面推广使用统一的电子版"母子健康手册"，用无纸化的方式将妇幼健康的免费服务内容、母子在医疗机构的医疗保健记录、孕产妇经历孕育孩子的感受及其孩子的健康成长历程保存并展示在电子版"母子健康手册"上。

（二）应用内容与架构

1. 智慧应用内容

电子版"母子健康手册"全面满足国家对该手册创建的基本要求，既让孕产妇更便捷地查询并享受生育政策带来的便利，同时，通过采用移动互联网技术将生育登记、孕产期保健、儿童保健、免疫接种服务"合四为一"，分为孕前篇、孕产篇、儿童篇和预防接种篇共 4 个模块。

电子版"母子健康手册"利用移动互联网技术，以图文、音像等更为丰富的形式记录和展示健康信息，增加趣味性及孕期的体验感，让孕产妇主动参与健康管理，提升健康素养。电子版"母子健康手册"真正实现从生育登记、孕前保健、孕期保健、住院分娩、儿童保健、儿童预防接种、计划生育服务等领域的全过程健康管理。满足行政部门和医务人员进行管理、服务对象参与功能，具备政策宣传、健康知识传播、孕前及孕期信息记录、相关信息查询、预约导医、数据统计分析、纸质手册打印、供需双方互动等功能，真正实现由医护人员和服务对象共同参与的全过程妇幼健康管理模式。

（1）电子版"母子健康手册"患者端

电子版"母子健康手册"患者端有五大功能：一是诊疗信息共享功能，即服务对象可以在手机上实时查阅在基层医疗机构和产科单位所做的妇幼保健记录、产前检查记录、分娩记录、计划免疫记录；二是获取知识的功能，服务对象可以了解国家的生育政策，在手机上参加孕妇学校，观看健康教育的视频、收听音频、查阅科普文章、进行在线知识测试等；三是自我监测的功能，服务对象可以在线填写自我健康记录、自我监测的体重、血压、婴幼儿生长发育情况，并生成健康曲线，实现信息与医生后台信息共享；四是交流功能，服务对象可以进行在线家庭医生签约服务，在线咨询医生，在线与其他孕产妇和儿童家长交流；五是智能工具，服务对象可以查询相应的妇幼保健服务机构，助产技术服务机构，附近的母婴室、避孕药具发放机构，并可通过高德地图或者百度地图导航到相应的机构，可以使用小工具进行新生儿出生体重预测、末次月经计算、预约挂号、婴儿过敏风险评估等。

（2）电子版"母子健康手册"医生端

电子版"母子健康手册"医生端主要包含患者管理、患者交流、移动随访三大功能。医生在手机端既可以方便地管理患者，及时解答患者的问题，也可以通过手机进行移动产后访视和新生儿家庭访视，信息直接回导进入妇幼信息系统的产后访视和新生儿访视模块，避免重复录入，提高医生工作效率。

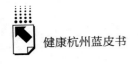
2. 应用软件架构

杭州市"母子健康手册"电子版应用软件主要由数据集成和交换模块、妇幼业务管理模块、妇幼统计管理模块，以及电子版"母子健康手册"患者端和医生端组成。

①数据集成和交换模块主要完成与现有的妇幼保健信息平台、医疗信息平台、疾控预防接种平台、相关的疾病筛查平台等相关平台互联互通，通过合理、安全的交换方式，做到数据实时上报、实时统计、实时管理，形成全市的妇幼全程健康数据中心。

②妇幼业务管理模块为电子版"母子健康手册"提供医生咨询和签约服务等服务接口。

③妇幼统计管理模块提供身份管理、统计分析、宣教信息管理与发布、母子健康手册发放统计与报表导出、健康教育学校维护以及学习记录统计等服务功能。

④电子版"母子健康手册"患者端面向妇幼保健服务对象，以"互联网＋物联网"的形式为老百姓提供健康教育、结果查询、服务提醒、互动交流等服务。

⑤电子版"母子健康手册"医生端是给妇保医生、儿保医生使用的移动工作平台，让妇幼保健医生随时随地查询服务对象的健康档案及体检随访数据、录入访视结果以及在线回答孕产妇的问题。

二 "母子健康手册"智慧应用的实践

电子版"母子健康手册"旨在进行诊疗数据数字化，将难以保存的纸质材料电子化，以实现医疗资源、社区资源、妇保机构资源、全民卫生健康信息资源以及社会资源的整合，进而促进妇幼保健信息化发展。

杭州市电子版"母子健康手册"的内容包含10余项服务功能提醒、所有医疗机构的检查结果查询、1000余篇多种形式的健康教育内容、25项在线学校互动、7项便民服务、4种互动交流方式、10余种自我管理方法。拥有 164 项产检指标知识库及 255 项高危因素知识库后台,可以针对检验检查项目做出相关文字甚至图表解释,方便孕产妇理解。对每个检验检查项目给予详细的解读说明,给出针对孕产妇的建议。孕产妇可以在线反复查看,在解答孕产妇对于检验检查单困惑的同时,减轻了医生解释的工作量。

(一)实践目标

1. "母子健康手册"纸质手册缺陷

(1)保健历时长,纸质难以保存

从"孕产妇保健册"到"母子健康手册",纸质手册也正在进行更替。尽管大多数医生仍习惯于使用纸质手册,但不得不承认纸质手册由于医生书写习惯,存在记录不清晰、查看不方便的问题,且纸质手册易丢失,不能够长期保存。

(2)手册利用率低,群众获得感低

孕产妇只有在医院产检和儿童预防接种时才使用"母子健康手册",平时不便于打开并研究其中的内容。妇幼健康人群是信息化的最敏感人群,也是迫切需要获得健康知识的人群。

(3)被动式医疗服务,缺少医患互动

"母子健康手册"主要将医生的产检结果记录在本子上,对于孕产妇来说,如果孕期有疑问或者其他情况,只能一次一次跑医院,无法和医生完成线上的互动,较为不方便。

(4)工作衔接难满足,医生重复劳动

现有的妇幼保健移动应用大多数是与区域妇幼保健业务是割离的,缺乏区域卫生行业资源的支持,且缺乏行业标准与管理,无法为妇幼保健的服务和管理提供系统支持,导致妇幼工作大量重复。

2. "母子健康手册"应用目标

(1)妇幼服务流程全覆盖

"母子健康手册"移动端紧紧围绕以"人的健康"为中心,将全生命周期健康管理作为研究重点,内容涵盖从计划生育服务到孕产妇健康管理以及

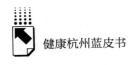

儿童健康管理、预防接种服务的全程化、可及化、互动化。手册通过对妇幼健康管理服务流程和业务的改进，实现动态接收妇幼的健康情况，满足实时对该类人群的高效健康管理监管，统筹考虑到管理和决策的需要，实现了对孕产妇和儿童群体的服务和监管双重功能。此外，"母子健康手册"的应用有效提升了医疗服务能力，促进了和谐医患关系的建设。

（2）临床保健数据全共享

支持在母子健康手册移动端上查看医院、社区体检病历及检验检查报告，它可以有效地整合生育服务过程中各个环节的信息，提供以往的体检、保健、分娩、预防接种等信息列表查询，从而实现医生与患者信息共享。

（3）签约医生服务全在线

"母子健康手册"移动端建设了互动平台，通过线上的医患互动，将家庭医生签约服务落到实处，响应国家卫健委提出的《关于深入开展"互联网＋医疗健康"便民惠民活动的通知》，转变服务理念，更新服务模式，实现医患互动的良性运转，为妇幼管理考核提供依据。

（4）在线健康教育智能化

利用人工智能机器人和孕产妇进行互动交流，运用人工智能和知识库技术，实时回答用户的问题，反馈各种健康教育和健康帮助。同时根据自主研发的新生儿体重模型，科学预测新生儿体重，提醒孕妇孕期体重管理的重要性，给予个性化孕期体重管理方案（如增重、运动和饮食建议）。

（5）高危人群管理闭环化

"母子健康"手册通过医院体检报告和妇幼人群居家自我监测的结合，将服务从医院延伸至用户家中，实时智能监控用户高危指征，并在危险情况发生前做出预警，将极危情况发生概率降至最低，提高服务对象的健康管理意识与素养。

3. "母子健康手册"应用发放

（1）载体形式

为了满足群众多种应用需求，杭州市"母子健康手册"电子版提供了多入口版本。

①App 版，包含苹果版和安卓版，该版本用户体验最佳；

②H5 版，可嵌入已有的健康 App 或者微信公众号中；

③小程序版，可与健康 App 或者微信公众号做对接。

（2）发放形式

杭州市全市统一使用市卫计委制定的电子版"母子健康手册"。对于不使用手机等特殊情况，也可使用统一编印发放的纸质手册。

（3）发放流程

在进行孕前和产前保健服务前，备孕妇女或孕妇需在办理生育登记服务的乡镇（街道）计划生育办公室、提供孕前优生健康检查的服务机构、基层医疗卫生机构妇保门诊及助产机构，通过扫描电子版"母子健康手册"的二维码进行注册。在进行儿童保健时，儿保医生询问母亲"母子健康手册"电子版的使用情况，对于母亲孕期已注册手册电子版的，可直接切换儿童保健模块，对于母亲孕期未注册的儿童，可在基层医疗卫生机构或其他相关机构进行注册，并可与母亲身份信息绑定。

（4）使用方法

电子版"母子健康手册"主要依托互联网来实现孕产妇和儿童家长的自我健康管理，帮助用户注册电子版手册的工作人员应当讲解手册的用法和步骤，引导孕妇或家长自我检测并及时将健康状况记录在电子版手册上。妇幼保健医生要及时在原来的社区卫生服务信息系统中录入患者的相应信息，录入的内容会定期上传到平台。

（二）实践举措

通过产科、儿童保健及信息技术等多学科，以及医院和高校的合作，组建专家团队，除了研发电子版"母子健康手册"应用程序外，在保障项目的顺利实施方面还有如下实践举措。

1. 实现保健医疗信息实时互联互通

针对杭州实际情况，制定了符合《国家基本公共卫生服务规范》孕产期管理要求的标准化、字段式门诊电子病历及妊娠风险评估标准,作为地方标准在全市助产机构推广应用,从而统一解决了医院与医院之间、医院与社区之间信息断层问题,医疗机构门诊诊间可以直接调阅基层医疗机构的孕妇基本档案信息并了解其存在的妊娠风险。

通过杭州市医养护一体化共享平台,建立了杭州市妇幼健康大数据专库,在进行相关数据的整合与清洗等治理后,形成完整记录的孕产期和儿童健康管理档案,并与服务对象绑定的电子版"母子健康手册"相关联,使用户可实时了解所需的健康管理信息。

2. 依托移动平台开展有效签约服务

通过电子版"母子健康手册",构建签约式妇幼保健互动桥梁,增进了保健医师与孕产妇和家长之间的信任与情感。除开展基本保健医疗服务外,服务对象可以通过电子版手册的互动模块,向签约保健医师咨询求助、分享体验,而保健医师可以通过医生助手 App,实时主动监控保健对象的医疗保健情况,及时为保健对象尤其是高危人群解答问题,开展远程随访,提供规范化健康指导,减少孕产妇及儿童家长去医院咨询的时间与精力,满足更高层次的服务需求。

3. 提供多种形式的健康教育模式

充分利用电子版"母子健康手册"的优势,开发新颖的母子健康素养教育模式,包括短视频教育、个人博客教育、在线孕妇学校、AI 机器人问答、辣妈学院答题、孕育百科推送、健康资讯建议、专家直播课堂等 11 个类别,基于用户画像为保健人群主动推送个性化健康教育内容,开展有针对性的母子健康知识传播活动,提高对母婴保健知识的知晓率、危险症状的识别能力、自我保健监测能力,有助于减少不良后果的发生。

4. 实现妇幼保健的互联网闭环管理

通过建设母子健康手册妇幼管理体系,实现"互联网 + 妇幼健康"管理的全程管理新模式。利用电子版手册多种形式的健康宣教,可使服务对象有了除医院和基层社区卫生服务中心外的其他可靠的妇幼保健知识来源,提升了服务对象的健康素养。服务对象通过居家自我健康记录以及智能评估引擎，强化了对服务对象院外健康状况的监测，也提高了服务对象对自我健康状况判断的能力，让问题在严重恶化之前暴露，将预防监测关口提前。

（三）运行情况

1. 运行数据统计

在杭州市全面推广使用电子版"母子健康手册"后，2017 年 7 月 1 日至 2018 年 4 月 30 日，电子版手册的注册人数超过 11 万人，点击数超过 233 万人次，其中检查报告查询超过 140 万人次，观看孕妇学校视频 61 万人次，收听在线音频 9 万人次，医院之间的数据交互达 125 万条，每月使用活跃人数从 1.2 万人上升到 7.8 万人。[①]

截至 2019 年 12 月 31 日，电子版手册使用人数已达 60 余万人，日点击量超过 10 万次，每年新增用户超过 30 万人，成为"互联网 + 妇幼健康"管理的良好载体。按照同时满足早孕建册、5 次规定时间段的孕期检查、产后家庭上门服务、产后 42 天检查作为孕产妇系统管理统计口径，分别统计杭州地区不使用电子版手册的 10 个月和使用电子版手册的 10 个月孕产妇保健服务情况，全市的流动孕产妇系统管理率（即系统管理数/同时间段内活产数）从 71.8% 提升到了 80.2%，孕产妇签约服务率从 37.0% 提升到了 52.0%，儿童家长签约服务率从 30.2% 提升到了 43.9%。可见，电子版"母子健康手册"的使用大大提升了流动孕产妇系统管理率和妇幼保健签约服务率。

2. 互联互通提升服务能力

电子版"母子健康手册"的应用，对跨医疗机构的临床电子病历和妇幼保健信息的互联互通提出了更高要求，也推动了全市妇幼专科电子病历的推广使用。

---

① 陶晶、朱旭红、俞凯：《母子健康手册 App 移动平台的构建与应用研究》，《医院管理论坛》2019 年第 6 期。

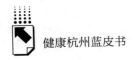

截至 2019 年底，杭州市有 33 家助产机构使用产科专科门诊电子病历，实现孕产妇孕期全程医疗档案在全市助产机构的共享调阅。基于全市统一的妊娠风险评估标准①，通过人工智能风险评估引擎，实现了基于孕产期全程保健数据的自动高危评估，提升了孕产妇高危评估覆盖率和准确率，规范了孕产妇按照高危级别分级保健，提高了流动孕产妇复诊提醒率和保健复诊率。基于母婴全程健康完整的数据，妇幼健康管理过程得到有效监控，为母婴健康状况的统计提供了更为完整、准确和及时的数据，为全市妇幼健康的分析决策提供了精准有效的依据。

3. 个性化教育提升健康素养

孕妇学校是提升孕妇健康素养的重要载体，传统的孕妇学校开设在社区卫生服务中心或助产机构内。但是线下孕妇学校受到场地、师资、时间、突发事件等限制，制约了孕产妇接受孕妇学校教育的成效。电子版"母子健康手册"突破了线下孕妇学校的时空限制，用基于移动互联网的手段创新了传统孕妇学校健康教育方式，建立由视频、音频、图文、在线问卷等形式组成线上孕妇学校学习平台，还能根据孕妇健康情况制定个性化学习方案，为孕妇学校提供了新的教育途径。

鉴于目前孕妇学校的发展存在政策、资金、场地设备等条件的限制，同时时间、路程、气候等因素也影响了孕妇参加学校学习的积极性，母子健康手册智慧应用改变了传统的授课方法，以移动 App 为载体，开辟了健康教育模块，不仅可实现孕妇随时随地观看孕妇学校课程，而且为开辟孕妇学校培训新途径提供科学依据。

为了了解电子版"母子健康手册"的使用情况和健康促进应用成效，本报告编写组对 6602 名使用该手册并参与"孕妇学校"在线学习的孕妇进行了抽样调查。孕期保健知识学习观看次数与自测问卷平均成绩如图 1 所示。

---

① 朱旭红、陶晶、滕建荣：《杭州市开展"互联网+妇幼健康"的实践探索》，《医院管理论坛》2019 年第 4 期。

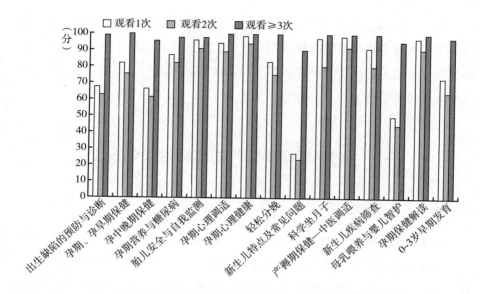

图1　孕期保健知识学习观看次数与自测问卷平均成绩

（四）实践成效

电子版"母子健康手册"通过多种互动形式，提高了用户对手册的使用频率，弥补了传统的《孕产妇保健册》或《儿童保健册》等纸质手册在与服务对象互动性、实时性上的缺憾，加强了服务对象的健康管理意识与素养，增加了用户使用度和趣味性，提升了群众获得感。

将医疗保健信息向孕产妇和儿童家长等保健对象展示，能有效提高保健对象的满意度与参与感，同时督促保健医生和临床医生关注妇女儿童健康状况，提高其在信息社会条件下的业务知识及处置能力，尤其在精准评估及规范处置等方面，依托电子版手册起到了监督、反馈、交流、推进等作用。例如，孕妇在电子版手册上随时可以查看到自己的妊娠风险和高危评估情况、检查检验结果及其专业解读、孕期健康处置指导建议等，按期复诊率明显增加。通过电子版手册的物联网连接能力，还能与血压计、血糖仪、胎心监护仪等远程监测设备相关联，实现居家健康监测与预警，提高孕产妇和儿童的远程健康评估和处置管理能力。

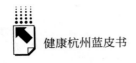

截至 2020 年，电子版"母子健康手册"已在杭州地区全面推广使用超过 3 年，被列为杭州市政府最多跑一次的人文关怀实施项目，充分体现了政府及医务人员为妇幼特殊群体服务的可及性与利用度，家庭孕育新生命的满意度及获得感得到了明显提升。

三 "母子健康手册"的服务对策与建议

（一）存在的问题

1. 重视用户体验，提高使用频率

电子版"母子健康手册"在实际使用过程中，孕产妇平时不太会研究其中的内容，开发简约易懂且吸引眼球的功能和页面、提高用户体验感是实现推广的有效途径。妇幼健康人群是最敏感人群，也是迫切需要获得健康知识的人群，利用信息化技术帮助妇幼健康人群提升获得感，在交互方式上需通过多种互动形式，提高用户对手册的使用频率。

2. 关注流动孕产妇，提升管理成效

流动孕产妇健康管理一直是孕产妇健康管理工作的难点，主要体现在孕产妇健康管理意识薄弱、高危因素复杂，这一部分群体的保健管理工作存在很多困难。电子版手册应针对流动孕产妇的特点，提升特定人群的健康管理成效。

3. 提高群众知晓，提升社会效益

通过调查研究发现，部分服务对象对电子版手册的功能及使用流程并不了解，觉得操作烦琐、运用不畅、不安全且没有意义。因而需提高用户对电子版手册的接受度，采取措施实现广泛且有效的宣传教育。

（二）对策与建议

1. 互联网赋能，进一步提升诊疗信息化

母子健康手册移动端，通过互联网技术实现诊疗记录的留存以及开放用

户和医务人员的双向查询功能。移动端支持诊疗记录多种形式的嵌入和使用，实现了流程的优化和服务的提升，满足了服务对象对健康和医疗服务高质量需求。

2. 推广移动宣教模式，提供开放式健康促进服务

母子健康手册 App 通过信息化开展孕产妇、儿童家长健康传播行动，组建全方位的健康宣教模式，进一步利用母子学校培训等方法，推广应用移动宣教模式，让群众知晓权威的妇幼健康教育平台；及时更新和改进推送的知识点，引导自觉采纳健康行为，提高妇幼身心健康。

3. 增添医患互动，主动参与孕期管理

在 App 的功能上增加线上医患互动，转变服务模式，将主体从单一的医疗服务者转向服务者和接收者相互协作的双向模式，让老百姓从被动接受服务转变为主动享有服务。

4. 加强数据联动，实现跨部门业务联办

实现从计划生育服务到孕产妇健康管理以及儿童健康管理、预防接种服务的全程化、可及化、互动化，既可以增强妇幼保健服务宣传力度，又可以实现妇幼卫生管理者对区域孕产妇和儿童健康信息的全程动态化实时掌握，并根据系统信息对医务人员进行绩效考核等工作，弥补纸质手册与妇幼保健系统在数据互联互通上的不足，减轻助产机构工作人员的重复性工作，从而推动妇幼保健事业健康快速发展。

5. 动态迭代更新，保持用户活跃度

定期更新用户使用过程中相关的健康保健知识，用通俗易懂的形式，将妇幼健康管理的服务内容、服务流程，以及妇幼人群在接受服务过程中可能遇到的问题进行有针对性的推介，使妇幼人群健康管理工作更贴近受众，使妇幼人群对所需要的各类信息更"易得"，从而由被动接受服务变为主动要求服务，从而保持用户的活跃度，扩大受众范围。

B.11
杭州市一体化智慧体育场馆建设和运营实践

许亮文　张诗妍　马锐华*

摘　要： 《体育发展"十三五"规划》中明确指出："大力发展'体育+'，极拓展体育新业态。引导和支持'互联网+体育'发展。"随着信息技术的飞速发展，传统体育行业加速转型，"互联网+体育场馆"深度结合，一体化智慧体育场馆应运而生。近年来，杭州市积极探索数字赋能，并通过政企合作，依托阿里巴巴品牌，开展一体化智慧体育场馆运营实践，探索智慧健身创新大型体育场馆公建民营新模式，"十四五"时期将是杭州市一体化智慧体育场馆的机遇期。本报告以阿里体育中心一体化智慧体育场馆、杭州智慧马拉松为例，通过杭州市一体化智慧体育场馆建设与运营情况的分析，发现一体化智慧体育场馆存在的主要问题，提出一体化智慧体育场馆建设和发展的保障机制与未来展望，建议进一步构建和完善杭州市智慧体育平台，推进杭州体育场馆向智慧化、数字化转型进程，为2020年智能亚运会提供基础条件。

关键词： 一体化　智慧化　体育场馆　数字化

---

* 许亮文，教授，杭州师范大学医学部副部长，公共卫生学院院长，主要研究方向为人群健康素养监测和干预、慢性病监测与干预；张诗妍，杭州师范大学公共卫生学院博士研究生；马锐华，杭州市卫生健康委员会规划发展和信息化处挂职干部。

发展我国体育事业、推动全民健身普及、提高全民身体素质，是推进健康中国建设的重要基石。《国务院关于加快发展体育产业促进体育消费的若干意见》指出："发展体育事业和产业是提高中华民族身体素质和健康水平的必然要求，有利于满足人民群众多样化的体育需求、保障和改善民生。"随着"互联网＋"信息技术的发展，"互联网＋体育场馆"的深度融合促使传统体育产业实现转型升级，顺应了国家发展体育大政方针政策的引导，促进了传统体育场馆创新发展的内生动力①。杭州市响应国家政策号召，以新一代信息技术支撑，率先推出"加强政企合作，探索智慧健身创新大型体育场馆公建民营新模式"，开展杭州市一体化智慧体育场馆的运营与实践，致力于打造全国"数字经济第一城"，并取得了一系列成果。

一 一体化智慧体育场馆建设与运营背景

（一）一体化智慧体育场馆的定义及内涵

智慧技术是现阶段技术变革带来信息化、智慧化、智能化发展的产物，是信息技术发展的必然阶段。"智慧体育"是依托智慧技术，充分运用计算机、物联网、大数据、移动互联网等新一代信息技术，通过感知化、物联化、智能化的手段，形成体育立体感知、管理协同高效、服务内外一体的体育发展新模式。一体化智慧体育场馆是在"智慧体育"范围内，传统体育产业与"互联网＋"智慧信息技术与平台融合，促进体育场馆建设、运营、管理，融合竞技体育、全民健身、体育场馆及设施等各种需求做出智能化响应和智能化决策支持的一种新型场馆类型。② 其本质是以互联网与信息技术平台为依托，构建网络化、智能化体育场馆，为服务人群提供舒适的体育活动的体验，达到提升场馆运营与服务质量、提高体育资源合理配置等一系列

---

① 肖文升：《发展研究》，《现代交际》2018 年第 11 期。

② 李瑞珍：《智慧体育在公共体育服务体系中的发展现状及对策研究》，《运动》2017 年第 9 期。

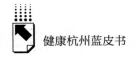

目的。智慧化场馆为人们提供了便捷化、信息化的运动场所。

一体化智慧体育场馆具备功能多样化、综合性、可持续发展等优势，一定程度上优于传统体育馆。现阶段，传统体育馆功能还较局限于为目标人群提供基础的健身场所，运营管理以人工管理为主，体育信息设施建设薄弱，功能单一、维护管理系统简单，适用于较小规模场馆的管理与运营，当承接大型竞技比赛时，在运营管理与维护上还略显吃力，且耗费大量人力物力。一体化依托计算机、物联网、大数据等信息化技术手段，推动传统体育馆实现转型，实现信息化、网络化、智慧化的运营管理，在运营管理中带来便捷。在运营上，通过人流统计系统和人脸识别系统，大数据后台统计，实现全馆人流量统计；智能显示系统应用于对体育赛事进行实时的记录播放；自动化系统协助完成各场馆的消防、照明、电气、安保等多项功能①和安全预警等。在用户体验感上，能通过可穿戴设备、VR 观赛，增强服务对象的运动体验效果；可通过大数据检索、分析，为服务对象进行健康评估，制定个性化运动指导等。此外，一体化智慧体育场馆不仅局限于线下智能硬件设施，还包含一些线上的运营，比如体场馆的运营、体育赛事的发展经营、有关体育信息产业的发展宣传的智慧化等。从现阶段体育产业发展趋势来看，呈现一种智慧化、一体化方向的渐进式发展过程。加强研发运动类智慧服务平台、构建一体化智慧体育场馆，是创新体育场馆功能、解决传统体育模式发展困境的有效方式。

（二）一体化智慧体育场馆的发展情况与功能

随着数字赋能时代的到来，一体化智慧体育场馆逐渐取代了传统体育场馆，其发展由业务管理向基础设施、设备、场馆服务质量向服务对象个性化、定制化、创新化、互动性管理发展，呈现更加智慧化的趋势。一体化智慧体育场馆正飞速发展，经历了智慧体育场馆 1.0 以产品技术为核心、2.0 以解决方案为核心、3.0 以"解决方案＋服务"为核心，最后形

---

① 李静：《智慧型体育场馆的构建设想及应用分析》，《电脑知识与技术》2019 年第 28 期。

成4.0创新时代的过程①。

智慧体育场馆1.0主要以产品技术为核心，体育场馆的智能化应用主要局限在产品与技术的革新方面，包含楼宇自控系统、安全防范系统、综合布线系统、背景音乐系统、显示屏、场地扩声系统以及计时计分系统等。

智慧体育场馆2.0以解决方案为核心的发展模式出现在体育场馆飞速发展的时代，是针对体育场馆建设的解决方案，形成以解决方案为核心的发展模式，其智慧领域拓展到智能监控系统、通信网络系统、场馆专用系统、应用信息系统四部分。

随着人民体育运动需求的增加，全民健身上升为国家战略，智慧体育场馆3.0以解决方案+服务为核心的智能场馆模式应运而生，规划建设旨在满足人民群众日益增长的需求，提供全民满意的服务。体育场馆开始基于互联网、物联网、移动互联的网络架构的场馆数字化、信息化的解决方案的实践，以信息技术手段构建体育场馆服务。

智慧体育场馆4.0在创新时代形成，于重视创新创业的时代背景下产生。利用先进技术如AR、VR、智能医疗、智能传感器、智能无人机、人机交互技术、大数据、云计算等，推动智慧化场馆发展。一体化智慧体育场馆在智慧体育场馆"大脑"、赛事保障、运营监管、一体化管控、智能服务与数字化运营等都发挥了重要作用。

智慧体育场馆大脑是一体化智慧体育场馆的核心，通过利用物联网、大数据等前沿技术，会聚多场馆的管理与运营数据，提供场馆数据服务，管理者只需在屏幕后就可掌握场馆态势，实时指挥调度，为运营管理提供便捷。赛事保障方面，利用场馆信息化系统，实现异常监测、状态指数监测、预警与全景指挥，实现场馆从赛事筹备、赛事保障到赛后运营全生命周期管理，保障大型赛事成功举办。并且，依托场馆管理平台，实现场馆的一体化管控、数字化运营监管和智能服务等，构建集数据会聚、事件判定、数据流转、智能群控为核心的一体化管控平台。且提供人脸识别、智能手环、导

---

① 徐永清：《基于大数据的智慧体育场馆规划的探讨》，《智能建筑》2018年第10期。

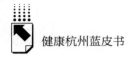

航技术，实现场馆智能通行、智能停车、智能导航、智能零售等智能服务。利用提供场地管理、会员管理、聚合支付和运营分析等功能，进而从消费者群体画像、分析消费意愿与行为特点等多维度分析，满足场馆日常经营需求。①

（三）杭州市一体化智慧体育场馆建设的发展条件

杭州市一体化智慧体育场馆在数字赋能的驱动下迅速发展，其发展条件主要分为三个部分。

1. 政策支持给一体化智慧体育场馆的建设提供了发展条件

《健康中国"2030规划纲要"》提出"提高全民身体素质，完善全民健身公共服务体系，广泛开展全民健身运动，促进重点人群体育活动，积极发展健身休闲运动产业"的要求。并指出"加强全民健身中心、体育公园、社区多功能运动场等场地设施建设。制定实施全民健身计划……打造健身休闲综合服务体。打造具有区域特色的健身休闲示范区、健身休闲产业带"。《体育发展"十三五"规划》提出"落实全民健身国家战略，加快推动群众体育发展"。政策的指引标志大健康时代的到来，掀起了全民健身的热潮，带动了我国体育事业迅速发展，建设智慧体育场馆成为一个风向标。

2014年10月国务院发布的《国务院关于加快发展体育产业促进体育消费的若干意见》中指出："积极推进场馆管理体制改革和运营机制创新，推行场馆设计、建设、运营管理一体化模式，增强大型体育场馆复合经营能力，拓展服务领域，延伸配套服务，实现最佳运营效益。"2019年8月，《国务院办公厅关于印发体育强国建设纲要的通知》强调要"推进全民健身智慧化发展。运用物联网、云计算等新信息技术，促进体育场馆活动预订、赛事信息发布、经营服务统计等整合应用，推进智慧健身路径、智慧健身步道、智慧体育公园建设。鼓励社会力量建设分布于城乡社

---

① 《智慧体育场馆，实现高效智能化的场馆运营管理》，搜狐网，2020年8月18日，https：//www.sohu.com/na/413646590_120586372。

区、商圈、工业园区的智慧健身中心、智慧健身馆。依托已有资源，提升智慧化全民健身公共服务能力，实现资源整合、数据共享、互联互通，加强分析应用"。2020年10月，《国务院办公厅关于加强全民健身场地设施建设发展群众体育的意见》提出，要"推进'互联网＋健身'。依托现有平台和资源，委托专业机构开发基于 PC 端、移动端和第三方平台的国家社区体育活动管理服务系统，集成全国公共健身设施布局、科学健身知识、社会体育指导员情况等内容……提高全民健身公共服务智能化、信息化、数字化水平"。国家大政方针的倡导是一体化智慧体育场馆运营实践的基础，杭州应把握政策红利，进入智慧体育场馆发展快车道。

2. 智慧城市发展为智慧体育场馆提供了技术手段与借鉴经验

2014年，八部委联合印发的《关于促进智慧城市健康发展的指导意见》指出，要"运用物联网、云计算、大数据、空间地理信息集成等新一代信息技术，促进城市规划、建设、管理和服务智慧化，建设智慧与健康并存的城市"，助推了智慧地球、智慧城市、智慧交通等相关行业发展。2017年，杭州城市大脑1.0正式发布，2018年9月，城市大脑2.0发布，开启了数字赋能治理城市新篇章。杭州致力于打造成为"全国数字第一城""全国数字治理第一城"，截至2020年10月，杭州"城市大脑"已覆盖公共交通、城市管理、卫生健康等11个重点领域的48个应用场景。其实践的发展案例为智慧体育场馆的智能化建设与运营提供技术支持与借鉴参考，智慧体育场馆成为智慧城市建成的重要基础设施，智慧健康城市的建设推动了智慧体育场馆的发展，为体育场馆的建设提供了经验，推进了传统体育场馆的智能化、信息化、数字化、智慧化转型。

3. 人民运动需求增加助推体育场馆创新

随着人民体育运动需求增加，传统体育场馆已无法承载人民日益增长的运动健康需求，需要继续创新场馆模式，推动新型运动场馆建设。《"健康中国2030"规划纲要》指出"健康是促进人的全面发展的必然要求，是经济社会发展的基础条件"，党的十九大报告提出我国社会主要矛盾已转化为人民日益增长的美好生活需要与不平衡不充分的发展之间的矛盾。对美好生

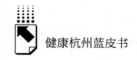

活需要包括了人民健康生活，一定程度上也包括了人民日益增长的运动需求。其次，竞技体育综合比赛数量与规模增加，传统体育场由于其功能单一、维护管理简单的特点，管理运营上无法应对大型竞技比赛。助推体育场馆创新，为杭州市民群众打造更优健康环境，更好推动文体事业更高速发展。

二　杭州市一体化智慧体育场馆建设与运营情况

《"健康杭州2030"规划纲要》指出："普及全民健身行动，广泛开展全民健身活动，加强全民健身场地设施建设，大力发展社区多功能运动场，加快推进'互联网＋'全民健身发展。"杭州市政府顺应发展，加强政企合作，探索智慧健身创新大型体育场馆公建民营新模式"，开展了一系列一体化智慧体育场馆建设与运营实践，取得一些成果。

2018年12月，阿里体育浙江省分公司注册并落户江干；2019年8月，全国首个阿里体育中心正式对外开放。阿里体育中心即原九堡文体中心，位于杭州江干区九堡街道，东临九睦路，南靠规划社会停车场，西临和睦港，北至九沙大道，这座场馆历时4年建成，总投资2.4亿元，拥有6个场馆，8个楼层，总建筑面积达4.4万平方米。阿里体育依托新一代的信息化技术平台将传统体育场馆升级为智慧体育场馆，实现对体育场馆的综合、多元、高效应用，打造出了杭州市面向全省乃至全国社会化运营文体场馆的一张"新名片"。杭州市本着坚持"整合资源、能统则统、战略合作、互通共赢"的基本原则，统筹原有资源，创新智慧运营模式，规划丁兰、九堡文体中心和区体育中心体育场三个场馆，实行阿里专业化管理团队进驻运营、区体育行政部门监管的新模式，进一步打造一体化高端，使项目设置实现多样化、运营管理实现智慧化、品牌叠加实现全域化，推进取得场馆智慧化新成效，最大化地发挥场馆综合效益。

（一）高效协同，智慧运动场馆管理数字化

阿里体育中心坚持"让数据多跑路、群众少跑路"，将智慧理念融入场馆

服务每一处，在体育场馆的信息化管理上实现智慧运动场馆的数字化。体育中心七层办公厅内设置"智慧大脑"的阿里体育智慧体育场馆操作系统，以数据化的方式呈现整栋大楼内所有场馆的运营情况。借助场馆"智慧大脑"信息化的平台，有效地进行运营管理信息的协同与共享、管理人员借助数据管理技术应用体育资源、管理信息，采集、分析数据，对用户画像进行分析，了解用户喜好，以满足用户个性化需求，便于管理人员快速获取所需信息，提升场馆的运营质量，并采集用户的反馈情况，对场馆的细节进行调整。

阿里体育智慧体育场馆操作系统设有三块智慧大屏，第一块"阿里体育中心运营指挥大屏"主管阿里体育中心运营指挥数据，有场馆人流量情况、场馆营业额、各个场馆使用人数及坪效、会员数量等；第二块"智能物联网指挥大屏"记录着每个场馆的照明、用电量、智能闸机、停车场地使用情况等场馆日常运转数据；第三块"运动银行指挥大屏"显示着区域性人群每日运动的整体概况。三块大屏多管联动，形成一套数据精准、管理严密的运营管理模式，实现全方位的信息共享与全方位场馆数据化运营。智慧大屏还细分为管理者大屏和体验者大屏，管理者大屏统筹全馆订单情况、场地使用情况、营业额数据等相关信息；体验者大屏显示天气情况、场地空闲、男女比例等服务信息。

（二）系统集成，智慧运动场馆运营智能化

阿里体育馆创新智能化的管理方式，实现场馆高效运营。场馆管理人员可以通过运营指挥大屏场馆人流量情况、场馆营业额、各个场馆使用人数和坪效、会员数量统计，依托于阿里巴巴生态，阿里体育运用"体育＋"、阿里云智能 loT 技术，整合与分析分散信息，节约运营成本，提高运营效率。

阿里体育中心在各个场馆中融入智慧元素，带来便捷体验。鹏之星阿里体育中心游泳馆是极具科技化、人性化和智慧化的游泳馆，泳池面积为3501 平方米，是一座 50 米标准全民泳池，共有 6 个泳道，分 1.1 米潜水区和 1.8 米深水区，满足广大游泳爱好者的需求。此外，优越的智能化技术条件保障了场馆一系列的运营与安全。在游泳馆前台大屏处设有入场人数、水

质监测（水温、室温、pH 值）等数据的实时监测与调整。并与指挥中心互联互通，协助场馆"大脑"及时应对不同人流量下的不同状况，方便管理。在安全防控领域，鹏之星游泳馆正在植入可穿戴设备防溺水智慧系统，利用智能化技术进行安全防溺救生，使体验者人身安全得到保障。并利用智能方法，如更衣柜手环扫码使用、自动归还，解决传统的游泳馆拥挤、消费者换卡储物不方便的问题。阿里体育中心羽毛球馆面积为 1679 平方米，共 10 片场地，是典型的智慧羽毛球场馆。羽毛球馆致力于解决传统场馆的不足，利用智能场控，节约场馆人工成本，提高管理效率，提高场地的使用率。体验者统一在支付宝小程序"橙狮悦动"上实现育场馆活动预订，生成进场二维码，体验者扫码或扫脸进场后，指定的场地灯光就会自动打开，扫码离场的同时场地灯光会自动熄灭，不仅节约资源，也便于管理。阿里体育中心瑞超乒乓球馆面积为 317 平方米，共有 10 张比赛级别球桌，设立乒乓球培训基地，配备高水平教练团队，球馆硬件设施完全按照国家乒乓球队的训练标准配置。

阿里体育中心篮球馆的智慧化特色是利用智能技术，解决充值押金程序烦琐、出入不方便等问题，实现场馆先享后付，带来舒心体验。该馆面积为 2557 平方米，三片比赛级标准篮球场地，拥有专业的硬件设施，龙骨结构运动木地板，意大利进口 NBA 专用防滑漆面，专业级篮球架。在篮球馆的智慧化方面，采用先享后付的方式，针对篮球场散客可以直接通过支付宝扫二维码进入，进场同时开始自动计费，离场扫二维码的同时会自动根据使用时间进行费用结算。此外，浙江省篮球协会也入驻篮球馆，定期会在篮球场举行全省篮球教练员、裁判员的培训与相关活动。阿里体育中心无人值守足球馆位于体育中心的顶层，拥有人工草地 5 人制足球场，天然草皮 7 人制足球场，通过智能化系统远程监控、管控场地情况，保障运营。

在运营智能化方面，阿里体育中心还可以通过线上平台预约场地、停车场，支付宝进闸机，自助区还手环，储物、支付刷脸进入场馆、实时监测场馆的使用情况。阿里体育中心依托智能化的方式及时应对不同人流量下的不同状况，运用智慧化方式解决传统场馆运营问题。实现运营管理智慧化，降低了近40%的人力成本，节约了近30%的场馆能耗。

（三）全新体验，智慧运动场馆多样化

阿里体育中心除基础体育项目外，引入了AR体感互动科技体育玩乐园（VS park），打造全国首家运动科技主题乐园，体验者在智能体育馆内就能享受平时在科技游戏城才能玩到的AR游戏，实现了项目设置的多样化。通过AR技术将虚拟世界与真实世界融合，打造智能交互、用户体验佳、科技与运动融合的指挥运动场馆。用户可以体验棒球、射箭、冰壶、骑马、密室、滑雪、日本真人AR竞技游戏Hado等32款游戏项目，改变了群众对传统运动方式的认知，引领了全民健身新时尚。2017年阿里体育在支付宝平台推出"运动当卡币、卡币当钱花"运动银行，是一款集运动数据、运动打卡、运动支付于一体的智能应用。用户通过在阿里体育中心场馆中累计步数、观看体育节目、购买运动商品等运动消费来累积卡币，长币可在阿里体育馆中消费并享受九五折的优惠或者兑换停车券，在App上记录运动数据，管理运动行为，操作简单、智能化且易于管理，达到智能应用与体育场馆的有效结合。一网一屏一手机体验了智慧运动的乐趣，截至2019年12月底，累计服务群众26万人次。

此外，阿里体育中心在注重经济效益的同时还强调社会效益，推进全民健身，惠及杭州市民。《江干区公共体育场馆免费低收费开放办法》等11项相关管理制度出台，明确各个健身场馆免费向市民开放的时间。如，每个工作日4小时篮球、羽毛球、乒乓球等场馆免费向市民开放；每月8日全部健身场馆免费向市民开放等，吸引了众多市民前来。截至2019年12月，各场馆免费开放时长达2420小时，免费开放进场人数9192人，免费提供全民健身活动公益培训场地10余次。

（四）依托赛事，打造科技、智慧、绿色杭马

2018年杭州市联合阿里体育打造了第一个智慧马拉松，推出"数字马

拉松"理念，打造科技、智慧、绿色杭马。杭马组委会将数字化、智慧化融入杭马点滴。在赛前领物和入场检录环节，大麦网"阿凡达"项目团队和支付宝人脸算法团队在 3 个月时间内完成了"人脸识别技术"的升级迭代，使 3.6 万名参赛跑者短时间内顺畅通过闸机入口，避免马拉松赛事常见的排队、拥堵、代领、替跑等核验问题。联合优酷体育，通过优酷的智能剪辑技术和传输技术，使跑者在赛后可以扫码观看"个人参赛专属视频"[①]。此外，还有为部分选手首次使用的实时心率监测和运动心率数据报告，与支付宝、淘宝、乐动力平台联合的"杭马大富翁"游戏以及乐动力 App 进行的杭马线上赛等。

2019 年杭州举办梦想小镇半程马拉松，是一次智慧马拉松，依托阿里云为梦马量身定做的"大心脏"——大数据指挥中心，政企支持助力梦马，调动阿里巴巴数据支持、中国移动 5G 全赛道覆盖、迅蚁科技无人机运输等，海康威视的监控设备、迅蚁科技的无人机运输技术。比赛得到智能领物、人脸识别过安检、人脸识别找照片、赛道机器人拍照、赛事信息全方位实时直播等智能技术支持，并首次启用了无人机 AR 可视化指挥调度，专家在屏幕后直观掌握现场态势，实现了对危机事件的早预警、早疏导。在医疗方面，梦马设置赛道 AED，医用无人机。每个点位的工作人员都配有单兵系统，包含视频、音频、GPS 感知能力等。当科技大屏上出现报警点位，这些工作人员能第一时间赶到现场，通过小摄像头拍摄、5G 信号传输，指挥中心专家可以马上看到现场情况，并根据情况做出处置，对周边的救护车、AED 急救医生直接调配，大大缩短响应时间[②]，实现了杭马的智慧化技术保障。

此外，阿里体育中心做到发挥品牌效应，拉动体育经济发展，品牌叠加实现全域化。2019 年阿里九堡体育中心实现近 2000 万元的营收，且 2020

---

① 《阿里体育的"基础设施"战略：从数字杭马样本，到场馆产业互联网》，搜狐网，2019 年 11 月 10 日，https://www.sohu.com/a/352847975_100180909。

② 《杭州这场马拉松好智慧》，杭州旅游网，2019 年 10 月 21 日，https://travel.hangzhou.com.cn/content/2019-10/21/content_7288550.htm。

年体育中心举办了 39 场赛事。阿里品牌的引进，实现了"一个品牌带动一个产业"的积极效应，吸引省内知名体育协会、公司相继入驻，体育专业高级管理人才来到江干，达到了全景式资源导入、全域化一体发展的预期目的。此外，体育中心还承接热门综艺资源，发挥知名运动员品牌效应与影响力，定期举办带 IP 的赛事，打造"钱江杯"和"弄潮杯"两大赛事品牌。杭州高塔竞速赛期间，同步启动全民健身文体旅消费月，积极打造体育夜经济，与大型商场联动的"奇妙夜"，实现线上线下的体育经济消费新模式，拉动消费 3008 万元①，实现体育经济发展。阿里体育的入驻，推动了杭州国际化赛事之都和国际化城区样板的打造，增加了城市归属感和群众健身的幸福感。

三 杭州市一体化智慧体育场馆保障机制与未来展望

体育场馆是体育事业发展的基石，对体育事业可持续发展具有巨大的促进作用，同时是城市体育文化建设与体育消费重要的推动力。杭州市一体化智慧体育场馆的保障机制与未来展望如下。

（一）发挥政府主导作用，各行业通力合作打造智慧体育场馆

以政府为主导，加强基础设施建设与加大财政投入力度，完善多元投融资渠道，政企合作，各行业、各部门多方联动、通力合作。出台政策，保障一体化建设，并纳入健康产业发展规划中，推动全民健身，打造品牌化发展。加强一体化智慧体育场馆的顶层支持，制定政策为智能化场馆提供制度保障，推进智能化场馆创新，推动各行业、各部门通力合作，制定合理的管理经营策略，保障体育场馆的管理运营，小到保障每一位公民健康的权利，大到确保大型体育赛事顺利开展。

---

① 《从阿里体育全国"第一馆"出发，江干经验复制全国》，搜狐网，2020 年 9 月 25 日，
https：//www.sohu.com/a/420857250_ 691351。

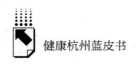

（二）广泛开展全民健身，建立全民个性化运动处方

《"健康中国 2030"规划纲要》中提到，要"广泛开展全民健身运动，继续制定实施全民健身计划，普及科学健身知识和健身方法，推动全民健身生活化。组织社会体育指导员广泛开展全民健身指导服务"。以服务、促进人民健康为根本目的，为全方位、全周期保障人民健康提供基础，为全民健康提供场所，提高居民社会参与度。为全民建立个性化运动处方，满足用户个性化信息需求，建立用户评估与反馈机制。运用物联网、云计算、传感器、可穿戴设备等新兴技术，实时监测运动参与者各项指标的数据，开展体质测试和运动风险评估，推荐合理的运动强度以及运动类型，为运动者提供运动指导；对青少年、妇女、老年人、职业群体及残疾人等重点人群提供个性化的运动干预，形成杭州市居民运动健康大数据，推动形成医体结合的疾病管理与健康服务模式。

（三）创新运营管理，优化一体化智慧体育场馆的管理运行方式

加强运营管理，优化一体化智慧体育场馆的管理运行方式，提高场馆的服务质量。借助互联网技术实现场馆智能化运营，进行自动售票、检票、入座指引、人流统计系统和人脸识别系统、大数据后台统计、智能消防、照明、安保等，协助场馆运营管理。利用大数据分析目标用户的需求信息，为用户提供周到的个性化服务。需要整合资源，开创品牌，打造集电子竞技、全民健身、文化创意、休闲娱乐于一体的智慧体育场馆，吸引企业、家庭消费人群，带动产业的入驻和升级，形成完整的、富有活力的体育服务链。

（四）依托运动高科技，打造2022智能亚运会

杭州是 2022 年亚运会的承办城市，《杭州市亚运城市行动计划纲要》指出，要"鼓励体育场馆提高标准化、智能化、信息化开发应用水平，探索智能亚运新模式。拓展'城市大脑'应用场景，设立亚运会数字驾驶舱，

构建亚运会数据资源池，实现全过程全方位的大数据采集、应用、分析和预判。加快推动互联网、大数据、人工智能与体育实体经济深度融合，支持可穿戴运动设备和智能运动装备的研发与制造，促进本地体育制造业转型升级，做大做强体育特色产业集群"。应推进杭州 2022 年亚运会向智能化、数字化的方向发展，依托黑科技，共建智慧体育平台，打造 2022 智能亚运会。升级传统体育场馆，实现转型，创新体育场馆的运营模式，打造一体化智慧体育场馆。现阶段，杭州市整个亚运村都配备了智能化的软件服务系统，这些系统包括社区交流系统、商业服务系统、环境监测系统、生活关照系统、智能家居系统[①]。此外，还应投入一体化智慧体育场馆建设，整合资源，创新体育场馆的运营模式，让 2020 年杭州亚运会更加智能化。

（五）加强智慧体育场馆与智慧医疗合作，保障体育运动与赛事安全

体育场馆在日常体育运动与大型赛事中，必须配备专业的医疗队伍，以防意外发生。加强智慧一体化场馆与医疗机构的合作，组建一支高效、智慧的医疗与急救队伍，通过大数据、物联网、人工智能、传感技术等数字化技术，构建大数据健康档案与医疗信息平台，打通患者与医务人员、医疗机构、医疗设备之间的互动。智慧体育场馆与智慧医疗合作，提供远程会诊、自动预警、数据监控、健康数据库、保障体系等。如在体育场馆运动者意外受伤等情况发生时，智慧医疗与智慧体育场馆双向协同，能迅速做出应急反应，医疗室医务人员进行紧急救护，如遇严重情况，协调上级医院，派遣急救队前往，进行转诊，建成基于数字技术的医疗保障应急机制。

（六）引进培育复合型人才，打造智慧体育场馆专业的人才团队

传统的体育场馆管理人员一般学历较低，不具备基础的大数据与互联网

---

① 顾碧威、朱淦芳：《"互联网＋亚运会"背景下杭州共享智慧体育平台建设探讨》，《浙江体育科学》2018 年第 5 期。

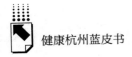
知识，一体化智慧体育场馆建设对场馆管理人员提出了更高的要求。智慧化体育场馆管理人员应具备精准的业务管理能力、运营水平和专业技能。注重素养和技能培训考核，引进与培育有专业管理运营知识、互联网技术与体育赛事专业知识的复合型人才。进行专业经营知识与技能的培训，定期外出学习先进管理理念，不仅培育高素质的管理与运营人才，而且引进大数据、互联网等专业技术人员，培育员工形成体育管理智能化的管理方式以及经营理念，推动体育场馆智能化复合型管理人才队伍建设，为体育场馆智能化建设提供人才支撑。

总之，阿里体育中心一体化智慧体育场馆运营实践，是数字赋能背景下杭州市大力发展社区多功能运动场与设施，加快推动全民健身与群众体育发展，创新"互联网＋"全民健身，促进整个体育行业的发展速度加快向前的新运营模式。杭州市利用科学技术与创新思维，将智慧健身创新大型体育场馆落地并运营，加速了传统体育场馆转型，促进了体育场馆与"互联网＋"的深度融合，推动了体育场馆向科学化、数字化、智能化、信息化、规范化、人性化等方向发展。

B.12

杭州市"互联网+医疗健康"
产业发展报告

姜华强　郝寅竹　汪艺侠　邓玉婷*

摘　要： 杭州市作为"全国数字经济第一城",通过近年来的谋篇布局已基本完成杭州"互联网+医疗健康"产业布局和应用示范建设。本报告从"互联网+医疗健康"产业的定义出发,总结了国内"互联网+医疗健康"产业的发展历程和主要模式,绘制了杭州市"互联网+医疗健康"产业图谱,从医院服务互联网化(传统医院互联网化改造)、医药流通网络化、医疗保险个性化、健康管理全程化、医学科普专业化六大链路角度对产业细分领域进行了总结。然后针对杭州市2019年"互联网+医疗健康"企业存续、投融资情况进行了分析。最后,提出了对策建议。本报告认为,杭州市"互联网+医疗健康"产业已经形成了健全的产业链系统,与北京、上海、广州等城市处于同一水平。介于新冠肺炎疫情带来的挑战和产业本身的发展惯性,相信今后一段时期杭州市"互联网+医疗健康"产业还会有一个飞跃。

关键词： "互联网+"　医疗产业　数字赋能

---

* 姜华强,杭州师范大学移动健康管理系统教育部工程研究中心研究人员;郝寅竹,杭州师范大学公共卫生学院博士研究生;汪艺侠,杭州师范大学信息工程学院本科生;邓玉婷,杭州市发展改革委员会产业发展与消费处主任科员。

"互联网＋"赋能医疗健康行业促进医疗健康服务从院中诊疗向院前预诊、院后健康管理扩展，持续为医疗健康产业创造新的价值点，提升医疗健康行业的整体效率，推动我国的医疗改革稳步前行。本报告将从"互联网＋医疗健康"产业的定义出发，总结产业发展历程和模式，绘制杭州市"互联网＋医疗健康"产业图谱，从产业投融资角度分析杭州市2019年"互联网＋医疗健康"产业的现状，最后提出未来发展的建议和对策。

一 "互联网＋医疗健康"产业概况

（一）"互联网＋医疗健康"产业定义

"互联网＋医疗健康"是互联网技术赋能医疗健康行业，运用人工智能、云计算、大数据、区块链等现代信息技术而发展起来的服务新模式、新业态。"互联网＋医疗健康"产业是医疗健康大产业的子集。根据国务院办公厅发布的《关于促进"互联网＋医疗健康"发展的意见》和国家卫生健康委员会、国家中医药管理局印发的《互联网医院管理办法（试行）》规定，"互联网＋医疗健康"产业主要包括："互联网＋"诊疗、医院内部智能化、"互联网＋"公共卫生、"互联网＋"家庭医生签约、"互联网＋"药品供应保障、"互联网＋"医疗保障结算、"互联网＋"医学教育和科普、"互联网＋"人工智能等内容，也包含整个体系的政策法规、标准规范、信息技术等方面的保障支撑。由于实体医院还处于"互联网＋医疗健康"闭环的中心位置。因此，本报告以下围绕实体医院，将"互联网＋医疗健康"产业总结整理为以下六条细分链路。

（1）医院服务互联网化（传统医院互联网化改造）。主要以医院院中诊疗服务为中心，扩充现有医疗服务能力，增加互联网挂号、在线问诊等功能，并向院前和院后扩展，如提供送药到家服务等。

（2）医院设施智能化（医疗健康人工智能）。主要以实体医院内部的信息系统和诊疗辅助系统（人工智能辅助决策）建设为主，嵌合在院内诊疗服务中。

（3）医药流通网络化。以提供 B2B、B2C、O2O 三种方式为主，为用户提供快速、安全的药品送达服务，属于院后服务范畴。

（4）医疗保险个性化。通过大数据实现个性化的医疗保险，为医疗活动提供费用，属于院前服务。

（5）健康管理全程化。通过整合日常健康数据和医疗机构数据，形成健康预防与监测平台，提供全人、全程的健康管理，逐步转变当前"以治疗为中心"的现状，属于院前、院后服务范畴。

（6）医学科普专业化。主要是为患者、医生提供专业的医学知识，属于院外服务。

图 1 列示了"互联网＋医疗健康"产业中六大细分链路相关的信息、资金和人才的流通方向。

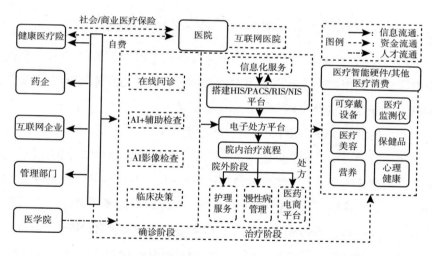

图1 "互联网＋医疗健康"产业信息、资金、人才流向

资料来源：基于艾瑞咨询报告修改。

（二）"互联网＋医疗健康"产业发展历程

"互联网＋医疗健康"作为互联网和医疗健康的交互领域，主要依托互联网技术开展医疗服务应用，以丁香园为代表的寻医问药应用从 2000 年就开始了互联网医疗健康的初步探索。直至 2009 年，卫生部出台了《互联网医疗保健信息服务管理办法》《关于医生多点执业有关问题的通知》等文件，继而拉开了"互联网＋医疗健康"产业发展的大幕，挂号网、春雨医生、好大夫在线等一批明星企业相继成立。由于商业模式始终难以形成，加上国家对互联网医疗健康应用的强力监管，2016 年"互联网＋医疗健康"产业的热度逐步趋于理性，纯互联网医疗健康平台企业发展受阻，产业整体开始进入缓慢发展期。2018 年，《关于促进"互联网＋医疗健康"发展的意见》确立了"互联网＋医疗健康"的产业地位。之后，在 2019 年底至 2020年初的新冠肺炎疫情中，《关于加强信息化支撑新型冠状病毒感染的肺炎疫情防控工作的通知》《关于在疫情防控中做好互联网诊疗咨询服务工作的通知》两个通知快速地推动了"互联网＋医疗健康"应用的形成。

（三）"互联网＋医疗健康"产业的主要运营模式

"互联网＋医疗健康"产业从最初的医药信息对接、疾病知识科普逐步走向互联网医药电商，直至开展互联网医院服务，形成了前述的六大链路细分领域。基于以上链路可以总结出以下运营模式。

1. 协助传统医院进行医疗互联网化转型模式

传统医疗健康信息化企业的运营模式在于帮助医院进行数据的互联互通，从而收取搭建系统费用及后续的软硬件运维费用。"互联网＋"赋能医疗健康行业之后，传统医院在政府的倡导下进行了互联网医院平台的搭建，开展社区服务、健康管理、送药到家、收集医疗数据及远程医疗协同等。通过引入移动互联网、移动终端等"互联网＋"应用，提升诊疗效果，减少医疗开支，提高便捷性，提升就医体验。这一需求，促进医疗健康软硬件企业开始从传统的医疗管理系统向互联网医院系统平台研发转型，从过去的以院内信息化为主转向基于互联网的一体化平台研发；从单一应用向多应用整合转型。

2. 院中服务线上线下结合的诊疗模式

由于政策法规限制及医疗发展现状，单凭问诊手段和现有的远程医疗指标监测尚无法全面了解一个患者的健康信息并做出准确诊断，具有医疗器械资质的监测产品还未在家庭普及，互联网技术对医疗整体环节的渗透还不充分，因此现阶段采用"线上轻问诊，线下看门诊"的形式将是目前改善用户就诊体验的较为可行的模式。通过这一线上线下相结合的诊疗模式可以节省患者的诊疗时间，提高医疗服务活动的效率。① 图 2 列示了线上线下结合的诊疗模式流程。

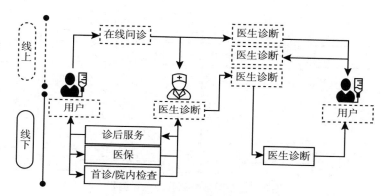

图 2　线上线下结合诊疗模式流程

资料来源：基于艾瑞咨询报告修改。

3. 医药电商商业模式

基于两票制、医药分开和药品集中采购为核心的公立医疗机构医药改革，促使传统医药流通模式进行了重构。"互联网＋"赋能药品采购流程，促进了医药流通渠道的扁平化，缩减了流通成本，降低了药价。通过医药销售获得盈利点，已经成为当前"互联网＋医疗健康"企业的主要渠道。目前医药电商主要分为医药交易平台和医药信息平台两类。其中医药交易平台主要通过线上线下一体化销售药品获得提成，通过团购、竞价、秒杀等多种差异化营销模式开拓终端销售渠道。医药信息平台主要通过发布药品、就诊讯息等内容扩大网站流量。然后通过网站广告、商家入驻、信息查询以及会员增值服务等实现流量变现。

---

① 《跃马檀溪—2020 年中国互联网＋医疗行业研究报告》，艾瑞咨询，2020 年 9 月 4 日，https：//www.iresearch.com.cn/Detail/report？id＝3645&isfree＝0。

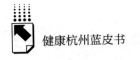
4. 慢性病管理商业模式

当前中国基于"互联网＋"的慢性病管理模式仍以销售医疗健康商品为主要盈利手段。慢性病管理平台在评估用户个人健康状况及健康管理需求后，向其出售药品器械、医疗监测仪器、相关慢性病食品、保健品以及慢性病医疗保险等。图3列示了互联网慢性病管理的运营流程。

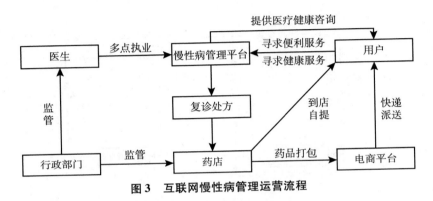

图3 互联网慢性病管理运营流程

未来互联网慢性病管理企业需要更加关注慢性病患者健康教育，让这批用户认识到互联网慢性病管理服务的便捷性与必要性，增加服务类慢性病管理的营收。

5. 互联网保险商业模式

传统保险企业通过"互联网＋"赋能转型，与医疗健康领域企业共同开展基于"互联网＋医疗健康"的保险业务，通过人工智能、大数据及区块链的应用能够有效降低医疗健康数据的管理成本，通过个性化的保险服务为保险公司带来更高的利润，为客户提高更优质的保障。这其中可以通过与传统保险公司分成、销售保健品、预约医疗服务、开设相关预防课程、健康课程以及平台广告获得可持续盈利发展。

二 杭州市"互联网＋医疗健康"产业图谱

（一）杭州"互联网＋医疗健康"产业概述

杭州作为"全国数字经济第一城"，近年来全面推进数字产业化、产业数

字化、城市数字化。基于"互联网＋"元素的聚合效应，杭州已基本完成
"互联网＋医疗健康"产业的规划布局和应用示范建设。杭州"互联网＋医疗
健康"产业相关企业涵盖了"互联网＋医疗健康"产业链上的全领域。从杭
州市"互联网＋医疗健康"产业投融资角度就可以清晰反映出产业发展的现
状。据不完全统计，2016 年至 2019 年杭州市"互联网＋医疗健康"产业企业
有 111 家发生融资事件。其中，医院服务互联网化（传统医院互联网化改造）
领域相关企业 48 家，医院设施智能化（医疗健康人工智能）领域相关企业 23
家，健康管理领域相关企业 25 家，医药流通领域相关企业 10 家，医疗保险领
域相关企业 3 家，医学教育与科普领域相关企业 2 家。图 4 为杭州市 2019 年
"互联网＋医疗健康"产业发生投融资企业数量分布情况。

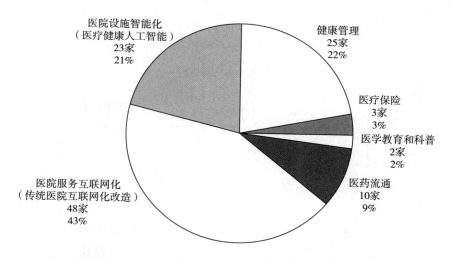

图 4　杭州市 2019 年"互联网＋医疗健康"产业发生投融资企业数量分布

资料来源：基于鲸准和动脉橙数据库统计。

通过杭州市近年来在大健康产业的培育和引导，作为子集的"互联
网＋医疗健康"产业也产生了大量的龙头企业、"独角兽"企业、"准独角
兽"企业。截至 2019 年底，杭州市"互联网＋医疗健康"产业头部企业
有：（1）在线挂号：微医、金投健康、浙江移动、蚂蚁金服等；（2）在线
问诊：丁香园、微医、阿里健康、微脉等；（3）医院信息化/智能化：思创

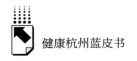

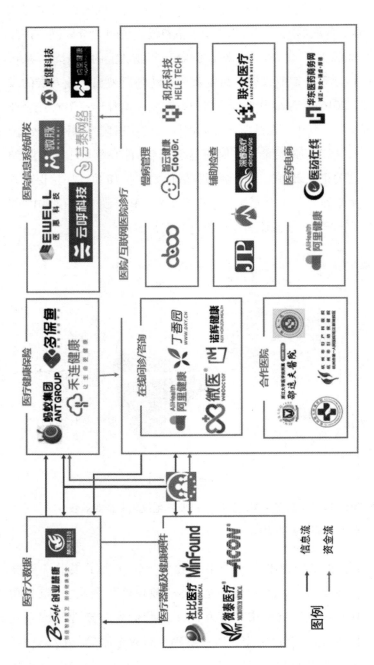

图 5 杭州市 2019 年"互联网＋医疗健康"产业图谱（主要企业）

医惠、创业慧康、银江股份、纳里健康、健海科技、浙江扁鹊等；（4）医疗人工智能：仁东医学、健培科技、脉兴医疗等；（5）健康管理：禾连健康、美年大健康、爱康国宾等；（6）医药电商：阿里健康、杭州卓健等；（7）医学教育与科普：丁香园、华夏病理等。图5从信息流和资金流角度列示了杭州"互联网＋医疗健康"产业企业图谱（主要企业）。

（二）"互联网＋医疗健康"产业细分链路情况

1. 医院服务互联网化（传统医院互联网化改造）链路

医院服务互联网化（传统医院互联网化改造）细分领域主要包括互联网企业开设的实体医院（互联网医院）和传统医院的互联网化应用（如：在线挂号、在线问诊、复诊开药）。互联网医院作为新兴产物，其主要依托主体还是传统公立医院。传统医院的互联网化改造主要是实现基于互联网的线上问诊、就医服务、医患互动、病情管理和疾病诊治等医疗健康互联网服务，打造"互联网医院"。目前，互联网医院主要通过基于互联网的复诊开药、名医咨询等形式进行盈利，也正在探索线上线下服务一体化、诊前诊中诊后服务一体化的医疗服务模式，寻求新的盈利点。表1为杭州市医院服务互联网化（传统医院互联网化）典型项目。

表1　医院服务互联网化（传统医院互联网化）典型项目

企业简称	项目名称	项目简介
阿里健康纳里健康	浙江省互联网医院平台	以实体医院为依托,利用互联网技术对接院内部信息系统,向患者提供基于互联网的线上问诊、就医服务、医患互动、病情管理和疾病诊治等全面的医疗健康互联网服务,打造一个线上线下服务一体化、诊前诊中诊后服务一体化的互联网医院
微医集团	杭州市萧山区第一人民医院互联网医院、镇互联网医院	通过远程设备为当地患者实现全国各地专家的异地会诊,并为各地医生提供学术交流的平台
卓健科技	浙一互联网医院	提供基于互联网的远程门诊、预约检查、线上付费、检查预约、住院床位预约、药物配送、慢性病随访等服务

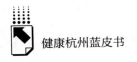

2. 医院设施智能化（医疗健康人工智能）链路

医院设施智能化（医疗健康人工智能）主要包括传统医院的信息化和基于医疗人工智能临床辅助建设两大部分。杭州在医院设施智能化领域已经具备了完善的产业布局，建立了大量的医疗软硬件企业，也诞生了思创医惠、创业慧康等龙头企业。在医疗管理、决策支持、行政管理和辅助管理方面都有相应产品，遍布全国各级医院、健康管理机构。医院设施智能化（医疗健康人工智能典型项目）如表2所示。

表2　医院设施智能化（医疗健康人工智能）典型项目

企业简称	项目名称	项目简介
思创医惠	智慧医院整体解决方案	依据国家电子病历分级评价标准、互联互通标准、智慧服务评审标准，以全新的技术架构进行医院信息化整体规划、建设，包括面向医务人员的"智慧临床"，打造以电子病历为核心的信息化建设；面向患者的"智慧服务"，为患者提供更加便捷的就诊服务；面向医院的"智慧管理"，使管理者实时掌握全院运转的状态；面向课题研究的"智慧科研"，为科研提供标准的、准确的、具有研究价值的医疗数据
创业慧康	医院管理信息系统和医院临床信息系统	医院管理信息系统主要是支持医院的行政管理与事务处理业务，减轻医院事务处理强度，辅助医院管理和决策，提高工作效率； 医院临床信息系统主要是支持医院医护人员的临床活动，收集和处理患者的临床信息，提供临床咨询、辅助诊疗、辅助决策等功能[①]
健海科技	人工智能随访和疾病管理助手	以卫健局、医院、医护人员、患者等不同角色设计，提供院后患者病程管理、专病随访、健康宣教、慢性病管理、医患沟通、健康监测等连贯的院后患者管理服务

3. 医药流通网络化链路

随着《互联网诊疗管理办法》对医疗诊断方式的明确，"互联网医院＋复诊开药"的模式已经开始全面普及。通过"互联网问诊＋电子处方"的形式，不但能够免去患者医院挂号流程，而且通过复诊所开具的药品也可以

---

① 《创业慧康2018年年度报告》，东方财富网，2019年4月25日，https：// pdf. dfcfw. com/ pdf/H2_ AN201904251322682440_ 1. pdf.

通过医药电商、零售药店、O2O 等多种渠道直接送达患者手中。这不仅符合监管要求，也为患者带来直观便利。因此，"互联网医院＋复诊开药"已经成为医药电商盈利的重要模式。在这种模式的支持下，医药流通环节主要有线上医药电商、线下零售药店两种模式。

线上医药电商主要是结合互联网医院，通过互联网医院和医药电商结合，形成"轻复诊＋卖药"模式。轻复诊不收费，盈利靠"卖药"。通过互联网进行复诊开方，然后由医药电商直接配送药物到家，实现"云药房"的功能。

线下零售药店的互联网化主要是设置远程问诊终端，通过终端实现处方的开具，然后通过线下销售药品。如：微医"互联网医院＋药店"合作计划，合作药店直接升级为虚拟诊所，患者在药店的远程终端登录乌镇互联网医院便可获得远程诊疗、电子处方等服务，线下药店根据远程诊疗结果销售处方药。目前，微医药诊店平台接入药店已经超过 2 万家，日均服务量近 5 万人次。

从大趋势看，"医药分开"势在必行，以医院为主的传统药物流通渠道将被颠覆，逐渐发展为分散到零售药店、DTP 药房、医药电商、O2O 等渠道中，"互联网＋药物流通"的发展将加速这一进程。表 3 为杭州医药流通网络化典型项目。

表3　杭州医药流通网络化典型项目

企业简称	项目名称	项目简介
阿里健康	阿里健康大药房	阿里健康大药房是阿里巴巴集团旗下自营大药房，平台通过整合阿里健康海外旗舰店、阿里健康医药旗舰店、阿里健康药品旗舰店及阿里健康自营品牌旗舰店等近百家天猫店铺，形成了"超级药房"矩阵。营业业务包括中西药品、滋补保健、母婴孕产、生活个护、医疗器械、成人计生等多个板块。① 阿里健康大药房以"不仅全、更安全"为运营宗旨，为消费者提供全面、安全、普惠的医药健康服务

① 《阿里健康超级药房 2.0 版更智能更普惠》，鲁网，2020 年 3 月 11 日，http：//xx. sdnews. com. cn/xx/202003/t20200311_ 2699481. htm。

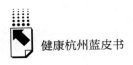

续表

企业简称	项目名称	项目简介
华东医药	华东医药商务网	华东医药商务网是华东医药股份有限公司投资建设的医药流通平台，以自身研发的药物销售为基础，对接浙江省医药集中采购平台，已成为国内非常有影响力的医药 B2B 电商平台之一
珍诚医药	浙江珍诚医药在线	"医药在线"（zc511.com），通过自建现代医药物流配送体系，面向浙江省及其周边省市的第二、第三终端提供药品、医疗器械等产品的分销配送。为上下游用户提供信息共享、网络营销、数据分析等多重增值服务，致力于成为国内一流的医药分销和渠道增值服务提供商[①]

4. 医疗保险个性化链路

医疗保险涉及医院、健康管理机构、护理机构等多个合作方，由于医疗服务的核心资源由医院掌控，保险公司通过传统方式很难改变现有的保险机制。但是，"互联网＋"赋能保险行业，可以通过整合医院、健康管理公司、客户的信息，实现投保、挂号、检查、手术、康复等一系列的流程，实现医疗保险的个性化，提高保险赔付的到达率。一个典型的案例就是中国人保与蚂蚁金服联合推出的"好医保长期医疗"保险，就是通过采集各种医疗健康数据，实现健康保险供给侧改革。表 4 为杭州互联网医疗保险典型项目。

表 4 杭州互联网医疗保险典型项目

企业简称	项目名称	项目简介
蚂蚁金服	"好医保长期医疗"保险	项目由中国人保与蚂蚁金服联合开发，是国内首款 6 年保证续保的"好医保长期医疗"保险。针对大众需求弊端和市场现状，结合多年来在专业健康保险领域的数据积累、分析和应用开发得出。为客户提供更加全面的医疗健康保障，在加快健康保险供给侧改革、回归保险保障本源方面的创新之举[②]

---

① 《网站简介》，珍诚医药在线，https：//www.zc511.com/jsp/honest/about/about.jsp。

② 《国内首款 6 年保证续保百万医疗险问世》，人民健康网，2018 年 5 月 10 日，http：//health.people.com.cn/n1/2018/0510/c14739 - 29978353.html。

续表

企业简称	项目名称	项目简介
大白科技	医快付	医快付是以省级医保支付为切入口,涵盖就医各个环节,目的是为患者提供全流程就医不排队的体验,所有支付都在手机上一键完成
禾连健康	禾连保	聚焦手术意外险和体检后多元险种,从医院关键环节切入,挖掘用户场景化需求,提供实际、长效的健康管理价值

5. 健康管理全程化链路

"互联网＋健康管理",倡导系统化、智能化、精准化、专业化健康管理。依托互联网,利用智能健康检测设备、无线通信、"互联网＋实体"、"云计算＋人工智能"等诸多领域的前沿技术,可以实现精准健康管理和个体化健康方案。当前"互联网＋健康管理"主要是关注特殊人群,如:糖尿病患者、肥胖症患者等。为这类特殊人群定制健康管理方案,通过药品、器械、服务实现增值业务,而对于一般人群的健康管理方面还未出现成功的盈利模式。表5为杭州"互联网＋健康管理"典型项目。

表5　杭州"互联网＋健康管理"典型项目

企业简称	项目名称	项目简介
康晟健康	智云健康（掌上糖医）	掌上糖医通过为患者提供基于大数据的定制化医学解决方案,结合用药、饮食、运动、血糖监测、知识教育,以人性化的方式积极引导患者实施科学的自我血糖管理,进而延缓病程
卫健科技	变啦健康减脂方案	通过变啦 App 在监测、评估、方案、监测四个方面来对肥胖症患者进行数据方面的交互,提供个性化管理健康的产品和智能服务

6. 医学科普专业化链路

依托互联网开展医学科普,不但能消除传统医学科普活动受时间与空间制约的弊端,还能为科普专家和普通群众搭建互动与沟通的桥梁。医学科普专业化领域主要是通过大数据挖掘用户健康需求,精准描摹用户画像,构建疾病图谱和健康地图,实现健康知识与服务精准推送。盈利模式主要是通过向 B 端用户收取相应费用，导致盈利能力不高，因此在这一领域成功的企业不是特别多。杭州主要有丁香医生、华夏病理网等，其中丁香医生主要的盈利手段主要是通过"药品数据＋技术服务"，为药企提供营销解决方案等。表 6 为杭州医学科普专业化典型项目。

表 6　杭州医学科普专业化典型项目

企业简称	项目名称	项目简介
丁香医生	丁香园	丁香园是面向医生、医疗机构、医药从业者以及生命科学领域人士的专业性社会化网络，提供医学、医疗、药学、生命科学等相关领域的交流平台、专业知识、最新科研进展。拥有 500 万专业用户，其中包含 200 万医生用户、137 万资格认证医生[1]
华夏病理	华夏病理网	关注病理医学的学科建设与发展方向，支持病理学工作者的继续教育和专业培训，促进临床与病理的联系交流，传播普及病理医学知识，增进华人病理学工作者的学术文化交流[2]

（三）"互联网＋医疗健康"企业存续注册情况

通过天眼查对杭州市信息传输、软件和信息技术服务业中企业经营范围具有"医疗"或"健康"关键字的企业进行检索，截至 2019 年 12 月 31 日杭州市存续的"互联网＋医疗健康"产业企业有 6356 家，占比全国（34304 家）4.7%，注册资本在 100 万元（含）以上的企业有 5874 家。2019 年杭州市互联网医疗健康企业数量增长飞速，新注册数量达到 2594 家，几乎是 2018 年的 2.5 倍（见图 6）。这说明互联网医疗健康产业在杭州热度很高，从注册资本可以观察到投资额度相较传统行业更大。

从各区县的"互联网＋医疗健康"企业存续情况可以看出，江干区、西湖区、滨江区和余杭区的数量相当（见图 7）。2019 年江干区新

---

① 《公司简介》，丁香园，http：//www. dxy. cn/pages/about. html。
② 《网站介绍》，华夏病理网，http：//about. ipathology. cn/article/6077. html。

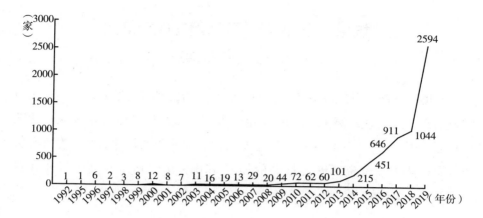

图6　杭州市"互联网＋医疗健康"企业新注册数量趋势

资料来源：基于天眼查数据库统计。

注册"互联网＋医疗健康"企业达 700 家之多，可见其招商引资的力度很大。

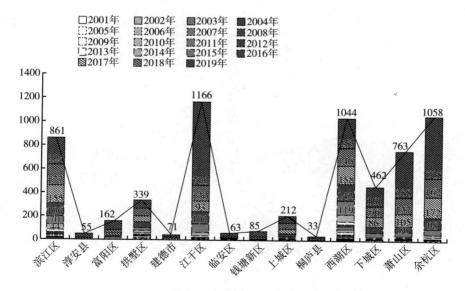

图7　杭州市 2019 年各区市县"互联网＋医疗健康"企业注册数量

资料来源：基于天眼查数据库统计。

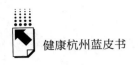

三 杭州市2019年"互联网＋医疗健康"产业投融资情况

借助互联网信息经济蓬勃发展的东风，杭州已经成为继北京、上海之后重要的互联网信息经济中心。2016年以来，杭州医疗健康行业投融资活跃度稳居全国前三，"互联网＋医疗健康"领域的投资也非常活跃，为所有医疗健康行业中投融资活跃度最高的领域。2019年杭州医疗健康行业新晋"千里马"共五家。

（一）杭州医疗健康行业企业2019年融资情况

据不完全统计，2019年杭州全行业融资事件共345起，其中医疗健康领域融资事件75起（见图8）。"互联网＋医疗健康"企业融资事件总数为32起，占2019年杭州全行业融资事件的9.2%，仅次于企业服务领域。

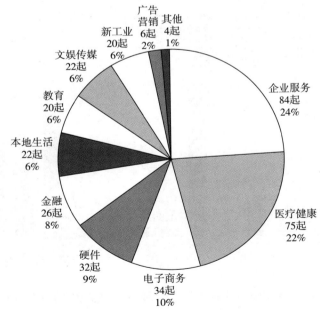

图8 杭州市2019年所有行业融资事件占比

资料来源：基于鲸准和动脉橙数据库统计。

　　将杭州医疗健康行业与历史投融资事件数量进行对比，发现 2019 年度杭州医疗健康行业融资事件总数为 75 起，同比减少 9.6%，环比基本持平。从融资金额来看，2019 年杭州医疗健康行业融资总额约为 119.47 亿元，相比 2018 年略有增长（见图 9）。

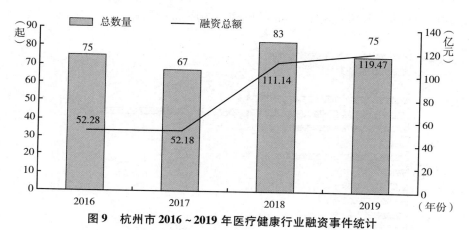

图 9　杭州市 2016～2019 年医疗健康行业融资事件统计

资料来源：基于鲸准和动脉橙数据库统计。

　　从全国范围来比较，2019 年杭州医疗健康行业融资活跃度位列北京（占 24.56%）、上海（占 21.49%）之后，占全国融资事件总数的 8.24%，表 7 统计了 2016～2019 年度全国医疗健康行业最为活跃的七大城市的融资事件总数。可以比较明显地看出，北京、上海一直居于前列，杭州自 2016 年起开始超越深圳。

表 7　2016～2019 年国内主要城市融资事件统计表

单位：起

年份	北京	上海	杭州	深圳	广州	苏州	南京	全国
2016	283	177	76	66	42	51	19	878
2017	253	153	69	64	43	41	25	792
2018	208	162	83	56	40	38	31	761
2019	152	133	51	41	33	31	23	619

资料来源：《2019 年上半年度杭州医疗健康行业投融资报告》[1]、动脉橙数据库、鲸准数据库。

---

[1]　《2019 年上半年度杭州医疗健康行业投融资报告》，搜狐网，2019 年 7 月 31 日，https://www.sohu.com/a/330587773_99899102。

从融资轮次角度看，2019 年杭州医疗健康行业公开的 75 起融资事件中，天使轮 6 起，占比 8%；Pre – A 轮 3 起，占比 4%；A 轮 16 起，占比 21.33%；A + 轮 8 起，占比 10.67%；B 轮 9 起，占比 12%；C 轮 6 起，占比 8%；战略投融资 7 起，占比 9.3%（见图 10）。从融资轮次看，2019 年之后融资阶段逐渐偏向中后期，投资机构更偏向经过一定市场验证的项目。

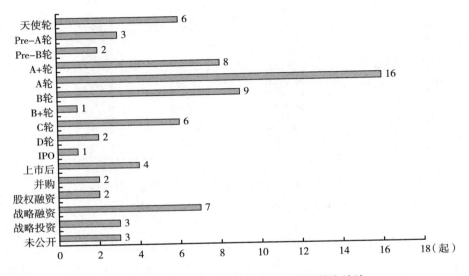

图 10　杭州市 2019 年医疗健康企业融资轮次统计

资料来源：基于鲸准和动脉橙数据库统计。

从融资金额来看，2019 年杭州全行业融资总额约为 1167 亿元人民币，其中医疗健康行业融资总额约为 119.47 亿元人民币。2019 年杭州医疗健康行业"独角兽"有 3 家，分别是微医（55 亿美元）、禾连健康（10 亿美元）、丁香园（10 亿美元），以上平台总估值达 75 亿美元。估值超过 1 亿美元的"准独角兽"企业有艾博健康、奥泰生物、邦尔骨科、畅溪制药、杜比医疗、多禧生物、高诚生物、归创医疗、杭州贝康、联众医疗、美联医学、明峰医疗、诺辉健康、启函生物、索元生物、微策生物、微脉、微泰医疗、先为达生物、奕真生物、云呼健康、芸泰网络、智云健康、中翰盛泰、卓健科技等。

（二）杭州"互联网＋医疗健康"企业2019年融资情况

据不完全统计，2019年杭州市"互联网＋医疗健康"企业融资事件有32起，其中，种子轮至A轮有9起，A＋轮至上市前有14起，上市后及其他有7起，未公开的有2起。在这些融资企业当中，有新兴的互联网医疗平台，也有传统医疗健康公司正在互联网化转型。表8列示了2019年杭州市的融资情况数据。

表8　2019年杭州市"互联网＋医疗健康"产业融资事件清单

序号	公司简称	一句话简介	最新融资轮次	最新融资时间	最新融资金额	类别
1	智云健康	糖尿病健康管理服务商	C轮	2019/1/7	1亿美元	互联网健康管理
2	壹点灵	心理健康服务平台	B轮	2019/5/9	2000万元人民币	互联网健康管理
3	诺辉健康	癌症早期筛查和检测服务提供商	C轮	2019/5/24	6600万美元	互联网健康管理
4	浙江滨美医管	一家提供医院管理服务的公司	A＋轮	2019/7/23	未透露	互联网健康管理
5	见道科技	智能健康管理服务提供商	天使轮	2019/10/1	未透露	互联网健康管理
6	再珸方	中医智能机器人研发商	未公开	2019/10/9	未透露	互联网健康管理
7	嗨宝贝	母婴产品业务服务商	天使轮	2019/11/12	数百万美元	互联网健康管理
8	芸泰网络	移动医疗服务平台运营商	B＋轮	2019/12/22	2000万元人民币	互联网健康管理
9	崧洋生物	妊娠纹修复产品研发商	A轮	2019/12/30	2000万元人民币	互联网健康管理
10	脉流科技	智能诊断系统研发商	A＋轮	2019/12/31	2000万元人民币	互联网健康管理
11	多保鱼	互联网保险平台	B轮	2019/9/17	2亿元人民币	互联网医疗保险
12	云呼健康	第三方医学检测线下服务提供商	Pre－B轮	2019/9/1	2.2亿元人民币	互联网医疗服务

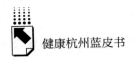

续表

序号	公司简称	一句话简介	最新融资轮次	最新融资时间	最新融资金额	类别
13	博圣生物	"出生缺陷防控"综合运营商	战略融资	2019/4/16	未透露	互联网医疗服务
14	德康透析	血液透析运营及移动医疗服务商	B轮	2019/4/22	2000万元人民币	互联网医疗服务
15	全诊通	诊所数字化一站式解决方案提供商	A轮	2019/4/24	未透露	互联网医疗服务
16	微脉	一站式医疗健康服务平台	C轮	2019/6/20	6.5亿元人民币	互联网医疗服务
17	明度智慧	领先的医药智造系统解决方案提供商	A轮	2019/7/25	近亿元人民币	互联网医疗服务
18	健海科技	云随访服务提供商	A+轮	2019/7/25	1亿元人民币	互联网医疗服务
19	云呼易检	基因检测服务平台	Pre-B轮	2019/9/1	2.2亿元人民币	互联网医疗服务
20	智慧医	医疗健康信息服务提供商	并购	2019/9/24	5720万元人民币	互联网医疗服务
21	安恒信息	大数据安全提供商	上市后	2019/10/25	未透露	互联网医疗服务
22	汉鼎宇佑	智慧城市及智慧医疗服务商	股权融资	2019/11/6	未透露	互联网医疗服务
23	小创科技	物联网医疗设备研发商	Pre-A轮	2019/11/18	1000万元人民币	互联网医疗服务
24	思创医惠科技	智能医疗保健服务商	上市后	2019/12/9	5.73亿元人民币	互联网医疗服务
25	百世伽	医疗信息化系统研发商	D轮	2019/12/17	5000万元人民币	互联网医疗服务
26	华卓科技	医院信息化整体解决方案提供商	未公开	2019/7/25	未透露	互联网医疗服务
27	Momself	互联网新媒体	战略融资	2019/3/11	未透露	互联网医疗教育和科普
28	佳沃思	B2B电商平台	A轮	2019/1/1	未透露	互联网医药流通
29	JARVIS佳沃思	齿科医疗产品电商平台	A轮	2019/1/1	1000万元人民币	互联网医药流通

续表

序号	公司简称	一句话简介	最新融资轮次	最新融资时间	最新融资金额	类别
30	英特集团	药品及医疗器械供应商	上市后	2019/7/16	9344万元人民币	互联网医药流通
31	黑金公社	新型社交电商平台	天使轮	2019/12/12	1000万元人民币	互联网医药流通
32	海拍客	母婴产业B2B2C平台	D轮	2019/12/20	1亿美元	互联网医药流通

资料来源：动脉橙融资数据库、鲸准融资数据库。

从"互联网＋医疗健康"产业细分链路上的融资事件来看，互联网医疗服务链上的融资事件有15起，占总融资事件的46.88%，互联网健康管理链上的融资事件有10起，占总融资事件的31.25%，其余事件分别为互联网医药流通（5起，占比15.63%）、互联网医疗保险（1起，占比3.13%）、互联网医疗教育和科普（1起，占比3.13%）。从细分领域融资金额来看，互联网医疗服务链路上企业融资总额约为20亿元人民币；互联网医疗保险总额约为2亿元人民币；互联网医药流通总额约为2.13亿元人民币；互联网医疗教育和科普融资额度未公开（见表9）。总体来说，2019年杭州"互联网＋医疗健康"产业融资活跃度较高，表明互联网医疗服务和互联网健康管理依然是核心内容。

表9 2019年杭州市"互联网＋医疗健康"产业融资事件分类统计

单位：起，亿元

类别	融资事件数	融资金额
互联网健康管理	10	13.4
互联网医疗保险	1	2
互联网医疗服务	15	20
互联网医疗教育和科普	1	未知
互联网医药流通	5	2.13
总计	32	37.53

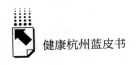
四 "互联网+医疗健康"企业运营模式案例

杭州市作为互联网新兴之地,也见证了"互联网+医疗健康"产业的发展历程,从最早的丁香园到目前的阿里健康、微医集团,形成了很多经典的运营模式。本部分将以七个具体案例,展现杭州"互联网+医疗健康"产业相关企业的特色。

1. 微医集团:"线上+线下"、"全科+专科"的互联网医院

微医集团从挂号网起家的微医,经过近十年发展,已经延伸出微医云、微医疗、微医药、微医险、微医检等业务板块。形成了"线上+线下"、"全科+专科"的新型医疗健康服务体系,为用户提供全人、全程、全家的管理式医疗健康服务。微医的三大核心业务——微医疗、微医药及微医险已经粗具雏形。按照"流量来自线上,流水来自线下,规模盈利来自保险"的思路进行商业落地。

2. 微脉:一站式健康医疗服务平台

微脉以"让医疗健康服务不再难"为使命,以城市为单位,连接所有医疗健康资源,构建城市级医疗健康大数据平台,向用户提供基于互联网的预约挂号、报告查询、全流程支付、医生在线咨询和问诊、病历及健康档案管理、处方外配和药品配送、妇幼及慢性病管理、分级诊疗、远程诊疗、家庭医生等一系列精准服务。[1]

微脉抛开简单的与医院无关的传统互联网医疗的轻问诊模式,采用以城市为单位来构建医疗健康服务,通过与本地医院的深度合作,连接本地大多数医疗服务资源,把一个城市里主要医院的"3+1"(3代表服务、支付、数据,1代表医生)功能在线化,并将这些医患交互的"信任连接"沉淀到线上。以构建医患双方之间的信任为着力点,再结合互联网、医生和医院

---

① 《微脉:致力于让医疗健康服务不再难》,浙商网,2019年5月17日,http://ec.zjol.com.cn/ced/201905/t20190517_ 10142866.shtml。

科室，从而推出了一系列的周期性医疗管理服务和数百种慢性病、专病管理服务等。公司通过这类一站式和具有针对性的服务，来释放医疗服务中的很多潜在需求，并收取合理的服务费。同时，还将这类业务做了拓展，进一步提供商品服务、院外的保健服务以及上门医疗服务等。

3. 纳里健康：区域协同互联网医疗平台

纳里健康主要开展区域协同互联网医疗平台研发，为实体医院提供移动智慧医疗平台。通过销售和提供医疗信息服务盈利。

纳里健康研发的区域协同互联网医疗平台创建医院与医院之间合作、医生与医生之间协同的新模式，打破了"互联网＋医生"和"互联网＋单一医院"的模式。2018年，纳里健康与杭州邵逸夫医院共同打造了区域协同互联网医疗平台——邵医（纳里）健康云平台。依托于实体医疗机构打造的这一协作平台有效地平衡了线上、线下信息交互和资源配置问题，填补了当时国内行业的空白。[①] 邵医（纳里）健康云平台最大的特点是直击医改的难点——分级诊疗，通过实现医疗机构及医生间的业务协同，提升医疗机构及医生的服务能力和服务效率，为大众提供更优质的医疗服务，有利于推进分级诊疗的实施。

4. 阿里健康：线上线下一体的医药健康服务网络

阿里健康的盈利模式是凭借阿里巴巴集团在电子商务、大数据和云计算领域的优势，通过天猫在线医药业务和云医院业务的融合，打造一个线上线下一体的医药健康服务网络。通过打通产品流通全链条，成为品牌商、经销商和终端消费者间的纽带，让产品直接下沉至用户。

阿里健康产品销售的模式细分为两种，分别是自主经营的 B2C 药房和 B2B 集采分销业务。所谓集采分销，即集中大单采购，再通过一体化分销模式抵达分散的 B 端商家；B2C 业务则主要通过阿里健康大药房和阿里健康海外旗舰店进行线上销售。

---

① 《邵逸夫医院健康云平台 3.0 正式上线》，杭州网，2018 年 11 月 13 日，https：// hznews. hangzhou. com. cn/kejiao/content/2018－11/13/content_ 7097350_ 0. htm。

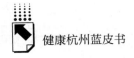

另外，阿里健康还通过天猫平台医药类目（包括非处方药、医疗器械、隐形眼镜、成人计生、医疗及健康服务）为其他电商企业提供平台服务，如：招商、商户客服、技术支持等外包及增值服务。

5. 智云健康：专业慢性病管理平台

智云健康（原掌上糖医）主要为糖尿病患者及相关人群提供高精准、全方位、定制化的疾病管理和专业服务，打造一站式慢性病服务与健康管理平台。同时为医生及糖尿病研究工作者提供医疗大数据管理和研究平台，促进科研与健康服务的对接。该平台不仅覆盖了慢性病管理的院内外治疗场景，更深入接入医院系统，链接多层级医院，实现了对糖尿病数据的标准化处理。

智云健康打通医生和患者的关系，摸索出了一条由糖尿病单病种管理到全慢性病管理的长线模式。通过这一模式深度介入糖尿病患者的健康管理过程。开展单病种医疗服务和医疗垂直领域的保险产品营销、慢性病管理设备、耗材销售，实现了慢性病管理公司的可持续性发展。

6. 脉兴医疗：重症监护人工智能整体解决方案

脉兴医疗是国内首家专注提供重症监护（ICU）信息化与智能化整体解决方案的大数据人工智能企业。企业以 ICU 为切入点，专注临床智能辅助决策系统的研发，凭借在医疗大数据整合、处理和运用上的强大优势，创造性地将人工智能技术与临床应用场景深度结合，为医护人员、科室管理人员及科研人员提供 ICU 临床智能化整体解决方案。其盈利模式主要是向医疗机构销售其重症监护人工智能整体解决方案。

7. 丁香医生：可信赖的医疗健康信息和服务平台

丁香医生是丁香园旗下专门针对普通大众人群的健康问诊及科普资讯服务的品牌。主要产品包括：丁香医生 App 和小程序（在线问诊服务），以丁香医生微信公众号为主打的媒体矩阵（还有丁香妈妈、丁香健康等），专注科普资讯、知识付费及电商。针对 C 端客户，主要通过提供有偿的图文问诊、语音急诊（60 秒接通）、在线配药、名医义诊等服务实现盈利。针对 B 端用户，则通过为健康医药企业提供广告、冠名赞助、内容定制、栏目共建、产品分销、整合营销服务实现盈利。

五 杭州市"互联网＋医疗健康"产业发展的瓶颈与建议

（一）发展中遇到的瓶颈

基于前述总结与分析，杭州市"互联网＋医疗健康"产业已经形成了完整的产业系统，从产业源头（医疗器械、药物研发、医疗健康软硬件）到终端应用（医院、医共体、医联体）各个环节都有产业龙头企业、"独角兽"企业、"准独角兽"企业。尽管 2019 年杭州市"互联网＋医疗健康"产业企业投融资数量和总金额相比 2018 年都有所下降，但是，从杭州市互联网医疗健康企业注册角度又可以观察到"互联网＋医疗健康"产业在杭州热度很高。受 2019 年底至 2020 年初的新冠肺炎疫情影响，"互联网＋医疗"在辅助疫情研判、创新诊疗模式、提升服务效率等方面很好地支持了疫情防控，充分发挥了医疗信息化、在线诊疗及医药电商的积极作用。因此，从可预见的角度判断，"互联网＋医疗健康"产业仍将保持良好发展势头，并大有可为。同时也应看到产业发展当中遇到的明显瓶颈，主要体现在以下几方面。

1. "互联网＋医疗健康"产业盈利模式还比较单一

"互联网＋医疗健康"产业主要的盈利方式还是以"卖软硬件"、"卖药"和"卖广告"为主。这些方式都是基于对用户的增值服务，并未涉及医疗服务的核心业务。用户的付费意愿不高，频率低，依从度差。行业企业同质化严重，可替代性强。还有很多产业链上的企业未找到清晰的盈利模式，生存压力大。

2. "互联网＋医疗健康"的院外服务市场尚未形成成熟的市场

由于医生资源、诊疗数据仍然在公立医院中，公立医院之间的数据共享也未打通。基于"大数据＋智能监测"的"互联网＋诊疗服务""互联网＋健康管理服务"还无法有效地运用现有资源。现有的移动医疗设备往往只监控和记录一些简单的生理指标，缺乏深度发掘数据的能力，且交互性差。

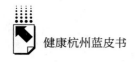

从而导致以慢性病防治、健康管理、远程 VR 诊疗为主的"互联网＋医疗健康"的院外服务市场还需要较长的发展时间。以提供医疗健康服务为主要盈利方式的商业模式也还未成熟。

3."互联网＋医疗健康"产业部分细分领域优势不明显

杭州市"互联网＋医疗健康"产业虽然已经建立了完整的体系，但是与北京、上海相比，产业规模明显要小很多，大约只占其规模的一半或 1/3，产业龙头企业数量更是不多。特别是在医药流通细分链路上除了阿里健康这一家全国性的龙头企业外，大多数医药电商平台的服务范围往往仅限于浙江省或长三角区域。与广州、武汉等城市的大型医药电商平台相比，数量和规模也小一个等级。

4. 支撑"互联网＋医疗健康"产业发展的后劲不足

目前，杭州市支撑"互联网＋医疗健康"产业人才不足，特别是高端研发人员缺口比较大。主要表现为产业人才总量不足和结构不合理、分布不均衡的情况并存，同时懂得医学、信息技术和商业的跨领域复合型人才比例偏低。"互联网＋医疗健康"产业人才培养机构、机制有待增加和完善。

"互联网＋医疗健康"产业需要借助 5G、人工智能、大数据、物联网、区块链等新一代信息技术贯通院前、院中、院后各项医疗健康服务的数据，才能实现线上线下的有机整合。尽管杭州的医疗数据共享已经走在全国前列，但是，如何实现数据开放共享，如何支持重大高发疾病精准医疗、智慧医疗、精准健康管理等领域的技术创新都还有很多工作要落实。

（二）产业未来发展的建议

1. 强化政策保障，为产业腾飞提供基础

尽管国家出台了《关于促进"互联网＋医疗健康"发展的意见》等一系列文件，允许依托医疗机构发展互联网医院；允许在线复诊处方；支持第三方药品配送等措施取消了互联网医疗健康领域的政策限制；允许医生多点执业；改革互联网诊疗收费和医保支付政策，为"互联网＋医疗健康"发展扫清制度层面障碍。2019 年 12 月，浙江省推出的《"互联网＋医疗健康"

示范省建设行动方案（2019～2022 年)》，更进一步明确了区域"互联网＋医疗健康"产业的发展方向和内容。但是，作为正在蓬勃发展的产业，其服务监管体系远未完善。"互联网＋医疗健康"服务主体资质的认定、服务内容的审核及最终的责任认定，还有一系列政策空白。

建议杭州市从打造国家级、省级创新特区角度开展相关体制改革先行先试。确定健康产业在区域的战略地位，将"互联网＋医疗健康"产业发展列为经济类专项规划，制定未来制定清晰可靠的发展路线图。特别是加强管理机构的建设，明确"互联网＋医疗健康"业务主管部门、监督主体及市场准入、产业标准等事项，为产业腾飞提供政策基础。

2. 加强人才和技术配套，为产业发展提供条件

从体制和机制角度鼓励"互联网＋医疗健康"产业人才的引进和培养。在杭州现有教育资源的基础上，改建或新建"互联网＋医疗健康"人才培养学院、机构，培养"医疗健康＋信息化技术＋商业管理"人才，为产业提供稳定的人才队伍。

在技术配套方面，构建医疗健康大数据开放技术平台。围绕大健康框架体系，不断深化智慧健康建设，全面实现医疗健康数据高度整合和互联互通，促进医疗健康信息化研发、生物医药、健康管理等产业链上的上下游企业深度合作。

3. 开展院外健康管理应用试点，拓展产业市场格局

加强"互联网＋医疗健康"应用试点，实施"治未病"健康计划。从"治未病"角度推动"互联网＋医疗健康"的院健康应用，发展多主体、多线程深度融合的综合互联网医院—医联体平台，为产业发展提供市场需求。

社会科学文献出版社

皮 书

智库报告的主要形式
同一主题智库报告的聚合

❧ 皮书定义 ❧

皮书是对中国与世界发展状况和热点问题进行年度监测,以专业的角度、专家的视野和实证研究方法,针对某一领域或区域现状与发展态势展开分析和预测,具备前沿性、原创性、实证性、连续性、时效性等特点的公开出版物,由一系列权威研究报告组成。

❧ 皮书作者 ❧

皮书系列报告作者以国内外一流研究机构、知名高校等重点智库的研究人员为主,多为相关领域一流专家学者,他们的观点代表了当下学界对中国与世界的现实和未来最高水平的解读与分析。截至2020年,皮书研创机构有近千家,报告作者累计超过7万人。

❧ 皮书荣誉 ❧

皮书系列已成为社会科学文献出版社的著名图书品牌和中国社会科学院的知名学术品牌。2016年皮书系列正式列入"十三五"国家重点出版规划项目;2013~2020年,重点皮书列入中国社会科学院承担的国家哲学社会科学创新工程项目。

权威报告·一手数据·特色资源

皮书数据库
ANNUAL REPORT(YEARBOOK)
DATABASE

分析解读当下中国发展变迁的高端智库平台

所获荣誉

- 2019年，入围国家新闻出版署数字出版精品遴选推荐计划项目
- 2016年，入选"'十三五'国家重点电子出版物出版规划骨干工程"
- 2015年，荣获"搜索中国正能量 点赞2015""创新中国科技创新奖"
- 2013年，荣获"中国出版政府奖·网络出版物奖"提名奖
- 连续多年荣获中国数字出版博览会"数字出版·优秀品牌"奖

成为会员

　　通过网址www.pishu.com.cn访问皮书数据库网站或下载皮书数据库APP，进行手机号码验证或邮箱验证即可成为皮书数据库会员。

会员福利

- 已注册用户购书后可免费获赠100元皮书数据库充值卡。刮开充值卡涂层获取充值密码，登录并进入"会员中心"—"在线充值"—"充值卡充值"，充值成功即可购买和查看数据库内容。
- 会员福利最终解释权归社会科学文献出版社所有。

数据库服务热线：400-008-6695
数据库服务QQ：2475522410
数据库服务邮箱：database@ssap.cn
图书销售热线：010-59367070/7028
图书服务QQ：1265056568
图书服务邮箱：duzhe@ssap.cn

社会科学文献出版社 皮书系列
SOCIAL SCIENCES ACADEMIC PRESS (CHINA)
卡号：771896794756
密码：

S 基本子库
SUB DATABASE

中国社会发展数据库（下设 12 个子库）

整合国内外中国社会发展研究成果，汇聚独家统计数据、深度分析报告，涉及社会、人口、政治、教育、法律等 12 个领域，为了解中国社会发展动态、跟踪社会核心热点、分析社会发展趋势提供一站式资源搜索和数据服务。

中国经济发展数据库（下设 12 个子库）

围绕国内外中国经济发展主题研究报告、学术资讯、基础数据等资料构建，内容涵盖宏观经济、农业经济、工业经济、产业经济等 12 个重点经济领域，为实时掌控经济运行态势、把握经济发展规律、洞察经济形势、进行经济决策提供参考和依据。

中国行业发展数据库（下设 17 个子库）

以中国国民经济行业分类为依据，覆盖金融业、旅游、医疗卫生、交通运输、能源矿产等 100 多个行业，跟踪分析国民经济相关行业市场运行状况和政策导向，汇集行业发展前沿资讯，为投资、从业及各种经济决策提供理论基础和实践指导。

中国区域发展数据库（下设 6 个子库）

对中国特定区域内的经济、社会、文化等领域现状与发展情况进行深度分析和预测，研究层级至县及县以下行政区，涉及地区、区域经济体、城市、农村等不同维度，为地方经济社会宏观态势研究、发展经验研究、案例分析提供数据服务。

中国文化传媒数据库（下设 18 个子库）

汇聚文化传媒领域专家观点、热点资讯，梳理国内外中国文化发展相关学术研究成果、一手统计数据，涵盖文化产业、新闻传播、电影娱乐、文学艺术、群众文化等 18 个重点研究领域。为文化传媒研究提供相关数据、研究报告和综合分析服务。

世界经济与国际关系数据库（下设 6 个子库）

立足"皮书系列"世界经济、国际关系相关学术资源，整合世界经济、国际政治、世界文化与科技、全球性问题、国际组织与国际法、区域研究 6 大领域研究成果，为世界经济与国际关系研究提供全方位数据分析，为决策和形势研判提供参考。

法律声明

"皮书系列"（含蓝皮书、绿皮书、黄皮书）之品牌由社会科学文献出版社最早使用并持续至今，现已被中国图书市场所熟知。"皮书系列"的相关商标已在中华人民共和国国家工商行政管理总局商标局注册，如LOGO（ ）、皮书、Pishu、经济蓝皮书、社会蓝皮书等。"皮书系列"图书的注册商标专用权及封面设计、版式设计的著作权均为社会科学文献出版社所有。未经社会科学文献出版社书面授权许可，任何使用与"皮书系列"图书注册商标、封面设计、版式设计相同或者近似的文字、图形或其组合的行为均系侵权行为。

经作者授权，本书的专有出版权及信息网络传播权等为社会科学文献出版社享有。未经社会科学文献出版社书面授权许可，任何就本书内容的复制、发行或以数字形式进行网络传播的行为均系侵权行为。

社会科学文献出版社将通过法律途径追究上述侵权行为的法律责任，维护自身合法权益。

欢迎社会各界人士对侵犯社会科学文献出版社上述权利的侵权行为进行举报。电话：010-59367121，电子邮箱：fawubu@ssap.cn。

社会科学文献出版社